메디컬 필라테스

II

매트·소도구 편

저자 **윤세원 · 윤민이**

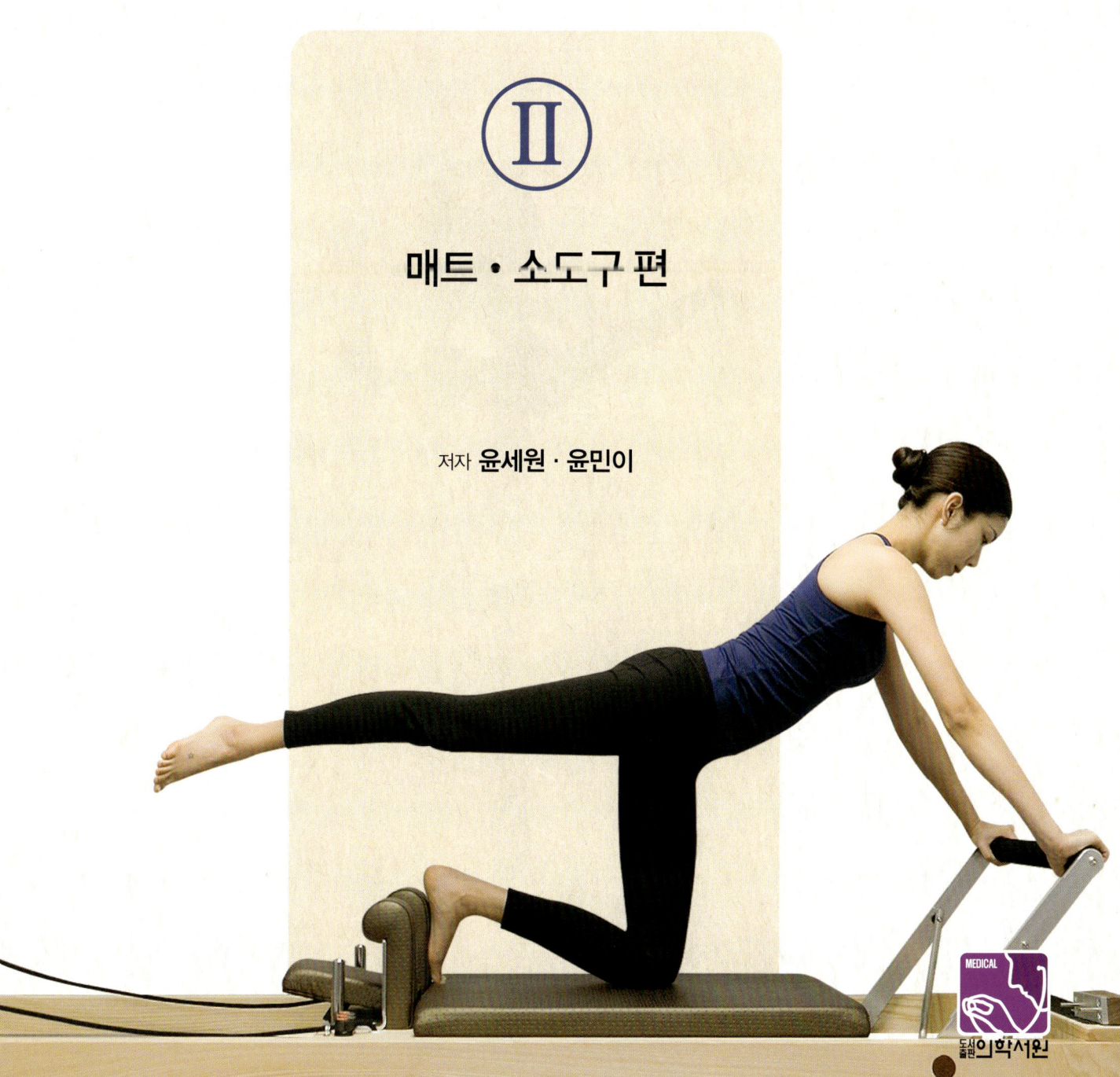

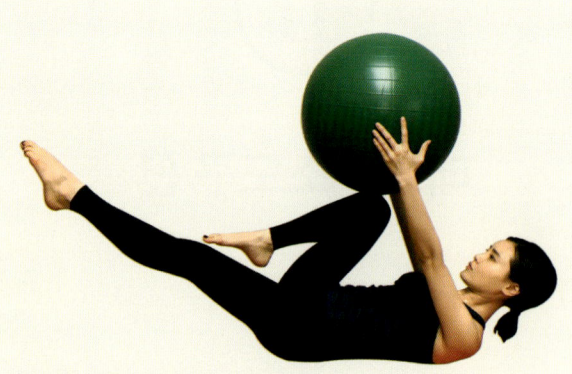

MEDICAL
PILATES

Introduction 서문

현대의 필라테스는 일상적인 삶에서 건강을 유지하고 삶의 기쁨과 정신적 안정감을 추구하는 데에 있다.

필라테스는 500여개가 넘는 동작으로 구성되어 있으며 몸을 이용한 매트, 소도구, 기구를 이용한 운동으로 나뉘고 초급, 중급, 고급 단계의 동작으로 구성되고 필라테스 기구가 활발히 보급 되어 기구를 사용한 지도자들이 많이 배출되기 시작했다. 이러한 기구 필라테스 환경에서 다양한 필라테스를 경험 했으며, 대상에 따라 재활 필라테스, 측만 필라테스, 실버 필라테스, 웨이트 필라테스, 다이어트 필라테스, 골프 필라테스 등 다양하게 보급되고 발전하는 헬스 케어산업이 되었다고 생각할 수 있다.

이 책은 과거의 필라테스 방법을 토대로 과학적인 운동조절 방법이 개발되어 적용되어 지고 운동패턴을 제시하고 있는 것이 특징이다.

또한 해부학적 개념을 필라테스 동작 설명에 다양하게 적용하여 효과적인 자세를 취할 수 있도록 하였다. 나아가 최신 의료정보와 필라테스에 대해 전문적인 지식과 능력을 갖출 수 있도록 하였다. 그리고 몸의 근육과 근막이 함께 함께 작용한다는 것을 인지하고 있는 것은 필라테스 동작을 취하는 데 큰 도움이 될 것이다.

이 책은 필라테스를 배우려는 일반인과 필라테스 강사뿐만 아니라 물리치료사, 작업치료사, 무용가, 등에게 큰 도움이 될 수 있을 것이다.

이 책을 통하여 건강한 사람은 더욱 건강해지고 부상이 있는 사람은 재활에 성공하여 건강한 생활로 돌아가기 바라며, 많은 사람들이 건강하고 행복한 삶을 누리는데 도움이 되길 바란다.

이 책이 출판되기까지 함께 시간을 나누었던 고정아 선생님, 윤민이 대표에게 고마운 마음을 전합니다.

끝으로 이 책이 출판될 수 있게 여러모로 살펴주신 의학서원 대표님과 관계자 분들에게 감사 인사를 드립니다.

저자 윤세원

Lession ❶ 매트

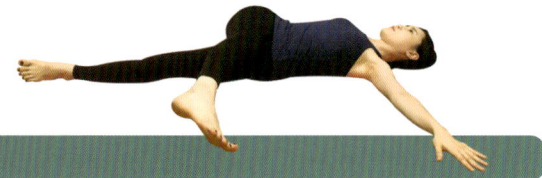

01 복부 운동

01 심복부 파악하기	10	
02 컬업	11	
03 100회 흔들기	12	
04 힙 업	13	
05 도장찍으며 전환하기	14	
06 롤 다운	15	
07 롤 업	17	
08 롤 오버	19	
09 한쪽 다리로 원그리기 I	21	
10 한쪽 다리로 원그리기 II	22	
11 한쪽 다리로 원그리기 III	23	
12 볼처럼 구르기	24	
13 5대 시리즈 동작: I 한쪽 다리 스트레칭	25	
14 5대 시리즈 동작: II 크리스 크로스	26	
15 5대 시리즈 동작: III 양다리 스트레칭	27	
16 5대 시리즈 동작: IV 양다리 일직선 스트레칭	28	
17 5대 시리즈 동작: V 한쪽 다리 일직선 스트레칭	29	
18 흉곽 제어	31	
19 어깨 브릿지	32	
20 잭나이프 자세	34	
21 티저 I : 변형된 티저 자세	36	
22 티저 II : 클래식 티저 자세	37	
23 티저 III : 양팔 귀 옆으로 뻗어주기	38	
24 티저 IV : 머리와 팔다리 들기	39	
25 티저 V : 양팔 귀 옆으로 뻗어준 머리와 팔다리 들기	41	
26 티저 VI : 8자 그리기	43	
27 레그 풀 프론트(전방 제어)	44	
28 뱀 자세	46	
29 트위스트	47	
30 바늘 꿰기 자세	48	
31 세계 일주 자세	50	

02 척추 분절 운동

01 척추 스트레칭	52	
02 척추 전방 스트레칭	54	
03 톱질 자세	55	
04 인어 자세: I 사이드 스트레칭	56	
05 인어 자세: II 반달	57	
06 인어 자세: III 지구 만들기	59	
07 일어나는 백조 자세: 어린 백조-스핑크스-고고한 백조	61	
08 백조 다이빙 준비 자세 – 백조 다이빙 자세	64	
09 고양이 자세	67	

03 하지 운동

01 한쪽 다리 브릿지	68	
02 양다리 차올리기	70	
03 사이드 킥 시리즈: 평행 업 다운	72	
04 사이드 킥 시리즈: 전방/후방 사이드 킥	73	
05 사이드 킥 시리즈: 자전거 자세	74	
06 사이드 킥 시리즈: 엉덩이 걷어차기	76	
07 사이드 킥 시리즈: 아래쪽 다리 들기	77	
08 사이드 킥 시리즈: 발레 동작 카브리올 자세	78	
09 사이드 킥 시리즈: 아래쪽 다리로 박자 맞추기	79	
10 사이드 킥 시리즈: 대합조개 자세	80	
11 사이드킥 시리즈: 8자 그리기	81	
12 엎드린 자세의 궁둥근 시리즈: 발꿈치 조이기	82	

contents 목차

13 엎드린 자세의 궁둥근 시리즈: 찰리 채플린 자세 83
14 엎드린 자세의 궁둥근 시리즈: 수영하는 다리 자세 85
15 엎드린 자세의 궁둥근 시리즈: 수영 자세 86
16 3가지 힙 스트레칭: 엉덩이 굽힘근 88
17 3가지 힙 스트레칭: 허리근(요근)/햄스트링 89
18 3가지 힙 스트레칭: 회전근/엉덩정강근막띠(장경인대)/넙다리곧은근(대퇴직근) 90
19 레그 풀 백(후방 제어) 92
20 무릎 꿇고 하는 사이드 킥 93
21 나무 오르기 자세 94

04 상지 운동

01 앞으로 노젓기 자세 97
02 뒤로 노젓기 자세: 둥근 등 자세 99

Lesson ❷ 소도구

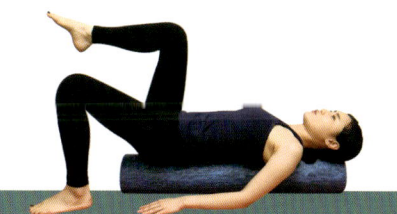

01 폼롤러

1. 복부

01 다리올리기 104
02 다잉 버그 106
03 플랭크 107
04 푸쉬 업 108
05 폼롤러를 이용한 라운드 백 110
06 잭나이프 플랭크 112

2. 하지

01 폼롤러를 이용한 브릿지 114
02 통나무 굴리기 116
03 어라운드 더 월드 117
04 힙 플렉서 스트레치를 이용한 척추 트위스트 118
05 작은 발걸음 119
06 싱글 레그 써클 121
07 헬리콥터 123
08 자전거 타기 125

09 가위 동작 126
10 개구리 다리 자세 127
11 더블 레그 써클 128
12 엉덩정강근막띠 이완 129
13 넙다리네갈래근 이완 130
14 햄스트링 이완 131
15 궁둥근, 회전근 이완 132

3. 상지

01 옆으로 구르기 133
02 어깨 운동 134
03 팔 내리기 135
04 치킨 윙스 136
05 엔젤 인 더 스노우 137
06 스완 138
07 목 이완 139
08 등 상부 이완 140

02 짐볼

1. 복부

01 콕식 컬스 142
02 상복부 컬스 144
03 100회 숨쉬기 145
04 개구리 다리 146
05 몸 굴리기 148
06 롤 업 149
07 싱글 레그 스트레치 151
08 더블 레그 152
09 데드 행 폴드 153
10 크리스 크로스 155
11 롤 오버 156
12 어라운드 더 월드 158
13 힌지 컬 롤다운 160
14 클래식 브릿지 162
15 원 레그 오프 163
16 무릎을 굽힘한 브릿지 164
17 세미 써클 165
18 컨트롤 백 167
19 컨트롤 백 168
20 기본 플랭크 169
21 잭나이프 170
22 원 레그 오프 171
23 힙 트위스트 172
24 락킹 스완 174
25 기본 롤 다운/롤 업 175
26 버트 스퀴즈 177
27 상복부 컬스 178

2. 척추 분절

01 숏 스파인 스트레치 179
02 스파인 스트레치 포워드 181
03 스파인 스레치 로테이션 182

04 스완 184
05 몸통 테이블탑 186
06 싱글 레그 테이블 186
07 등을 이용한 스트레치 187
08 캣 188
09 큰허리근 스트레치 190
10 큰허리근 스트레치(고급) 191

3. 하지

01 뒤꿈치 평형 자세 192
02 1번 자세 193
03 2번 자세 193
04 고급 발동작 194
05 더블 레그 킥스 195
06 햄스트링 스트레치 196
07 드럼 196
08 사이드 킥 197
09 론 드 잠 198
10 스위밍 레그 199
11 찰리 채플린 200
12 힐 스퀴즈 200
13 가위 201
14 평행 스쿼트 202

4. 상지

01 팔 뻗기 204
02 메뚜기 자세 205

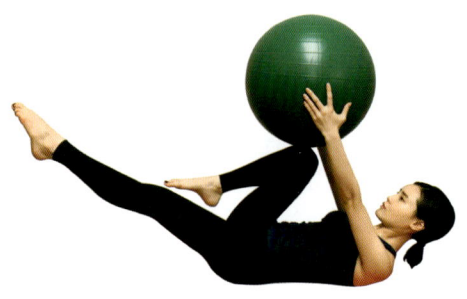

03 탄성밴드

1. 복부
01 클래식 티저 — 206
02 다이아몬드 레그 티저 — 207
03 데드 행 티저 — 208

2. 척추 분절
01 롤 다운 — 209

3. 하지
01 싱글 레그 써클 — 212
02 레그 풀 — 214
03 개구리 다리 — 215
04 돌고래 — 216
05 도그 킥 — 217
06 FTD 플로리스트 — 218
07 발과 발목 강화 운동 — 219
08 모음근 운동 — 220
09 벌림근 운동 — 221
10 쓰리 웨이 힙 스트레치 — 222

4. 상지
01 나선형으로 돌기 — 224
02 런징 스와카데 — 226
03 계단 밑 페인팅 자세 — 228
04 세갈래근 운동 — 229
05 두갈래근 운동 — 230
06 마름근 운동 — 231
07 하프 문 — 232
08 활 들어올리기 — 233
09 쓰리-웨이 팩 스트레치 — 235
10 회전근 운동 — 236
11 마름근 운동2 — 237
12 가시위근 운동 — 238
13 밴드 아래로 당기기 — 239

04 써클

1. 복부
01 100회 호흡하기 — 240
02 롤 업 — 242
03 롤 오버 — 244
04 티저 — 246
05 싱글 레그 스트레치 — 247
06 더블 레그 스트레치 — 248
07 더블 레그 로어스 — 250
08 크리스 크로스 — 252
09 가위 동작 — 253
10 힌지 컬 롤-다운 — 254
11 브릿지 — 256
12 어라운드 더 월드 — 258

2. 척추 분절
01 볼처럼 구르기 — 259
02 오픈 레그 락커 — 260
03 스파인 스트레치 포워드 — 261

3. 하지
01 심복부 인지 — 262
02 상복부 컬스 — 263
03 싱글 레그 롤업 — 264
04 더블 레그 킥스 — 265
05 찰리 채플린 — 266
06 모음근 운동1 — 268
07 모음근 운동2 — 269
08 1번 자세 플리에 — 270
09 싱글 레그 스탠딩 펄스 — 272
10 싱글 레그 스탠딩 로어스 — 273
11 쓰리-웨이 힙 스트레치 — 274

4. 상지
01 스완 — 276
02 팩 스퀴즈 — 277
03 넓은등근 운동 — 279
04 턱 누르기 — 280

Lession ❶

매트

01 복부 운동
02 척추 분절 운동
03 하지 운동
04 상지 운동

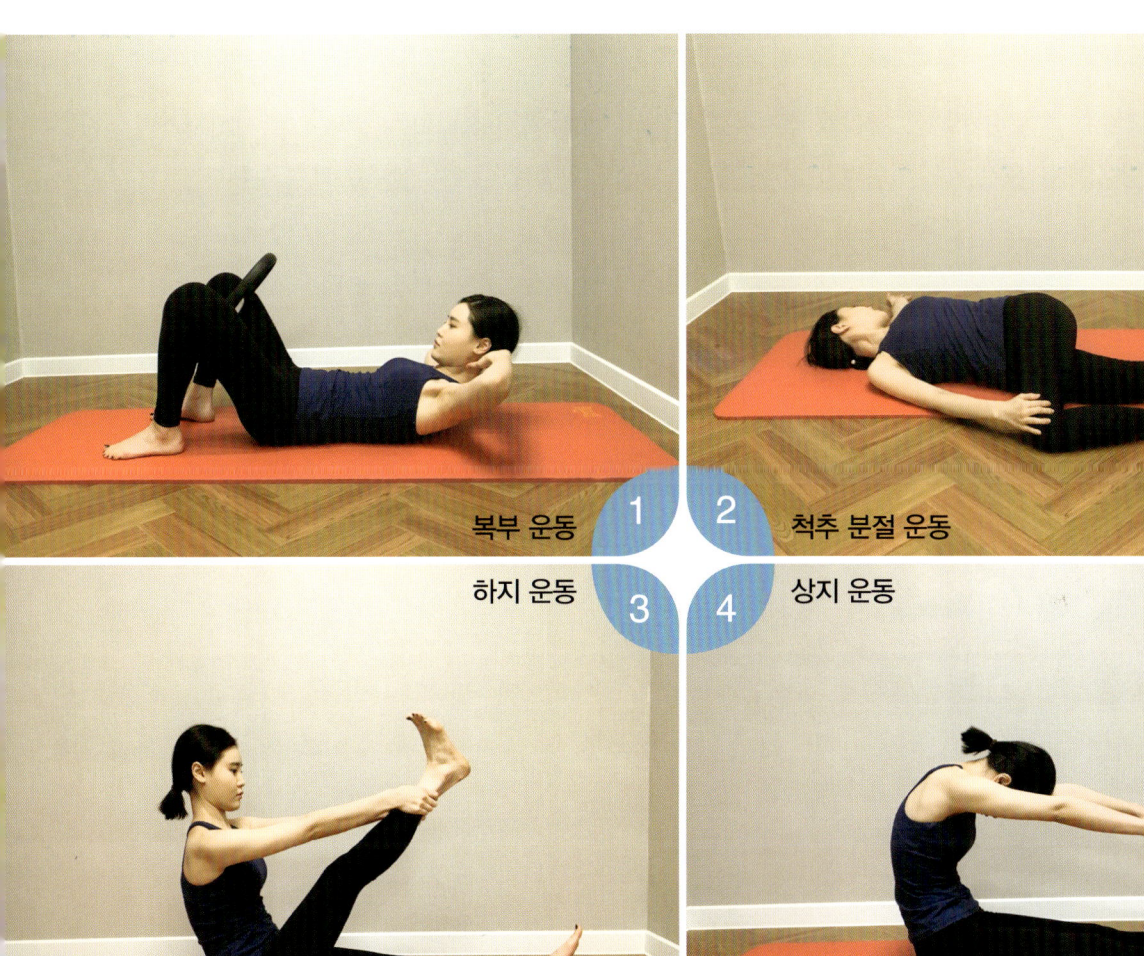

1 복부 운동　2 척추 분절 운동
3 하지 운동　4 상지 운동

01 복부 운동

1 심복부 파악하기

1 시작자세

바로 누운 자세에서 골반 넓이로 발을 벌리고 무릎을 굽혀준다. 작은 볼이나 매직 써클을 무릎 사이에 끼운 후 골반은 중립 상태로 유지한다. 엉덩뼈가시(장골극, iliac spine) 안쪽 빗근 위치에 손가락을 놓는다.

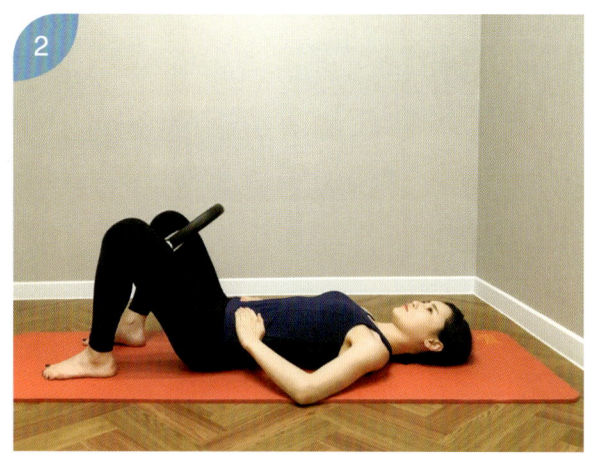

2 허벅지 안쪽으로 작은 볼이나 매직 써클을 천천히 조이면서 배꼽을 등쪽으로 당겨 후방으로 만든다. 빗근으로부터 엉덩뼈가시를 당기면서 엉덩뼈가시 안쪽의 근육에 힘을 준다.

작은 볼이나 매직 써클에 가했던 힘을 천천히 풀면서 시작자세로 돌아간다.

주의사항
- 골반을 중립 상태로 유지한다.
- 엉덩뼈가시(장골) 안쪽에 손가락을 얹었을 때 빗근에 힘이 들어가는 것이 느껴져야 한다.

main muscle
- anterior spinal stabilizer(transverse abdominis)

2 컬업

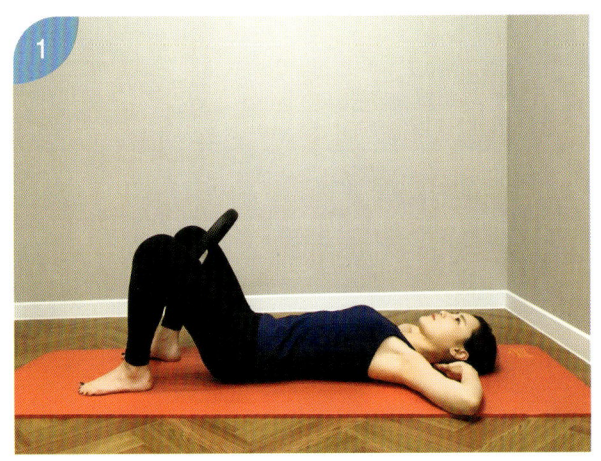

1 시작자세

바로 누운 자세에서 골반 넓이로 발을 벌리고 무릎을 굽혀준다. 작은 볼이나 매직 써클을 무릎 사이에 끼운 후 골반은 중립 상태로 유지한다. 깍지 낀 손 위에 머리를 얹고 팔꿈치를 벌려준다.

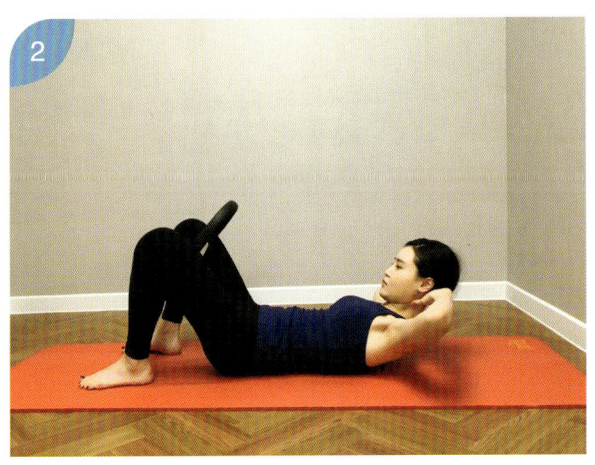

2 숨을 절반쯤 내쉬었을 때 심복부 파악하기 자세를 취하고 나머지 절반의 숨을 내쉴 때 머리를 매트에서 떼어주며 몸을 감아 올려준다. 턱을 가슴 쪽으로 당긴 상태(감귤 조이기)를 유지하고 어깨뼈가 매트에서 약간 떨어지게 한다.
시작자세로 돌아간다.

주의사항

- 골반을 중립 상태로 유지한다.
- 동작의 순서는 머리를 먼저 숙이고 다음에 복부를 이용하여 상복부 운동을 한다.
- 팔꿈치를 이용하여 동작을 하지 않도록 한다.
- 머리를 손에서 떼어 들어올리지 않도록 한다(목 굽힘근 이용×).
- 감귤 조이기 자세는 감귤을 쥐어짜듯 하면 안되고, 턱 아래쪽에 작은 공간을 유지해야 한다.
- 금지대상: 디스크 환자, 골다공증 환자

main muscle
- spinal flexors (rectus abdominis, external/internal oblique)

assist muscle
- anterior spinal stabilizer (transverse abdominis)

3. 100회 흔들기

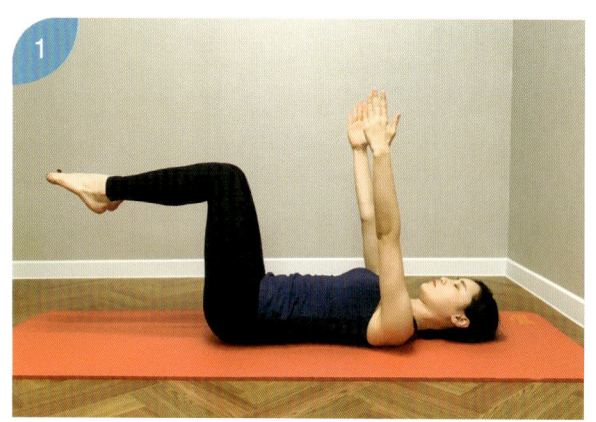

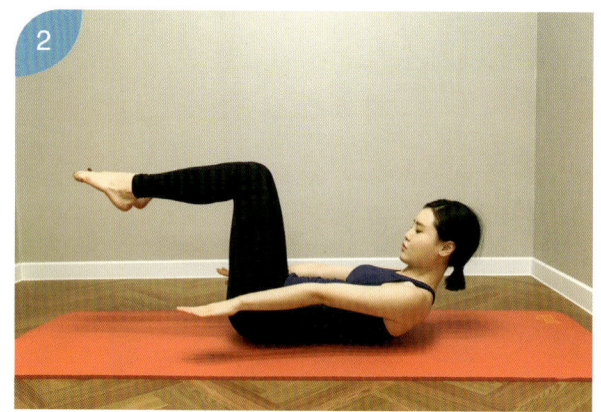

1 시작자세
바로 누워 테이블 레그 자세를 취하고 팔을 위로 뻗고 손바닥은 마주 보게 한다.

2 손바닥이 바닥을 향하게 하고 팔을 아래로 내린다. 이때 손가락은 몸을 따라 길게 뻗는다. 몸은 감아올려 복부에 힘이 들어가는 자세를 취한다. 앞톱니근(전거근)을 이용해 어깨뼈를 앞쪽으로 둥글게 감아준다.
호흡에 맞추어 팔을 위아래로 5회 흔든다. 숨을 들이쉴 때와 내쉴 때 각각 5회씩 위아래로 흔들고 완전한 10회 순환 호흡할 때까지 진행한다.

➕ 변형 동작 •

❶ **중급 동작** 다리를 90도로 뻗어 필라테스 1번 자세를 취하고 실시
❷ **고급 동작** 다리를 45도로 뻗어 필라테스 1번 자세를 취하고 실시
❸ **최고급 동작** 다리를 낮게 뻗어 필라테스 1번 자세를 취하고 실시(궁둥근 이용)

Check

주의사항
- 목 굽힘근을 많이 사용할 수 있으므로 필요 시 머리를 내려 쉬도록 한다.
- 동작하는 동안 감귤 조이기 자세와 복부에 힘이 들어가는 자세를 정확하게 유지한다.
- 골반 중립을 무너뜨리고 평평하게 만들어 허리에 하중이 가지 않도록 한다.
- 금지대상: 디스크 환자, 골다공증 환자

main muscle
- hip flexors(iliopsoas, rectus femoris, sartorius, TFL, pectineus), spinal flexors(rectus abdominis, external/internal oblique)

assist muscle
- (anterior spinal stabilizer) transverse abdominis, hip adductors

Lession ❶ 매트

4 힙 업

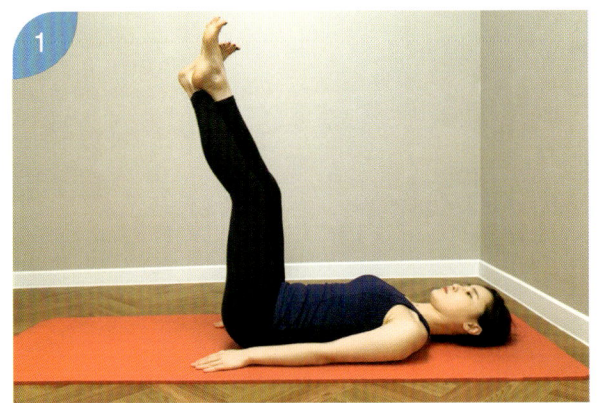

1 시작자세

바로 누운 자세에서 발을 들어올리고 발목을 X자로 겹쳐준다. 팔은 옆으로 내려 도어프레임 암 자세를 취한다.

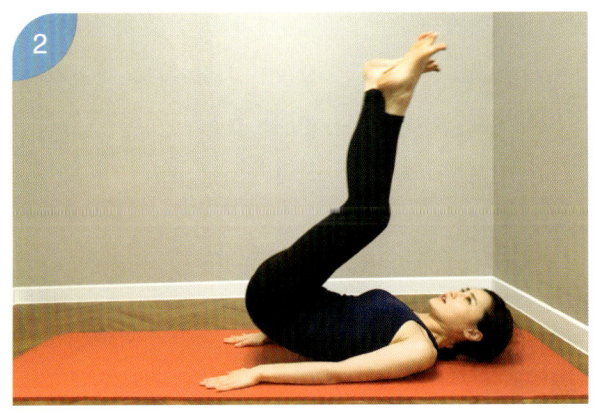

2 복부는 천천히 척추 쪽으로 당기고 꼬리뼈는 말아 매트에서 들어 주며 무릎을 가슴으로 가져간다.

복부를 안쪽으로 당겨준 자세를 유지하며 시작자세로 돌아간다.

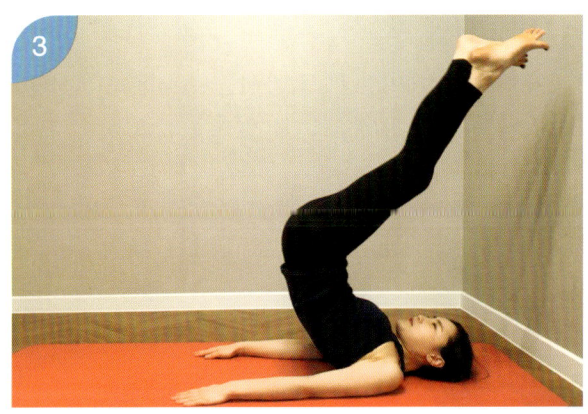

3 가슴 선반 자세에 이를 때까지 몸을 위로 감아올려 주고 어깨뼈 사이에서 균형을 잡는다.

주의사항

- 목쪽으로 감아올리지 않고 어깨뼈 사이의 등 상부로 균형을 잡는다.
- 엉덩이를 들어올릴 때 허리에 불편감이 들면 중지한다.
- 금지대상: 디스크 환자, 골다공증 환자

main muscle — triceps, external/internal oblique , hip muscle
assist muscle — (anterior spinal stabilizer) transverse abdominis

1. 복부 운동 13

5 도장찍으며 전환하기

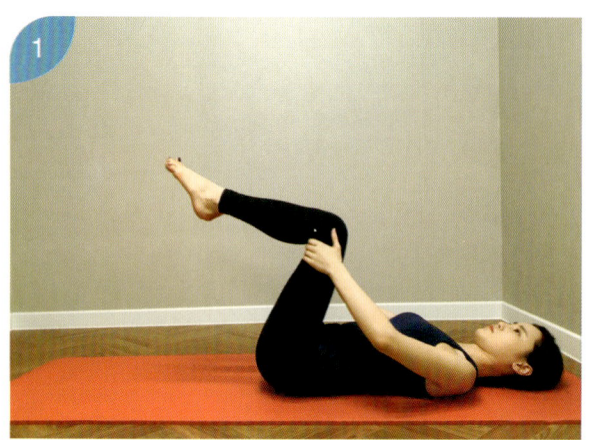

1 시작자세
바로 누워 테이블 레그 자세를 취하고 손으로 허벅지 뒤쪽을 잡아준다. 숨을 들이쉬며 다음 동작을 준비한다.

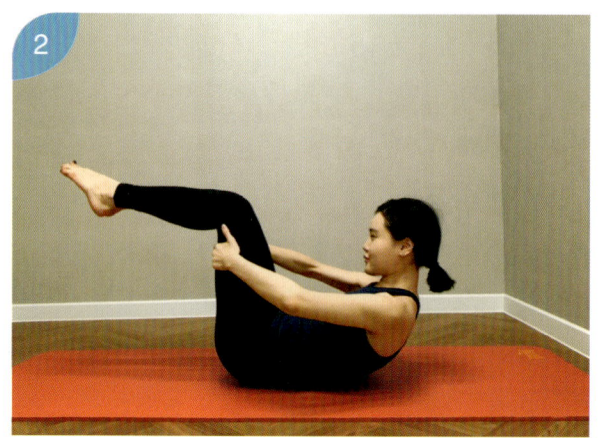

2 머리는 감귤 조이기를 하면서 위로 들고 허벅지는 바깥으로 누른다. 도장찍기 자세가 될 때까지 몸을 위로 들어올린다. 이때 하복부는 매트에 붙인다는 생각으로 힘을 준다. 숨을 들이쉬며 자세를 유지한다.

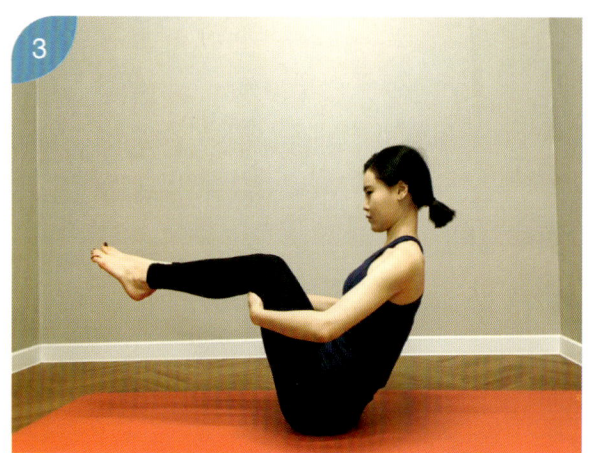

3 배꼽을 등쪽으로 당겨주고 허벅지는 바깥으로 눌러 몸이 위로 감아 앉는 자세가 되도록 한다. 다리는 계속 공중으로 들어준 상태로 유지한다(균형점 자세).

주의사항
- 팔꿈치를 굽혀 옆으로 넓게 유지한다.
- 어깨를 둥글게 감아 등 전체를 스트레칭한다.
- 목뼈가 압박되지 않도록 목이 앞으로 나가지 않게 정렬 상태를 유지한다.
- 허벅지를 바깥으로 눌러 몸을 일으키는 동작을 도와주고 상체와 비교하였을 때 많이 움직이지 않게 한다.
- 금지대상: 디스크 환자, 골다공증 환자

main muscle
- iliopsoas, rectus abdominis, rectus femoris

assist muscle
- serratus anterior

6 롤 다운

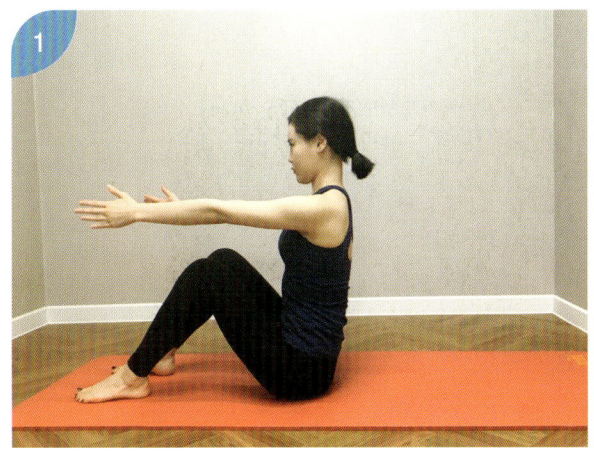

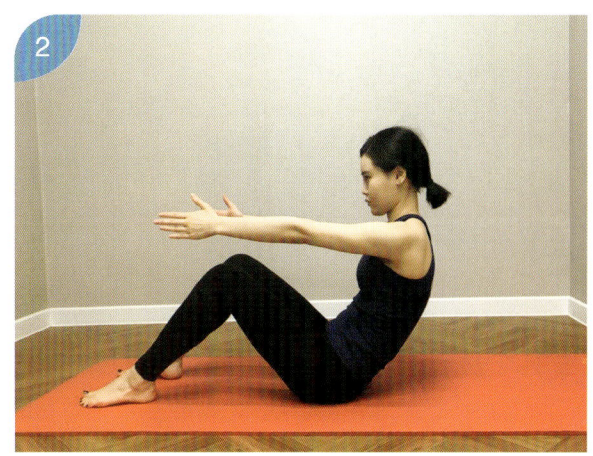

1 시작자세
발은 골반 넓이로 벌려 바닥에 붙이고 무릎은 구부리고 앉는다. 팔은 앞으로 뻗어 도어 프레임 암 자세를 취하고 손끝을 길게 뻗어준다.

2 꼬리뼈 들기 자세를 취하듯이 척추 맨 아랫부분부터 복부를 수축하며 매트에 척추뼈를 한 마디씩 내려놓는다. 허리 전체가 매트에 밀착되었다면 동작을 멈춘다. 숨을 들이쉬며 자세를 유지한다.

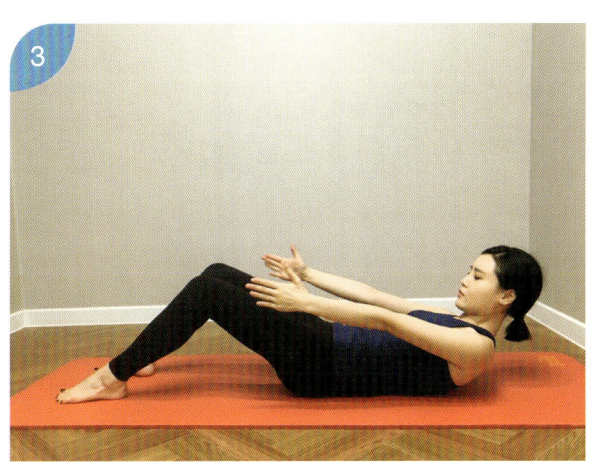

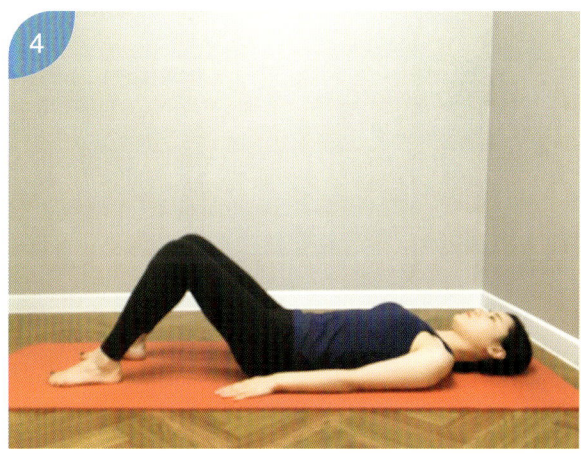

3 숨을 들이쉬며 동작을 정지한다.

4 누운 자세에서 척추뼈를 한 마디씩 내려놓는다. 팔은 옆으로 가져가고 숨을 들이쉬며 손바닥을 위로 돌려준다.

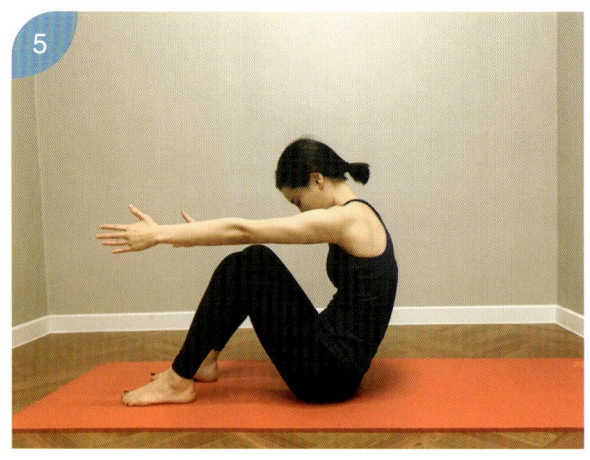
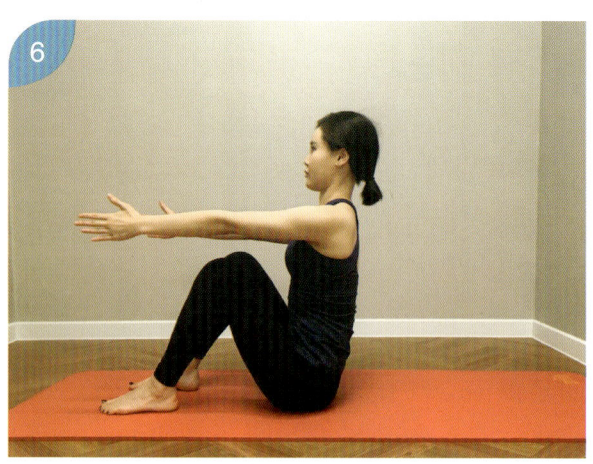

5 어깨뼈는 등쪽으로 가져오고 손은 앞으로 길게 뻗는다. 감귤 조이기 자세를 취하면서 위쪽부터 척추뼈를 한 마디씩 들어올려 C곡선을 만든다.

6 척추의 맨 아래부터 한 마디씩 척추를 들어올려 머리까지 세운다.

주의사항
- 누운 자세에서 일어날 때 감귤 조이기 자세를 유지한다.
- 복근이 약하거나 등이 심한 경우에는 자세를 유지할 수 있는 한도 내에서 보조도구를 이용한다.

main muscle
- iliopsoas, rectus abdominis

assist muscle
- hip adductors

7 롤 업

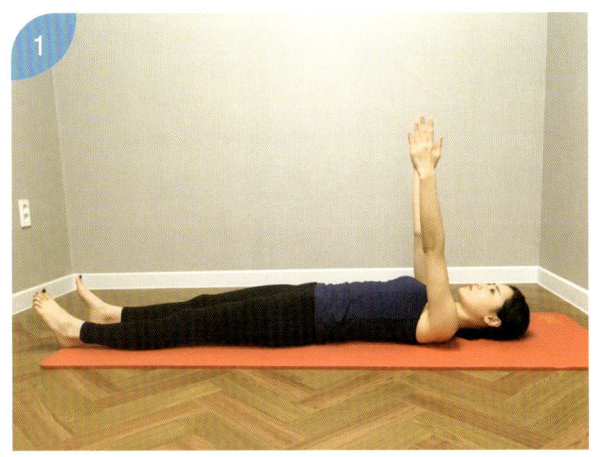

1 **시작자세**
 다리를 뻗고 누워 필라테스 1번 자세를 취하고 팔은 위로 뻗는다.

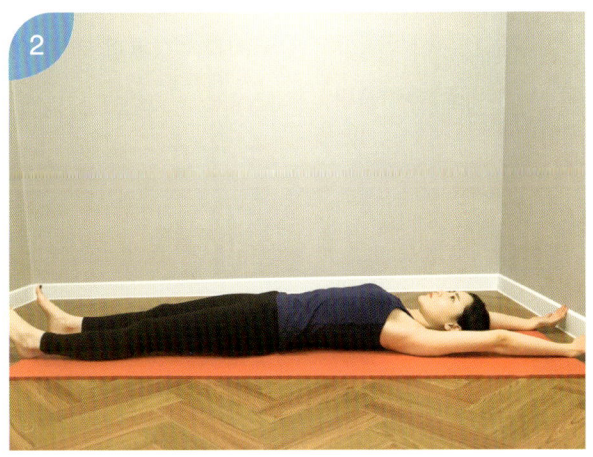

2 팔은 머리 위로 뻗어주고 상복부를 이용하여 흉곽을 안정적으로 유지한다(이 자세에서는 흉곽을 안정적으로 유지하기 어렵다). 숨을 들이쉬며 자세를 유지한다.

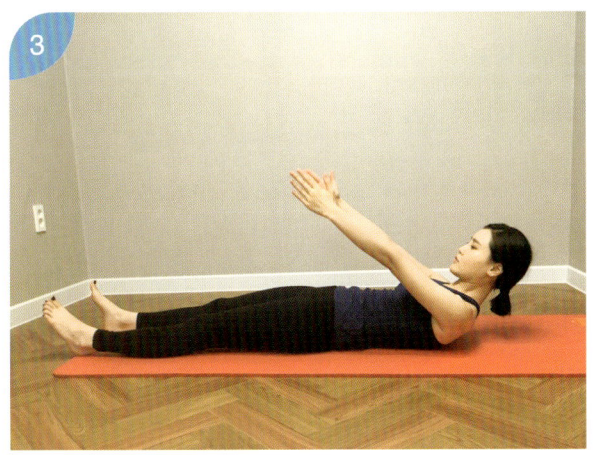

3 팔을 다시 앞으로 뻗어주고 감귤 조이기 자세를 취하면서 머리를 들어주고 척추뼈를 한 마디씩 매트에서 떼어 준다. 롤 업 동작을 완료하였을 때 C곡선 자세를 취하고 있어야 한다. 몸을 일으킬 때 골반을 안정시키기 위해 다리를 바깥으로 돌려 엉덩이와 허벅지 안쪽을 조여주며 밀착시켜 준다.

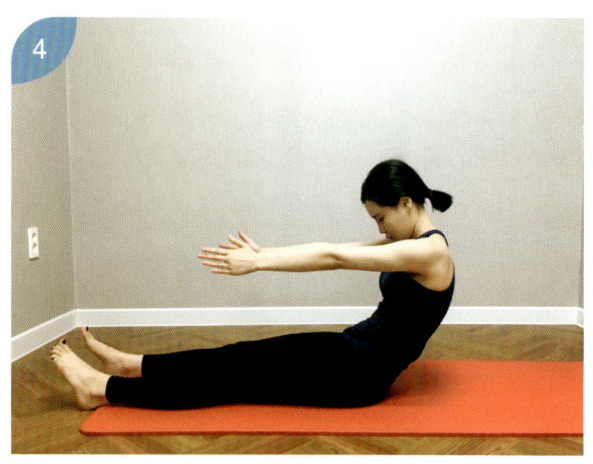

4 C곡선 자세를 유지하면서 몸을 굽히지 않고 매트에서 들어준다.

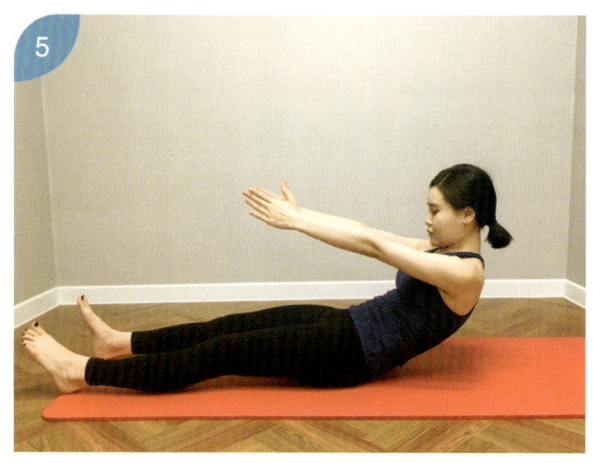

5 C곡선 자세를 유지하면서 복부를 수축하며 척추뼈를 한 마디씩 매트 쪽으로 내려놓는다. 등이 완전히 아래로 내려갈 때까지 팔을 길게 앞으로 뻗어주고 등이 다 내려가면 시작자세처럼 팔을 똑바로 위로 뻗어준다.

주의사항
- 누운 자세에서 일어날 때 감귤 조이기 자세를 유지한다.
- 골반의 안정화와 복부 동작을 돕기 위해 허벅지 안쪽과 외회전근 궁둥근을 이용한다.

main muscle
- spinal flexors(rectus abdominis, external/internal oblique)

assist muscle
- anterior spinal stabilizer(transverse abdominis, spinal extensors), hip flexors(iliopsoas, rectus femoris, sartorius, TFL, pectineus), hip extensors(gluteus maximus, hamstring)

8 롤 오버

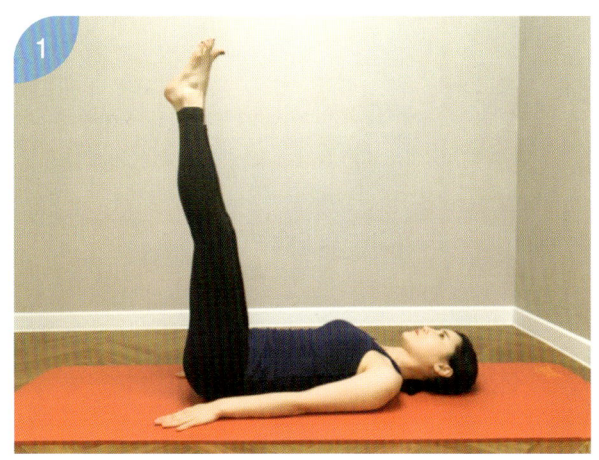

1 시작자세

누워서 다리를 위로 뻗어주고 필라테스 1번 자세를 취한다. 팔은 옆으로 내려 도어 프레임 암 자세를 취한다.

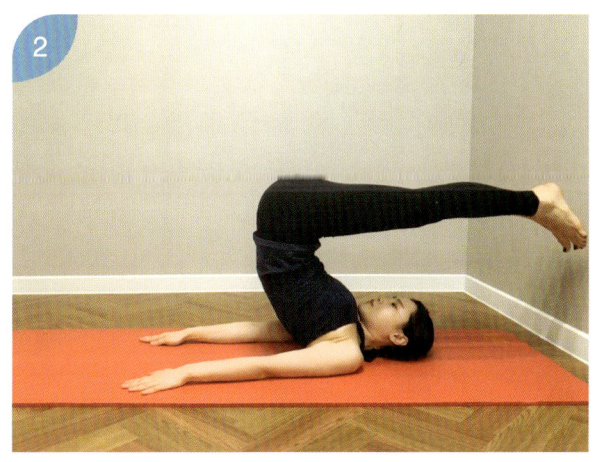

2 다리는 머리 쪽으로 가져가며 팔은 매트를 눌러 몸을 받쳐준다. 복부는 척추 쪽으로 당겨주고 머리는 위로 든다. 궁둥근을 조이며 엉덩이를 공중으로 들고 몸을 위로 말아 가슴 선반 자세를 취하고 어깨뼈 사이로 균형을 잡는다. 다리를 엉덩이보다 아래로 내려가게하지 않는다. 숨을 들이쉬며 자세를 유지한다.

주의사항
- 넓은등근(광배근)과 세갈래근(삼두근)을 이용하여 귀와 어깨를 멀리한다.
- 목쪽으로 몸을 감지 않고 어깨뼈 사이에서 균형을 잡는다.
- 다리를 아래로 내릴 때 복부 수축으로 허리에 하중을 주는 것을 예방하고 내린 상태로 유지하지 않는다.

main muscle
- (spinal flexors) rectus abdominis, external/internal oblique(hip flexors) iliopsoas, rectus femoris, sartorius, TFL, pectineus

assist muscle
- anterior spinal stabilizer(transverse abdominis), hip extensors(gluteus maximus, hamstring) & abductors & adductors

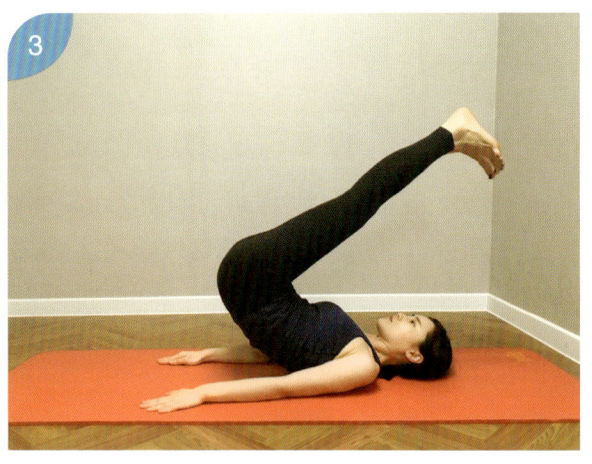
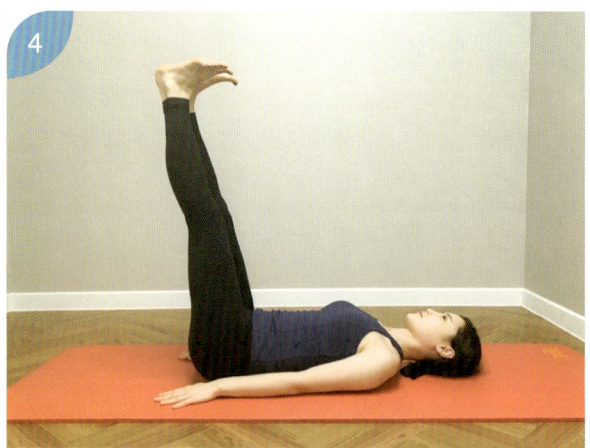

3~4 엉덩이는 바깥으로 약간 돌린 상태로 유지하며 복부에 힘을 주며 척추뼈를 한 마디씩 매트에 내려놓는다.

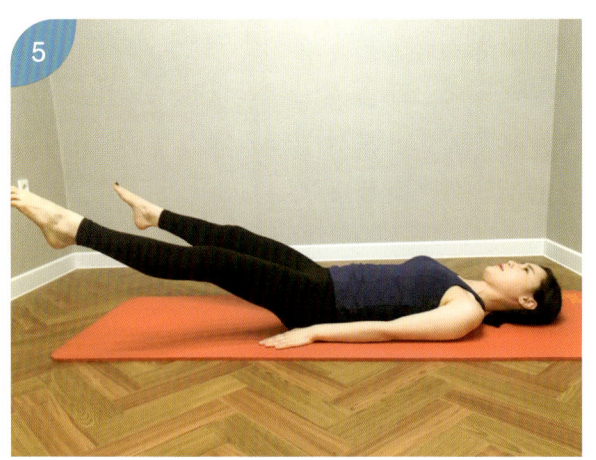
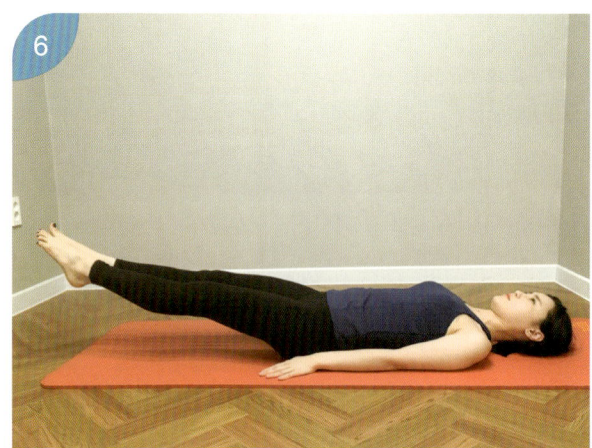

5 다리를 골반 넓이로 벌리고 발목을 젖힌다. 다리와 허리를 평평하게 유지할 수 있는 한도 내에서 가장 낮게 내려준다.

6 발끝을 뻗고 다리를 하나로 모아준다. 바로 다리를 들어 머리 위로 들어올린다(바로 하는 이유는 허리에 하중을 주지 않게 하기 위함이다).

Lession ❶ 매트

9 한쪽 다리로 원그리기 I

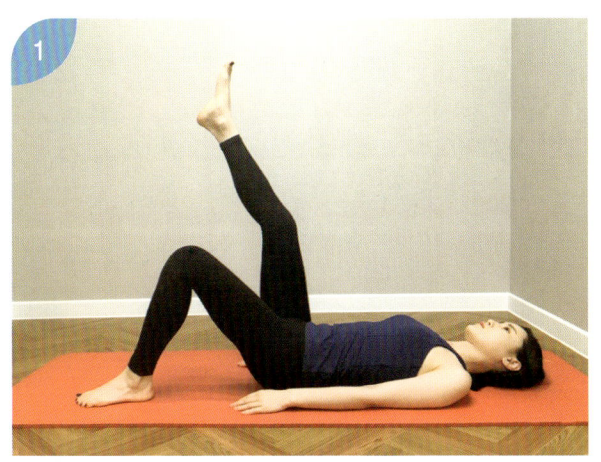

1 **시작자세**

무릎을 구부리고 바닥에 누워 한쪽 다리는 바닥에 두고 한쪽 다리는 펴서 위로 들어올린다. 팔은 옆으로 내려 도어 프레임 암 자세를 취한다.

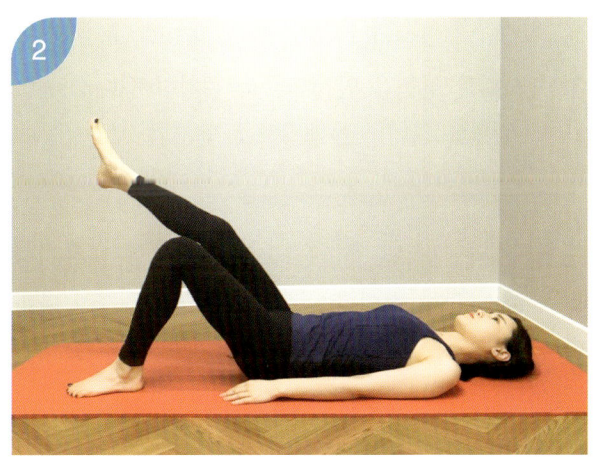

2 복부는 척추 쪽으로 당겨주고 들어올린 다리로 엉덩이를 수평으로 유지하며 체중을 균일하게 유지할 수 있는 한도 내에서 아래쪽으로 최대한 낮추며 원을 그린다.

원을 다 그리면 골반을 기울이지 않은 상태에서 다리를 최대한 옆으로 가져간 후 위로 들어올려 시작자세로 돌아간다. 좌우 교대로 실시한다.

주의사항
- 골반을 고정시킨 상태로 유지한다(ASIS를 촉지하면 골반의 상태 파악이 가능하다).

main muscle
- iliopsoas, hip abductors & adductors

assist muscle
- latissimus dorsi, gluteus maximus

1. 복부 운동   21

10 한쪽 다리로 원그리기 II

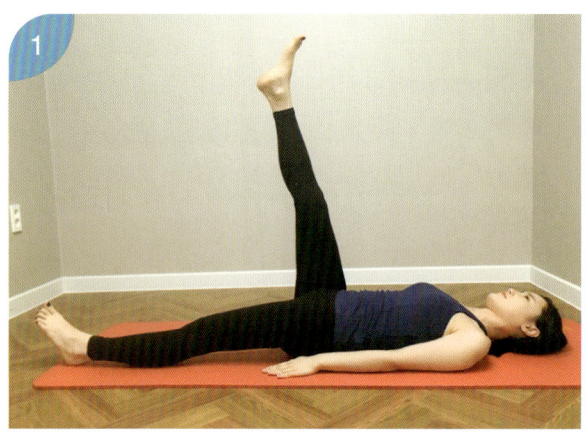

1 시작자세
　다리를 바로 뻗어 바닥에 눕고 한쪽 다리를 위로 들어 일직선으로 길게 뻗는다. 팔은 옆으로 내려 도어 프레임 암 자세를 취한다.

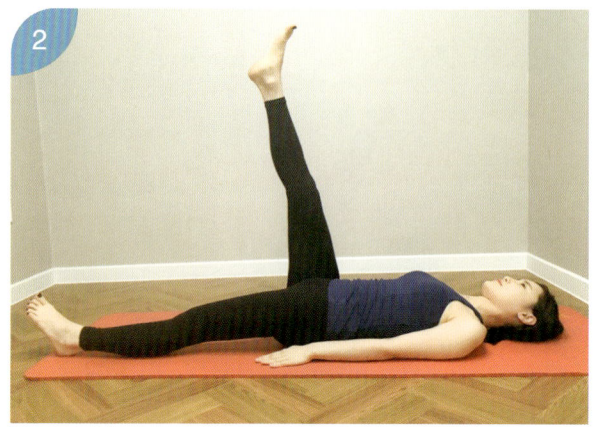

2 복부는 척추 쪽으로 당겨주고 엉덩이는 수평을 유지하며 들어준 다리로 원을 그린다. 복부를 수축시키고 골반을 안정적으로 유지하며 다리로 그리는 원을 최대한 아래쪽으로 낮춘다.

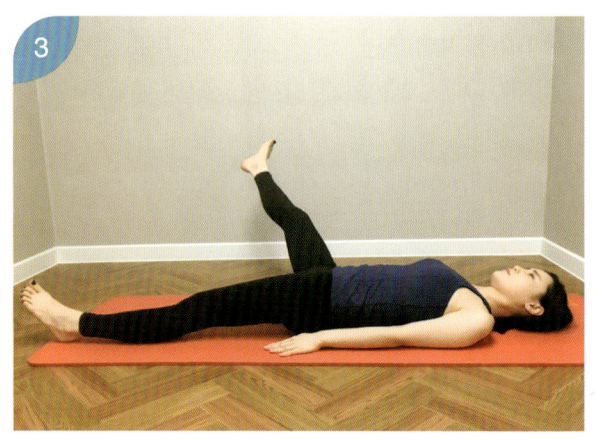

3 원을 다 그리면 골반을 고정시킨 상태를 유지하면서 다리를 최대한 옆으로 가져간다. 다시 다리를 위로 들어 시작자세로 돌아간다. 좌우 교대하여 실시한다.

주의사항
- 골반을 고정시킨 상태로 유지한다(ASIS를 촉지하면 골반의 상태 파악이 가능하다).

main muscle
- iliopsoas, TLF, hip abductors & adductors

assist muscle
- latissimus dorsi, gluteus maximus

11 한쪽 다리로 원그리기 Ⅲ

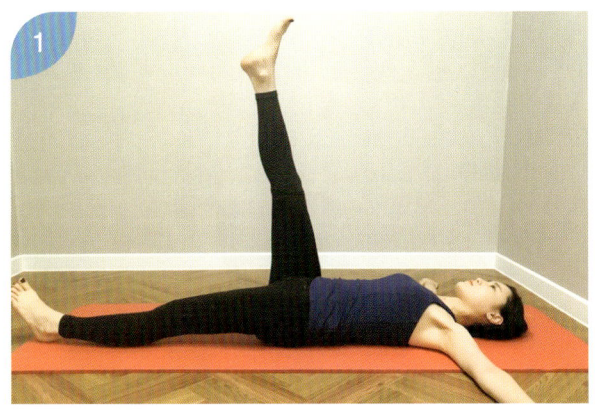

1 시작자세
다리를 바로 뻗어 바닥에 눕고 한쪽 다리를 위로 들어 일직선으로 길게 뻗는다. 팔은 안정성을 위해 바깥으로 넓게 벌린다.

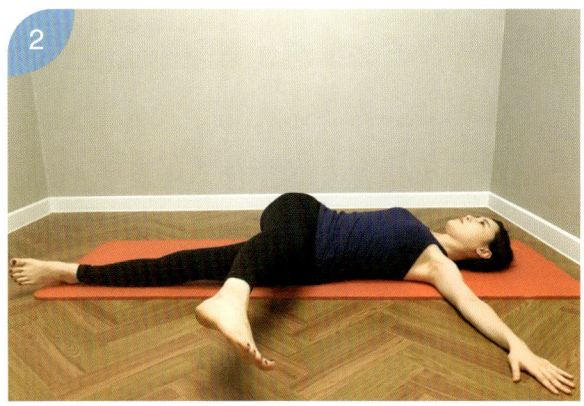

2 복부를 척추 쪽으로 당겨주고 들어준 다리로 엉덩이를 매트에서 떼면서 원을 그린다. 몸을 가로질러 다리를 움직이고 동작에 맞추어 골반을 틀어준다.

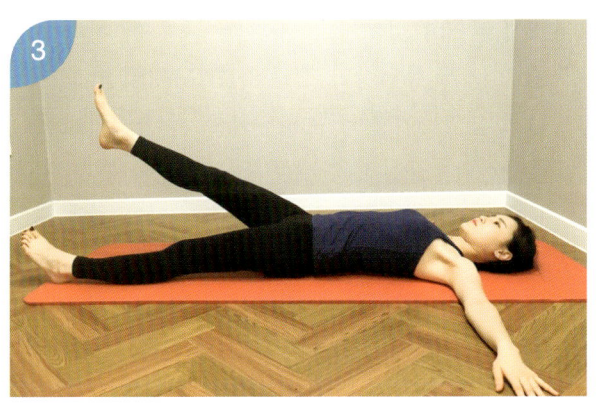

3 다리를 아래로 낮출 때는 다시 골반을 중립 상태로 가져가고 양쪽 엉덩이를 모두 매트에 붙인다.

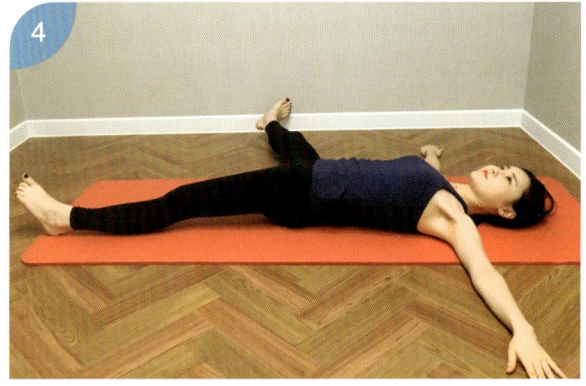

4 원을 다 그리면 골반을 기울이지 않은 상태를 유지하면서 다리를 최대한 옆으로 가져간다. 다시 다리를 들어서 시작자세로 돌아간다. 좌우 교대로 실시한다.

주의사항
- 골반을 고정시킨 상태로 유지한다(ASIS를 촉지하면 골반의 상태 파악이 가능하다).

main muscle — iliopsoas, TLF, hip abductors & adductors

assist muscle — latissimus dorsi, gluteus maximus

12 볼처럼 구르기

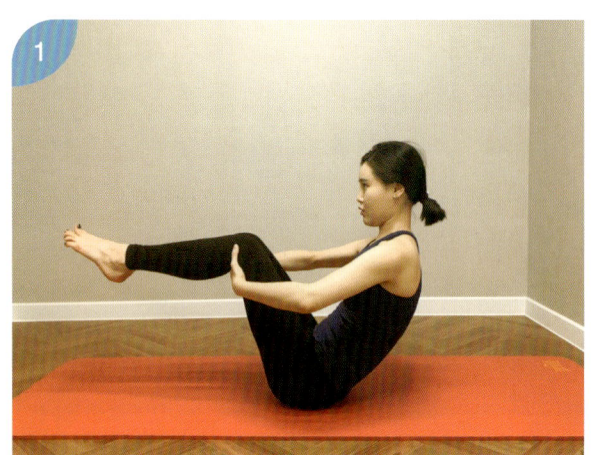

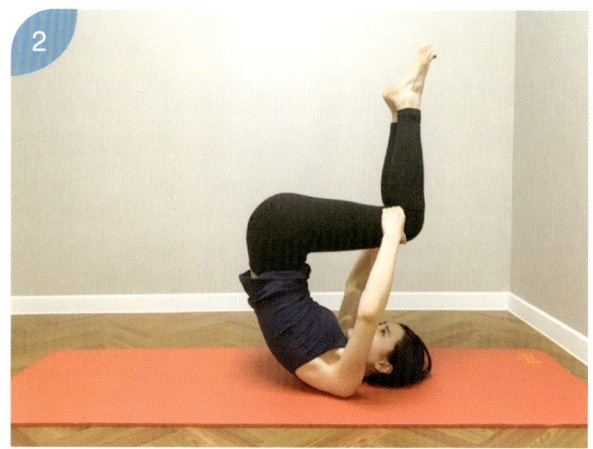

1 시작자세

다리를 위로 들고 무릎을 굽힘한 상태에서 손으로 허벅지 뒤쪽을 잡으며 꼬리뼈 바로 뒤쪽에서 균형을 잡는 균형점 자세에서 시작한다. 손가락을 이용해 허벅지 완전히 안쪽까지 잡아준다. 팔꿈치는 옆으로 펼친 상태로 유지한다.

2 복부를 등쪽으로 허벅지는 바깥으로 밀어주며 뒤로 굴러준다. 전체 동작을 하는 동안 몸을 볼 형태로 유지하며 뒤로 구를 때는 엉덩이를 공중으로 들어준다. 가슴 선반 자세를 취하고 어깨뼈 위에서 균형을 잡는다.

볼 형태를 유지하며 척추뼈 한 마디씩 매트쪽으로 도장찍듯이 눌러주며 앞으로 굴러 시작자세로 돌아간다. 균형점 자세로 돌아오고 심복부를 이용해 허벅지를 일정한 상태로 유지한다.

주의사항

- 구를 때 '탁' 소리가 나지 않게 척추뼈 한 마디씩 내려갈 수 있게 한다.
- 등뼈가 굳어 있어 가슴 선반 자세를 취하기 어려운 사람은 등뼈를 매트에 고정하고 다리를 위로 뻗어 정반대 방향에서 당겨주며 스트레칭한다.
- 균형점 자세로 돌아가기 어렵고 더 멀리 굴러가는 사람은 심복부를 이용하여 멈춘다(브레이크 = 심복부).
- 목을 적절한 정렬 상태로 유지한다.

main muscle
- external/internal oblique, transverse abdominis

assist muscle
- serratus anterior

➕ 변형 동작

❶ **초급 동작** 다리를 모으고 손으로 정강이 앞쪽을 잡고 작은 볼의 형태를 취한다.

❷ **고급 동작** 다리를 모으고 손을 X자로 하여 발목 앞쪽을 잡고 아주 작은 볼의 형태를 취한다.

❸ **최고급 동작** 다리는 모으고 손을 머리 뒤로 얹어 작은 볼의 형태를 유지하며 팔의 무게를 머리 옆으로 둔다.

13 5대 시리즈 동작: I 한쪽 다리 스트레칭

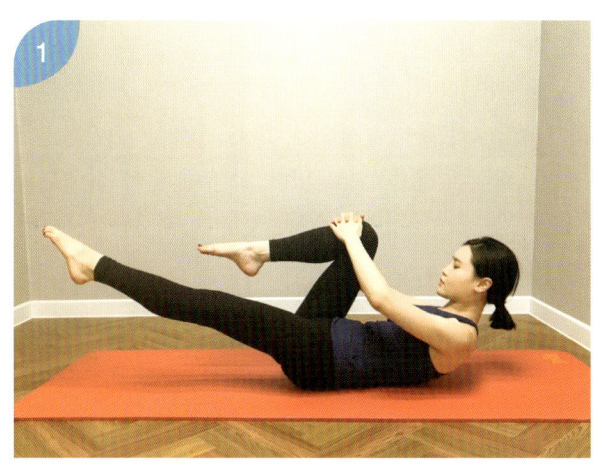

1 시작자세

볼처럼 구르기 동작에서 균형점 자세로 전환한다. 양손으로 무릎 앞쪽을 잡고 무릎은 손쪽으로 손은 무릎 쪽으로 누른다. 척추뼈 한 마디씩 내려 놓으면서 뒤로 천천히 구른다. 복부에 힘이 들어오는 자세에 도달할 때까지 복부를 수축한다. 한쪽 다리를 45도 정도 바깥으로 길게 뻗어준 후 다른 쪽 무릎은 양손으로 잡아 적절한 정렬 상태로 유지하며 가슴으로 가져오고 팔꿈치는 약간 굽힌다.

복부를 당겨주며 꼬리뼈 들기 자세처럼 허리를 매트 쪽으로 평평하게 한 후 숨을 등의 상부로 들이쉬고 내쉰다.

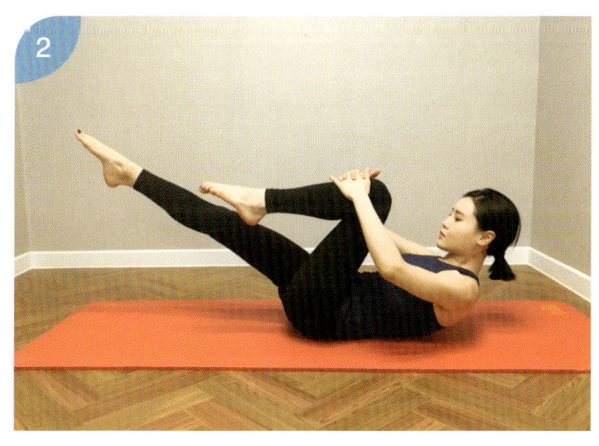

2 다리를 바꿀 때 등의 상부로 숨을 들이쉬며 나른 쪽 다리를 가슴 쪽으로 당기고 굽힘하였던 무릎은 앞으로 길게 뻗는다. 다시 다리를 바꾸며 숨을 들이쉴 때 두 번 내쉴 때 두 번 동작을 한다.

주의사항
- 복부에 힘을 주어 허리가 항상 매트에 닿도록 평평하게 유지하며 뻗은 다리는 아래로 낮춘다.
- 다리를 뻗을 때는 굽히지 말고 사선으로 똑바로 뻗어준다.
- 뒤로 구르지 않고 복부에 힘이 들어오는 자세를 유지하며 팔꿈치를 넓게 유지하여 상체를 받쳐준다.

main muscle
- spinal flexors(rectus abdominis, external/internal oblique)

assist muscle
- anterior spinal stabilizer(transverse abdominis), hip flexors(iliopsoas, rectus femoris, sartorius, TFL, pectineus) & hip extensors(gluteus maximus, hamstring), knee extensors(quadriceps femoris)

14 5대 시리즈 동작: Ⅱ 크리스 크로스

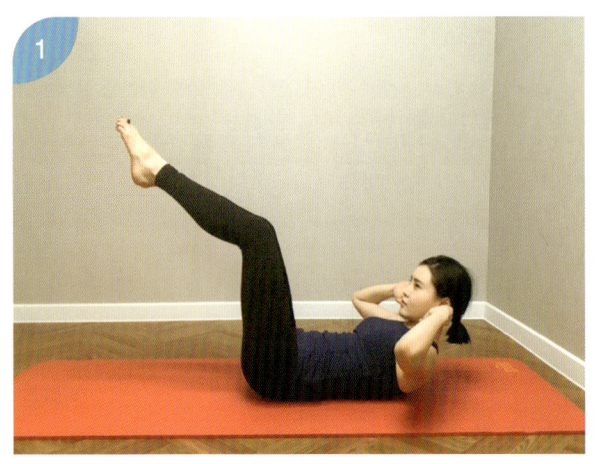

1 시작자세

깍지 낀 손을 머리 뒤에 대고 눕는다. 허리를 매트 쪽으로 눌러주고 테이블 얹은 자세를 취한다. 숨을 내쉬며 몸을 위로 말아 복부에 힘이 들어오는 자세를 취한다. 팔은 넓게 벌려 앞쪽으로 약간 둥글게 가져간다.

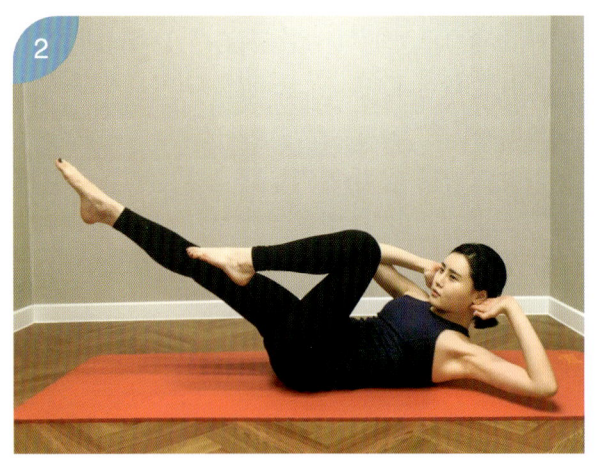

2 겨드랑이를 반대편 무릎쪽으로 틀며 동시에 다른 쪽 다리를 45도로 앞으로 길게 뻗는다. 매트에 등 아래쪽이 붙어 있을 정도로만 다리를 낮춘다. 시작자세와 2번 자세를 두 번 반복한다.

주의사항

- 복부에 힘을 주어 허리가 항상 매트에 닿도록 평평하게 유지하며 뻗은 다리는 아래로 낮춘다.
- 다리를 뻗을 때는 굽히지 말고 사선으로 똑바로 뻗어준다.
- 복부에 힘이 들어오는 자세를 유지한다.
- 팔꿈치를 무릎에 가져다 댈 때는 팔을 틀어서 대는 것이 아니라 빗근을 이용하여 겨드랑이가 반대편 무릎으로 향하도록 몸통을 틀어서 대준다.

main muscle
- spinal flexors(rectus abdominis, external/internal oblique), anterior spinal stabilizer(transverse abdominis)

assist muscle
- anterior spinal stabilizer(transverse abdominis), hip flexors(iliopsoas, rectus femoris, sartorius, TFL, pectineus) & hip extensors(gluteus maximus, hamstring), knee extensors(quadriceps femoris)

15 5대 시리즈 동작: Ⅲ양다리 스트레칭

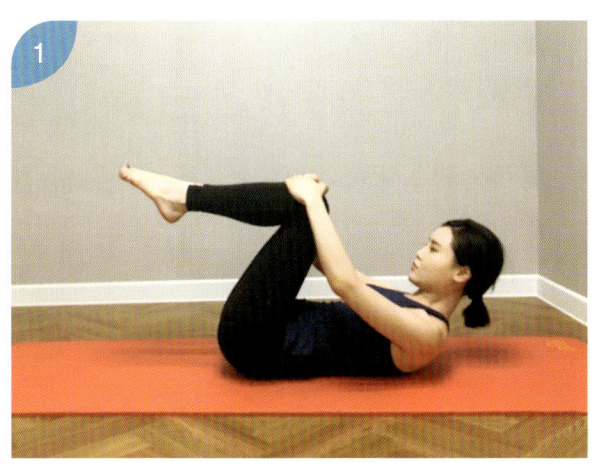

1 시작자세

누워서 무릎을 가슴 쪽으로 가져온 뒤 손으로 무릎을 잡고 팔꿈치를 넓게 벌린다. 몸을 위로 올려 복부에 힘이 들어오는 자세를 취하고, 허리는 매트 쪽으로 눌러준다.

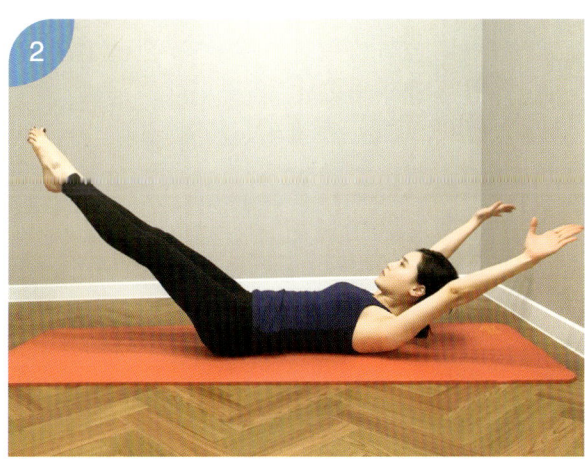

2 양다리를 평행으로 똑바로 펴고 허리를 평평하게 매트에 붙인 뒤 유지할 수 있는 한도 내에서 최대한 낮춘다. 팔을 귀의 바로 앞쪽에서 위로 똑바로 뻗는다. 복부를 안쪽으로 당겨주며 바닥이 '중간' 이하로 떨어지지 않게 한다.

팔을 다시 무릎으로 가져갈 때 팔을 넓게 벌려 원을 그리며 시작자세로 돌아간다.

주의사항

- 복부에 힘을 주어 허리가 항상 매트에 닿도록 평평하게 유지하며 뻗은 다리를 아래로 낮춘다.
- 다리를 뻗을 때는 굽히지 말고 사선으로 똑바로 뻗어준다.
- 팔과 다리를 뻗을 때 복부에 힘이 들어오는 자세를 유지하며 목과 척추를 움직이지 않는다.
- 팔을 뻗을 때는 상부 등세모근(승모근)에 긴장이 가해지지 않도록 팔이 귀 뒤로 멀리 나가지 않게 한다.

main muscle
- iliopsoas, external/internal oblique

assist muscle
- quadriceps, serratus anterior

16 5대 시리즈 동작: Ⅳ 양다리 일직선 스트레칭

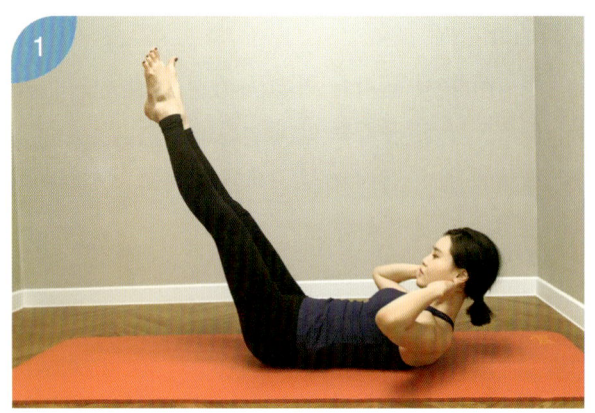

1 시작자세

손가락을 귀 옆에 두고 눕는다. 다리를 뻗어 필라테스 1번 자세를 취한다. 숨을 내쉬며 몸을 위로 말아 복부에 힘이 들어오는 자세를 하고 어깨뼈를 매트에서 약간 떼어준다. 팔꿈치를 넓게 벌리고 앞쪽으로 약간 둥글게 가져간다. 숨을 들이쉬며 다음을 준비한다.

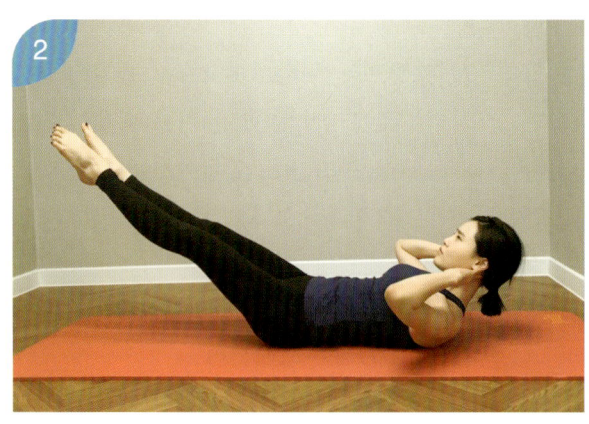

2 허리를 항상 매트에 밀착시켜 평평하게 유지하면서 다리를 최대한 아래쪽으로 낮추어 준다. 동시에 허벅지 안쪽 외회전근을 조인다.
다리를 들어올린다. 위로 빠르게 움직이며 시작자세로 돌아간다.

➕ 변형 동작

다리를 다시 들어올릴 때 가벼운 힙 업 동작을 추가하면 하복부 운동이 되어 허리 스트레칭에 도움이 된다.

주의사항

- 복부에 힘을 주어 허리가 항상 매트에 닿도록 평평하게 유지하며 뻗은 다리를 아래로 낮춘다.
- 허리에 가해지는 하중을 줄이기 위해 다리를 위로 드는 동작에 강조점을 둔다.
- 뒤로 구르지 않고 복부에 힘이 들어오는 자세를 유지한다.

main muscle

- spinal flexors(rectus abdominis, external/internal oblique), hip flexors(iliopsoas, rectus femoris, sartorius, TFL, pectineus)

assist muscle

- anterior spinal stabilizer(transverse abdominis), hip extensors gluteus maximus, hamstring) & adductors, knee extensors(quadriceps femoris)

17 5대 시리즈 동작: V 한쪽 다리 일직선 스트레칭

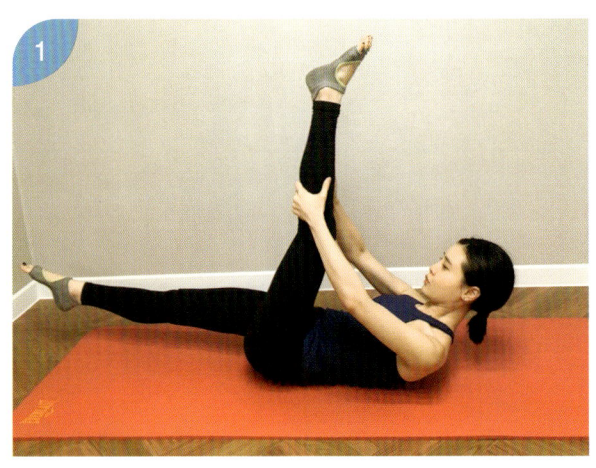

1 시작자세

누운 자세에서 몸을 말아올려 복부에 힘이 들어오는 자세를 취한다. 한쪽 다리를 천정으로 뻗고 팔을 뻗어 종아리를 잡는다. 허리는 매트에 붙여 평평하게 유지하고 다른쪽 다리는 바닥으로부터 30cm 정도 들고 일직선으로 뻗는다.

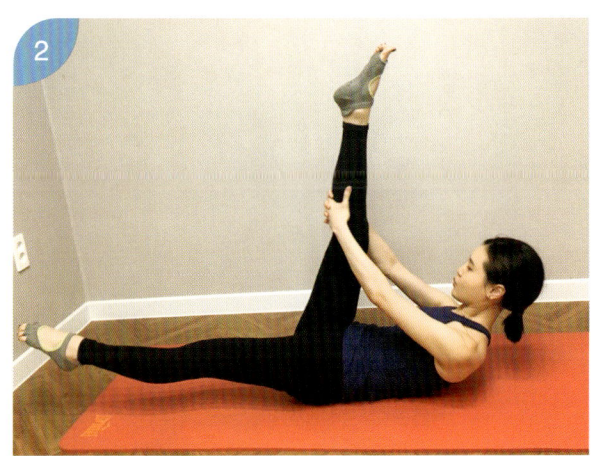

2 다리의 위치를 바꾸며 다리를 위로 들어올릴 때 손으로 종아리를 잡고 가슴 쪽으로 빠르게 당긴다. 복부를 안쪽으로 당겨 허리는 항상 매트에 붙여 평평하게 유지하며 다른쪽 다리는 최대한 낮춘다.
다리를 바꾸며 빠르게 가슴쪽으로 당기는 동작을 반복한다.

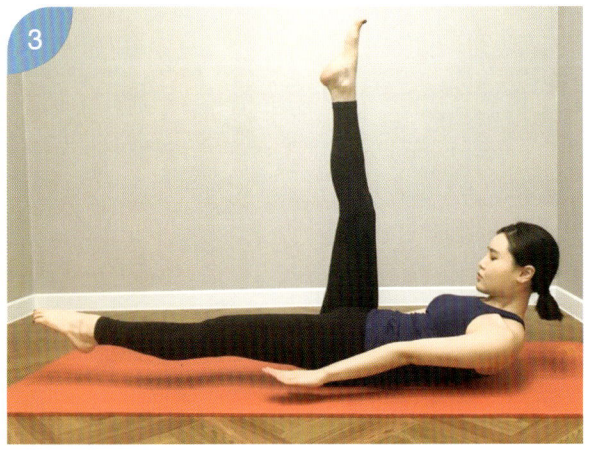

3 동작을 반복한 뒤 다리를 잡고 있던 손을 놓고 앞으로 길게 뻗는다. 몸을 말아올리며 코는 무릎 쪽으로 무릎은 코쪽으로 가져간다. 이어 다리를 양옆으로 벌리고 다리를 바꾸어 같은 동작을 반복한다(고난이도 마무리 자세).

변형 동작

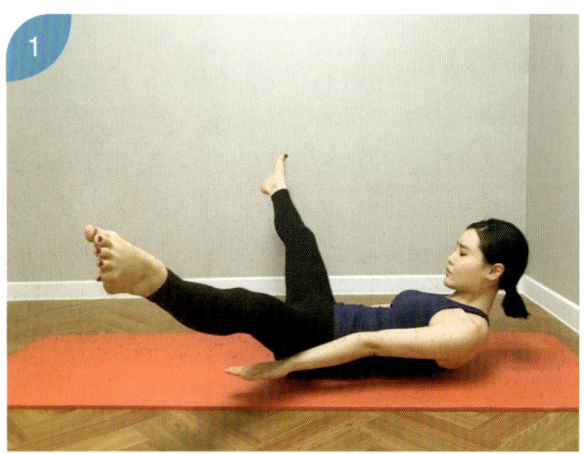

❶ 헬리콥터 자세로 변환

주의사항
- 복부에 힘을 주어 허리가 항상 매트에 닿도록 평평하게 유지하며 뻗은 다리를 아래로 낮춘다.
- 햄스트링이 많이 굳어 있다면 햄스트링 스트레칭으로 동작을 시작한다.
- 팔꿈치를 넓게 유지하고, 어깨를 등쪽으로 낮춘다.

main muscle
- hip flexors(iliopsoas, rectus femoris, sartorius, TFL, pectineus), Spinal flexors(rectus abdominis, external/internal oblique)

assist muscle
- anterior spinal stabilizer(transverse abdominis), hip extensors(gluteus maximus, hamstring), knee extensors(quadriceps femoris)

Lession ❶ 매트

18 흉곽 제어

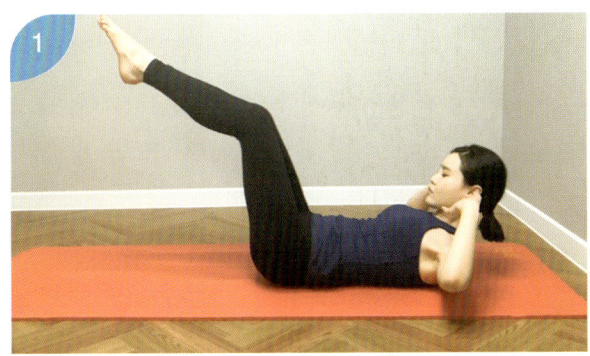

1 시작자세

깍지 낀 손을 머리 뒤에 대고 눕는다. 허리를 매트 쪽으로 눌러주고 테이블 얹은 자세를 취한다. 숨을 내쉬며 몸을 위로 말아 어깨뼈를 약간 매트에서 떼어 주며 복부에 힘이 들어오는 자세를 취한다. 팔은 넓게 벌려 앞쪽으로 약간 둥글게 가져간다.

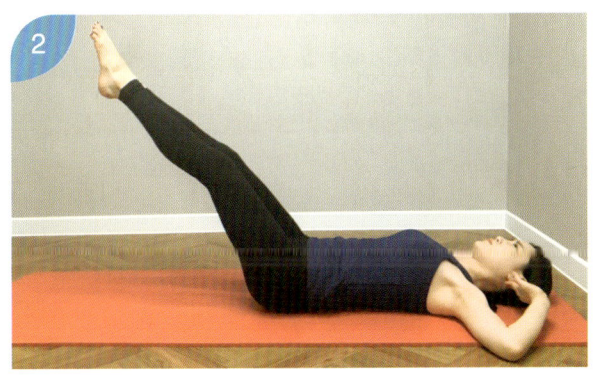

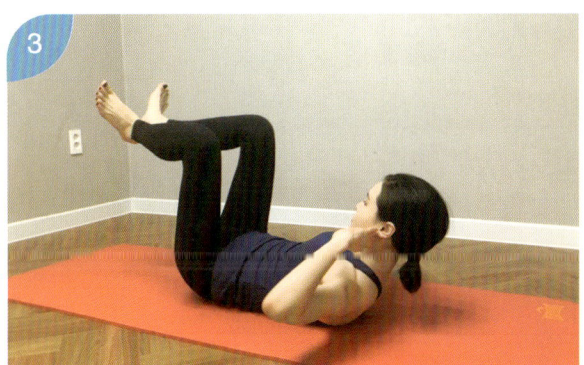

2~3 허리는 항상 매트에 평평하게 붙이면서 다리를 아래쪽으로 내려 길게 뻗는다. 동시에 매트 쪽으로 머리를 낮춘다.

➕ 변형 동작 •

❶ 개구리 다리 자세에서 필라테스 1번 자세로 엉덩이 외회전근을 감싸 허벅지 안쪽으로 힘을 주면서 다리를 똑바로 앞으로 뻗는다.

| 주의사항 |
- 복부에 힘을 주어 허리가 항상 매트에 닿도록 평평하게 유지하며 뻗은 다리를 아래로 낮춘다.
- 다리를 뻗을 때는 굽히지 말고 사선으로 똑바로 뻗어준다.
- 복부에 힘이 들어오는 자세를 유지한다.
- 팔꿈치를 무릎에 가져다 댈 때는 팔을 틀어서 대는 것이 아니라 빗근을 이용하여 겨드랑이가 반대편 무릎으로 향하도록 몸통을 틀어서 댄다.

main muscle — hip flexors(iliopsoas, rectus femoris, sartorius, TFL, pectineus), external/internal oblique

assist muscle — hip adductors

19 어깨 브릿지

1 시작자세

발을 골반 넓이로 벌리고 무릎은 구부리고 눕는다. 팔은 옆으로 놓아 도어 프레임 암 자세를 취한다. 숨을 내쉬며 꼬리뼈 들기 동작을 시작하여 골반을 후방 경사 상태로 만든다. 이때 배꼽을 척추 쪽으로 당긴다. 궁둥근 아래쪽을 이용하여 높은 브릿지 자세가 될 때까지 척추뼈를 한마디씩 골반부터 올려주어 어깨에서 무릎까지 일직선을 이루게 한다.

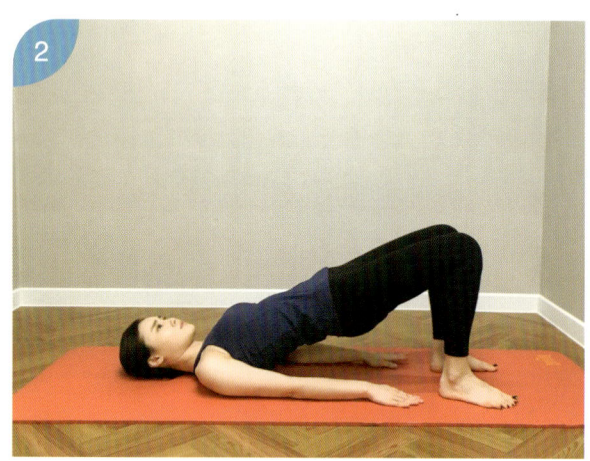

2 브릿지 자세를 유지하며 복부를 등쪽으로 당겨 복부가 평평하게 하고 궁둥근을 조여 골반을 위로 들어올린다. 이렇게 몸의 중간 부분이 납작하게 한다.

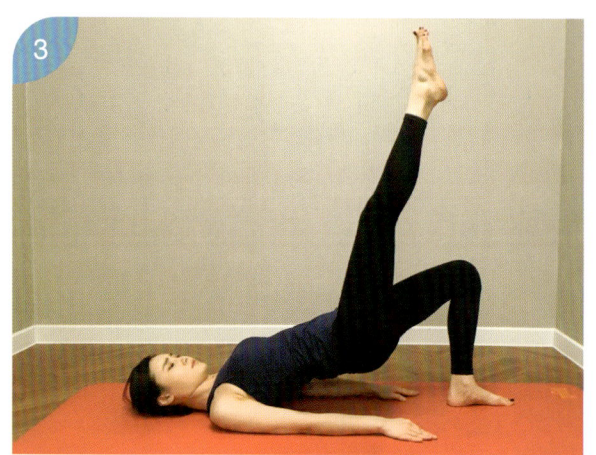

3 우측 다리는 길게 뻗어 들어올리고 무릎을 구부리고 있는 좌측 다리는 무릎 사이에 볼이 있다고 생각하고 볼을 조이듯이 힘을 준다.

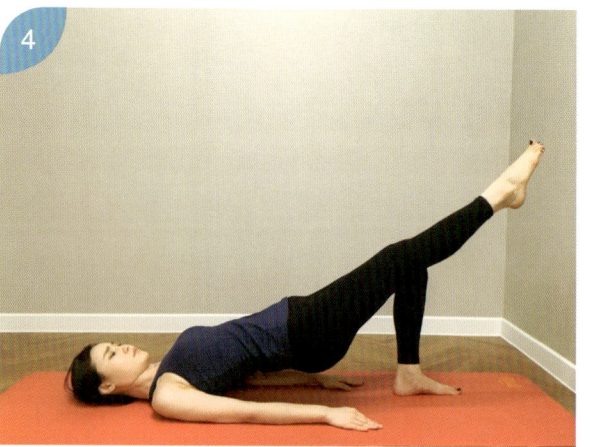

4 길게 뻗어 들어올린 우측 다리를 좌측 다리의 허벅지까지 낮추고 발끝을 뻗는다.

Lession ❶ 매트

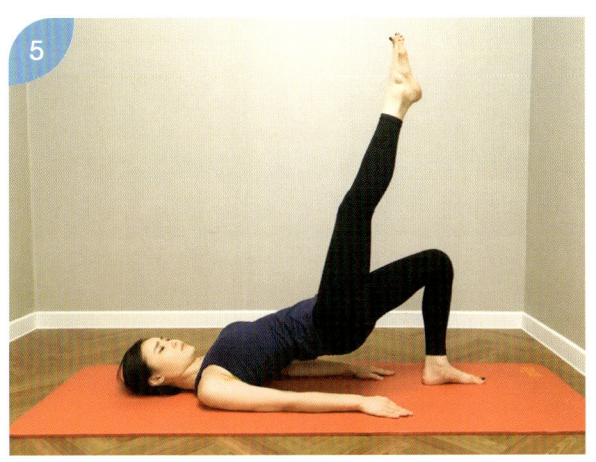 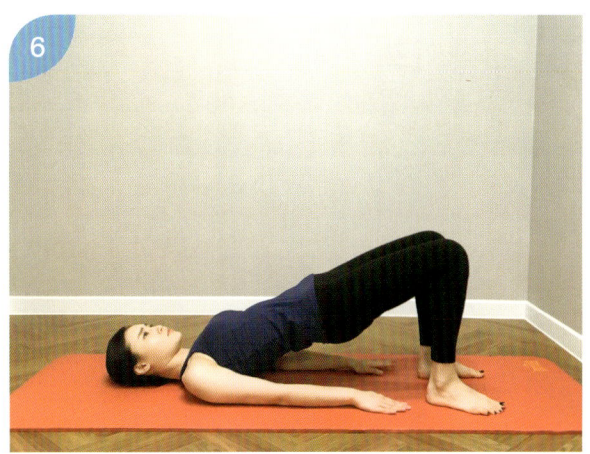

5 우측 다리를 위로 뻗고 발을 굽힌다. 발꿈치를 하늘로 뻗는다.

6 우측 다리를 매트 위로 내리고 엉덩이를 직각으로 유지한다. 좌우 교대한다.
마지막 반복 때 브릿지 자세에서 동작을 멈춘다. 매트에 척추뼈가 한 마디씩 내려 가도록 등을 아래로 내린다. 다시 시작자세로 돌아간다.

주의사항
- 한쪽 다리를 들고 있을 때 바닥을 딛고 있는 다른 쪽 다리가 바깥으로 돌아가지 않도록 한다. 무릎을 약간 틀어 자세 안정에 도움을 주는 것은 허용한다.
- 도어 프레임 암 자세를 유지하여 안정성을 증대시킨다.
- 다리를 들었다 내릴 때 엉덩이가 좌우상하로 흔들리지 않도록 한다.

main muscle
- anterior spinal stabilizer(transverse abdominis), shoulder extensors(latissimus dorsi, teres major, posterior deltoid), external/internal oblique, gluteus maximus

assist muscle
- knee extensors(quadriceps femoris), hip adductor, iliopsoas

1. 복부 운동

20 잭나이프 자세

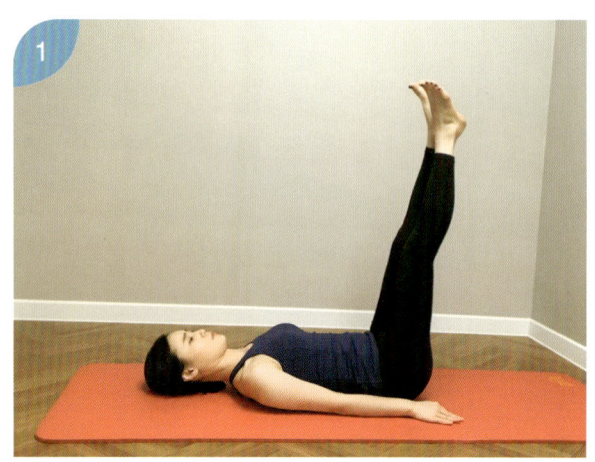

1 시작자세
바로 누워 다리를 똑바로 위로 뻗고 필라테스 1번 자세를 취한다. 팔은 옆으로 놓아 도어 프레임 암 자세를 취한다.

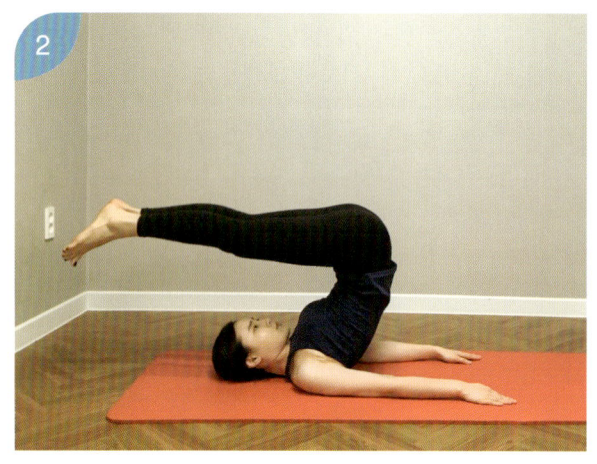

2 팔을 매트 쪽으로 누르고 다리는 머리 쪽으로 가져가 자세를 유지한다. 복부는 척추 쪽으로 당기고 엉덩이는 매트에서 떼어 롤 업 자세를 취하고 어깨뼈 사이에서 균형을 잡는다. 다리는 바닥과 평행이 되도록 한다.

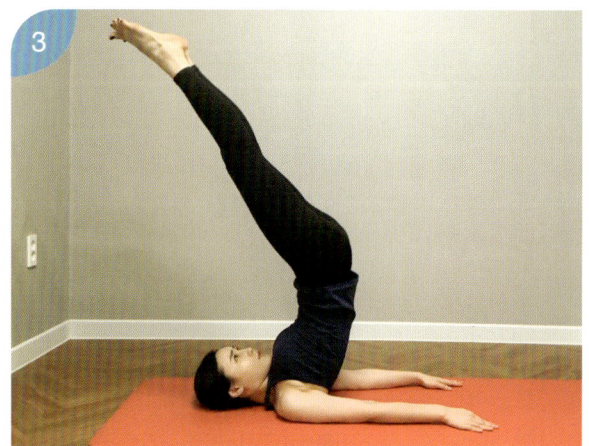

3 궁둥근을 이용하여 엉덩이를 들어올리고 발끝은 하늘 쪽으로 뻗어준다. 팔로 매트를 눌러 자세를 안정시키고 가슴 선반 자세로 균형을 잡는다.

Lession ① 매트

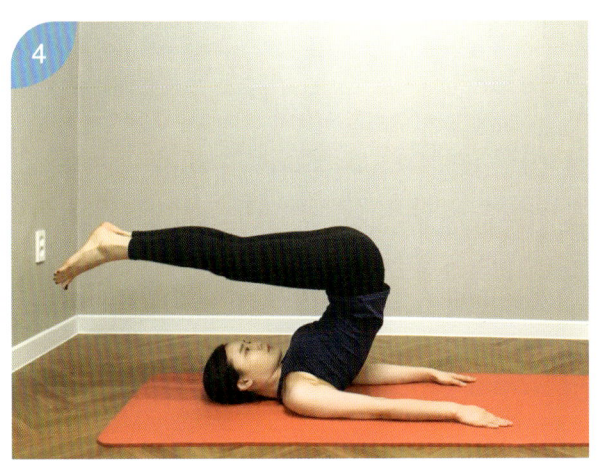

4 다리를 머리 쪽으로 반쯤 접으며 아래쪽으로 낮추고 바닥과 평행이 되도록 한다.

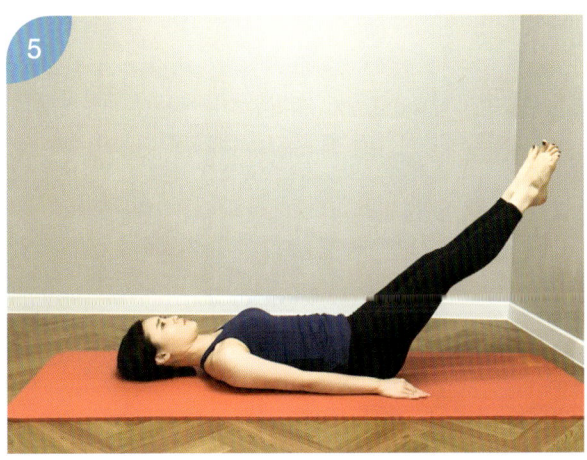

5 복부로 동작을 제어하고 다리를 앞으로 뻗으며 등전체가 매트에 닿을 때까지 척추뼈를 한 마디씩 아래로 내린다. 다리는 허리를 매트에 평평하게 붙일 수 있는 범위 내에서 내린다.

주의사항

- 넓은등근(광배근)과 세갈래근(삼두근)을 이용하여 어깨를 귀로 올리지 않고 넓게 편 상태로 유지하고 팔과 손가락은 똑바로 편다.
- 균형은 목으로 잡지 말고 가슴 선반 자세를 이용하여 어깨뼈 사이에서 잡는다.
- 다리를 낮춘 뒤 지체하지 말고 곧바로 들어올려 머리 위로 가져간다.
- 다리를 낮추기 전에 복부를 수축해 척추에 가해지는 하중을 줄여준다.

main muscle

- spinal flexors(rectus abdominis, external/internal oblique), hip flexors(iliopsoas, rectus femoris, sartorius, TFL, pectineus), spinal extensors(erector spinae, semi-deep spinals), hip extensors(gluteus maximus, hamstring)

assist muscle

- anterior spinal stabilizer(transverse abdominis), hip adductors, knee extensors(quadriceps femoris), posterior deltoid

21 티저 Ⅰ : 변형된 티저 자세

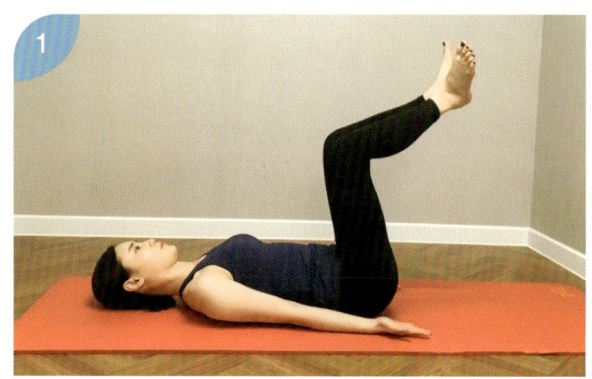

1 시작자세
다리는 굽히고 무릎은 벌려 다이아몬드 자세를 취해 눕는다. 발꿈치를 모아 조여주고 손바닥은 하늘로 향하게 한 후 팔을 몸 옆으로 내려놓는다.

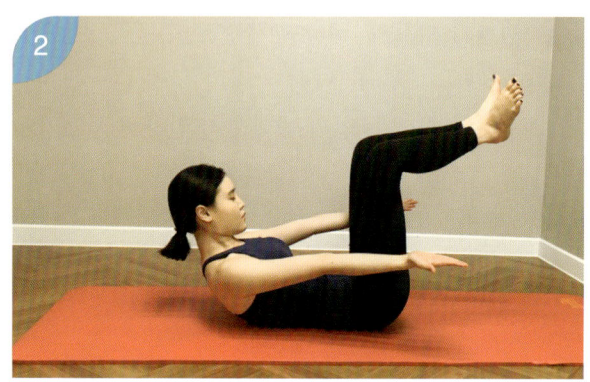

2 어깨뼈는 아래로 내리고 팔은 앞쪽으로 뻗으며 턱으로는 감귤 조이기 자세를 하면서 몸을 일으킨다. 척추뼈를 한 마디씩 감아올리면서 몸을 완전히 일으켜 허리로 매트에 도장 찍는 자세를 취해 수정 티저 자세를 한다.

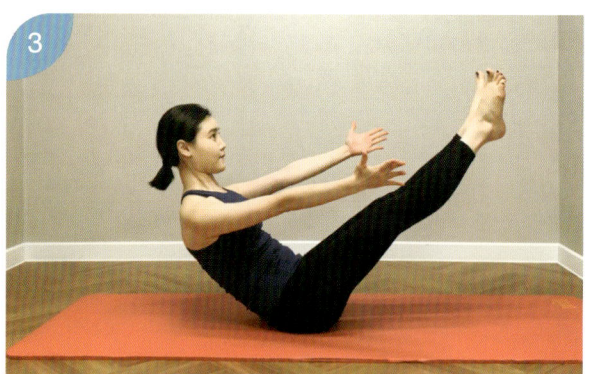

3 하복부를 안쪽으로 수축하고 자세를 유지하면서 가슴을 위로 들어올린다.
척추뼈가 한 마디씩 차례대로 매트에 닿도록 몸을 뒤로 눕힌다. 시작자세로 돌아간다.

주의사항
- 척추를 일으킬 때 턱으로 감귤 조이기 자세를 정확히 하여 목의 굽힘근을 정확한 순서로 감아올릴 수 있도록 한다.
- 다리를 뻗지 않는다. − 발꿈치를 붙여 조이고 도움이 필요하면 궁둥근을 조인다.

main muscle
- spinal flexors(rectus abdominis, external/internal oblique), hip flexors (iliopsoas, rectus femoris, sartorius, TFL, pectineus)

assist muscle
- serratus anterior, anterior spinal stabilizer(transverse abdominis), knee extensors(quadriceps femoris), hip adductors

Lession ❶ 매트

22 티저 Ⅱ : 클래식 티저 자세

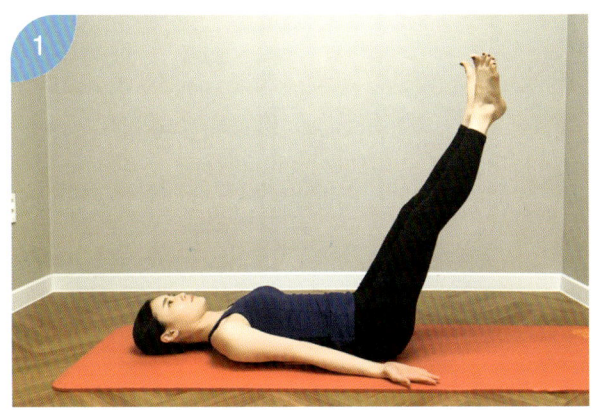

1 시작자세

다리를 바닥에서 75도로 길게 뻗고 필라테스 1번 자세를 하고 눕는다. 발꿈치는 모아 조여주고 손바닥은 하늘로 향하게 한 후 팔을 몸 옆으로 내려놓는다.

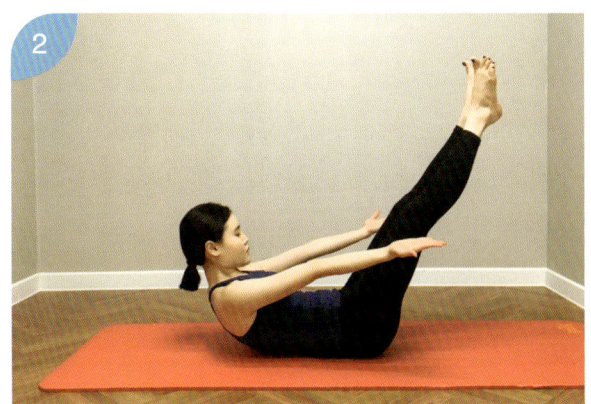

2 어깨뼈는 아래로 내리고 팔은 앞쪽으로 뻗으며 턱으로는 감귤 조이기 자세를 하면서 몸을 일으킨다. 척추뼈를 한 마디씩 감아올리면서 몸을 완전히 일으켜 허리로 매트에 도장 찍는 자세를 취해 클래식 티저 자세를 하다

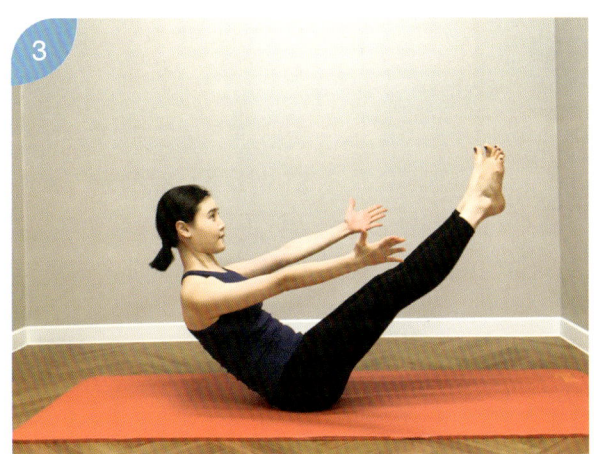

3 발끝을 길게 뻗고 척추뼈가 한 마디씩 차례대로 매트에 닿도록 몸을 뒤로 눕힌다. 시작자세로 돌아간다.

주의사항

- 척추를 일으킬 때 턱으로 감귤 조이기 자세를 정확히 하여 목의 굽힘근을 정확한 순서로 감아올릴 수 있도록 한다.
- 대립을 이용하여 팔은 뻗어내고 복부는 척추 쪽으로 당긴다.
- 허벅지 안쪽을 붙여서 조이고 도움이 필요하면 궁둥근과 엉덩이 외회전근을 조인다.

main muscle

- spinal flexors(rectus abdominis, external/internal oblique), hip flexors (iliopsoas, rectus femoris, sartorius, TFL, pectineus)

assist muscle

- serratus anterior, anterior spinal stabilizer(transverse abdominis), knee extensors(quadriceps femoris), hip adductors

1. 복부 운동

23 티저 Ⅲ: 양팔 귀 옆으로 뻗어주기

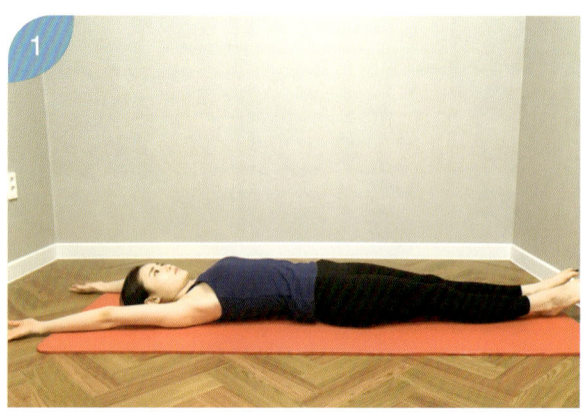

1 시작자세

다리를 바닥에서 75도로 길게 뻗고 필라테스 1번 자세를 하고 눕는다. 발꿈치는 모아 조여주고 팔은 머리 위로 뻗는다.

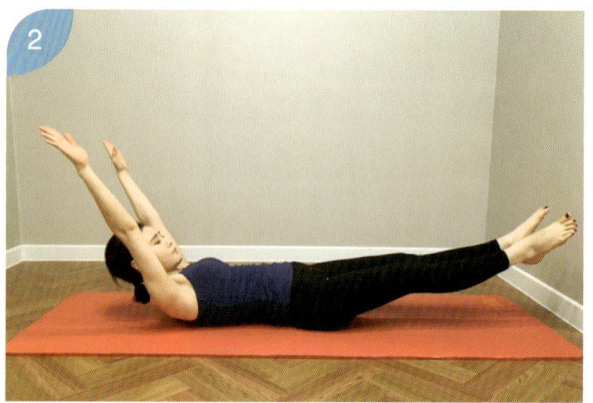

2 어깨뼈는 아래로 내리고 팔은 앞쪽으로 뻗으며 턱으로는 감귤 조이기 자세를 하면서 몸을 일으킨다. 척추뼈를 한 마디씩 감아올리면서 몸을 완전히 일으켜 허리로 매트에 도장 찍는 자세를 취해 티저 자세를 한다.

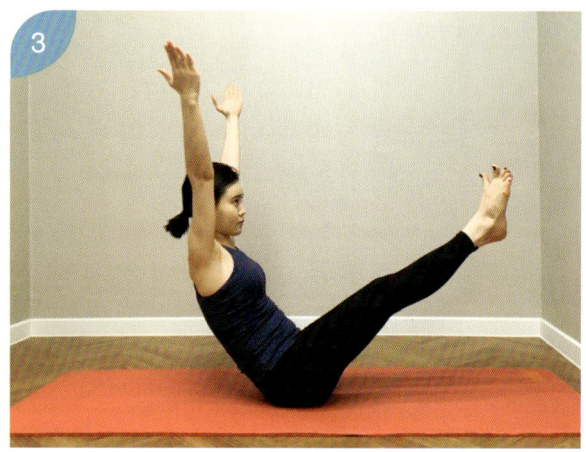

3 가슴은 들어올리고 팔은 하늘로 뻗으며 다리를 가능한 높이 든 상태로 유지한다.
발끝을 길게 뻗고 척추뼈 한 마디씩 몸을 아래로 가져가며 시작자세로 돌아간다. 동작을 하는 동안 팔은 항상 귀 옆으로 유지한다.

주의사항

- 척추를 일으킬 때 턱으로 감귤 조이기 자세를 정확히 하여 목의 굽힘근을 정확한 순서로 감아올릴 수 있도록 한다.
- 대립을 이용하여 팔은 뻗어내고 복부는 척추 쪽으로 당긴다.
- 발꿈치를 붙여 조이고 도움이 필요하면 둔근을 조인다.

main muscle

- spinal flexors(rectus abdominis, external/internal oblique), hip flexors (iliopsoas, rectus femoris, sartorius, TFL, pectineus)

assist muscle

- serratus anterior, anterior spinal stabilizer(transverse abdominis), knee extensors(quadriceps femoris), hip adductors

24 티저 Ⅳ : 머리와 팔다리 들기

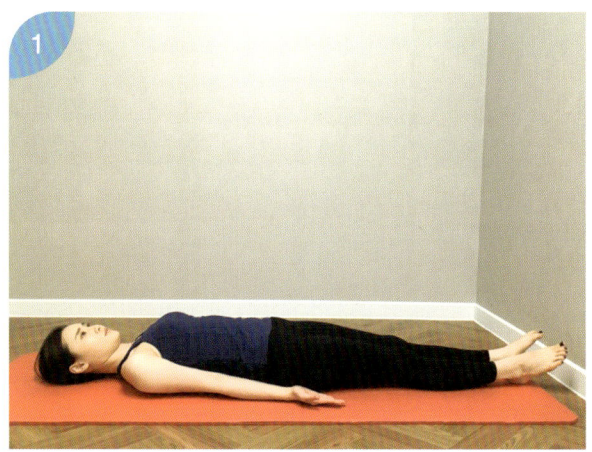

1 시작자세

다리를 바닥에 길게 뻗고 필라테스 1번 자세를 하고 눕는다. 발꿈치는 모아 조여주고 손바닥은 하늘로 향하게 한 후 팔을 몸 옆으로 내려놓는다.

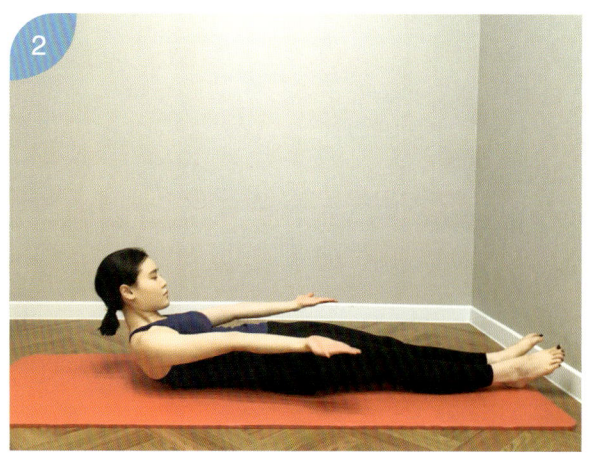

2 배꼽은 척추 쪽으로 당기고 허리는 매트 쪽으로 붙인다. 허벅지 안쪽을 붙여 조이고 궁둥근을 사용하여 다리를 매트 위에서 30cm 정도 들고 어깨뼈를 아래로 내린다. 턱을 조이며 몸을 일으켜 복부에 힘이 들어오는 자세를 한다(슈퍼 100 자세: 숨을 들이쉬며 유지한다). 숨을 들이쉬며 자세를 유지한다.

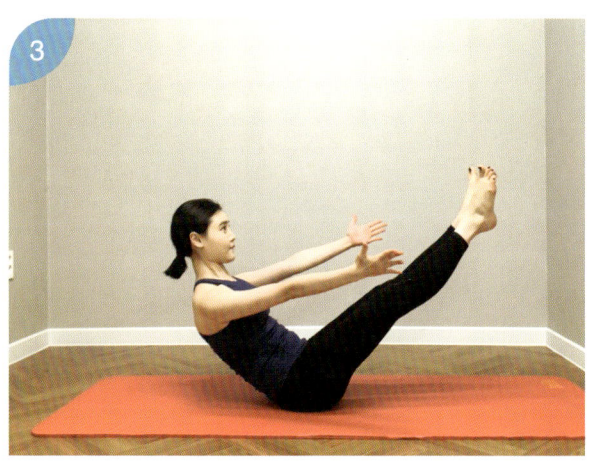

3 몸을 일으켜 티저 자세로 하며 다리는 바닥에서 75도로 들고 팔은 앞쪽 위로 뻗는다. 가슴을 들어올린다.

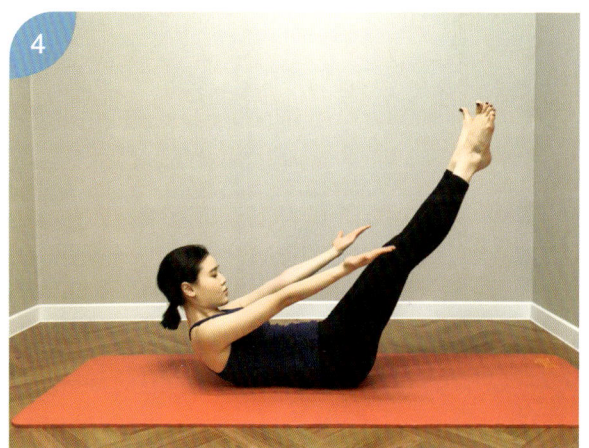

4 다리 자세를 유지하고 발과 손끝을 앞으로 길게 뻗는다. 허리는 매트에 붙이고 상체는 아래로 내린다. 숨을 들이쉬며 동작을 멈춘다.

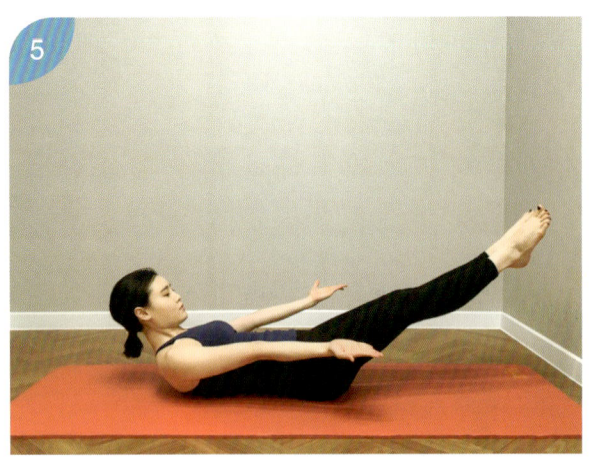

5 슈퍼 100 자세에 이를 때까지 몸을 낮추고 궁둥근과 허벅지 안쪽을 조이면서 배꼽을 척추 쪽으로 수축한다.
  슈퍼 100 자세를 유지한다.

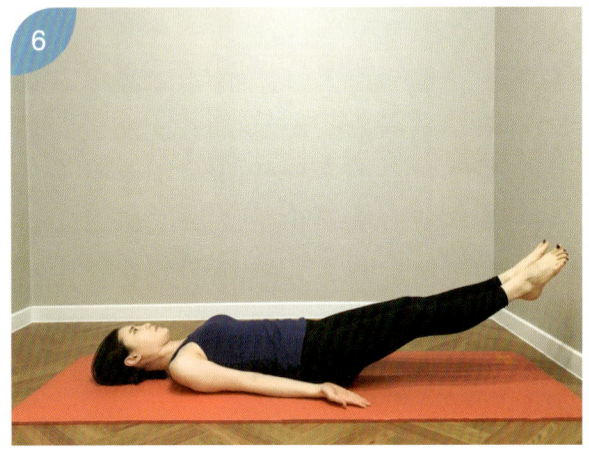

6 머리와 팔다리를 매트 위 10cm 정도로 낮춘다.

주의사항

- 척추를 일으킬 때 턱으로 감귤 조이기 자세를 정확히 하여 목의 굽힘근을 정확한 순서로 감아올릴 수 있도록 한다.
- 대립을 이용하여 팔은 뻗어내고 복부는 척추 쪽으로 당긴다.
- 허벅지 안쪽을 붙여서 조이고 도움이 필요하면 궁둥근과 엉덩이 외회전근을 조인다.

main muscle
- spinal flexors(rectus abdominis, external/internal oblique), hip flexors(iliopsoas, rectus femoris, sartorius, TFL, pectineus)

assist muscle
- serratus anterior, anterior spinal stabilizer(transverse abdominis), knee extensors(quadriceps femoris), hip adductors

25 티저 V : 양팔 귀 옆으로 뻗어준 머리와 팔다리 들기

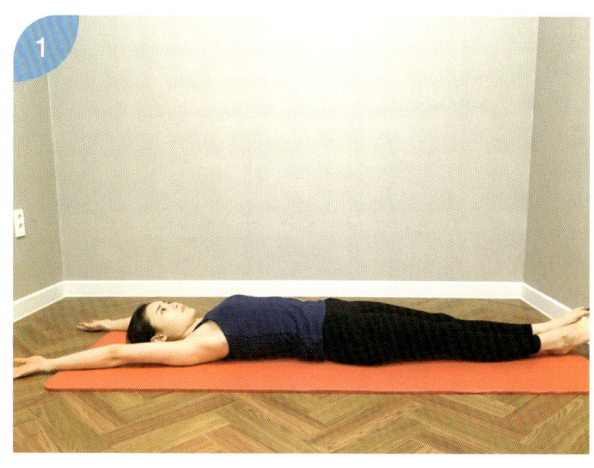

1 **시작자세**

팔과 다리를 바닥에 길게 뻗고 필라테스 1번 자세를 하고 눕는다. 발꿈치는 모아 조여주고 손바닥은 하늘로 향하게 한 후 팔을 머리 위로 뻗어 매트 위로 내려 놓는다. 숨을 들이쉬고 다음을 준비한다.

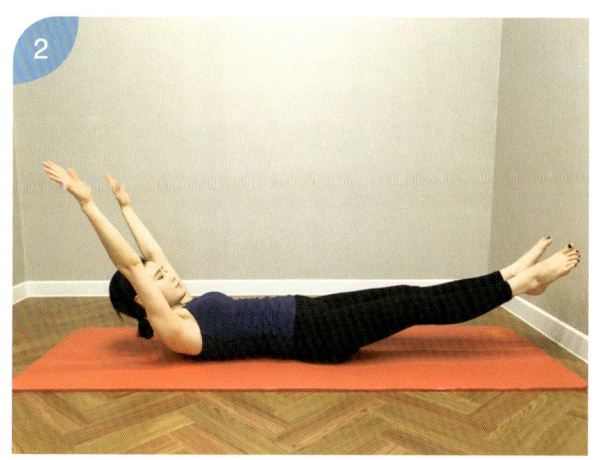

2 어깨뼈는 아래로 내리고 팔은 들어올린다. 턱으로는 감귤 조이기 자세를 하면서 몸을 일으킨다. 척추뼈를 한 마디씩 감아올리면서 몸을 일으켜 복부에 힘이 들어오는 자세를 하고 허벅지 안쪽과 궁둥근을 조여 다리를 매트 위로 30cm 정도 든다(슈퍼 두퍼 100자세: 들숨을 쉬며 유지).

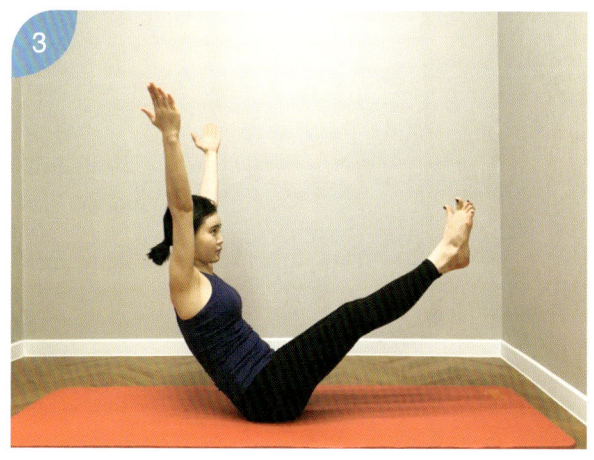

3 계속 몸을 일으켜 티저 자세로 가면서 다리는 75도로 들어준다. 팔은 귀 옆 위로 뻗어준다. 가슴을 들어올린다.

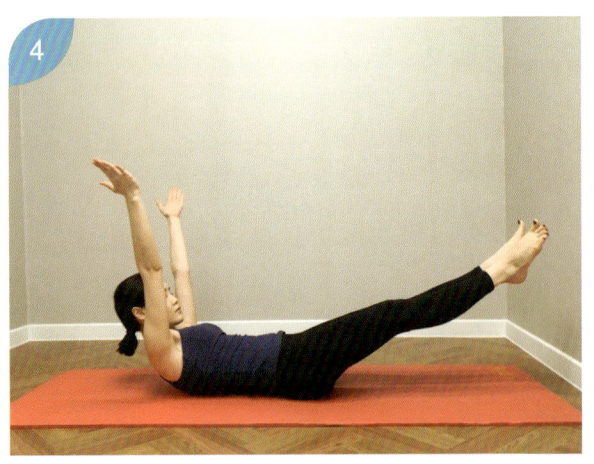

4 허리를 매트에 붙이면서 발끝과 손가락을 앞으로 길게 뻗는다. 팔은 귀 옆으로 유지한다. 숨을 들이쉬며 동작을 멈춘다.

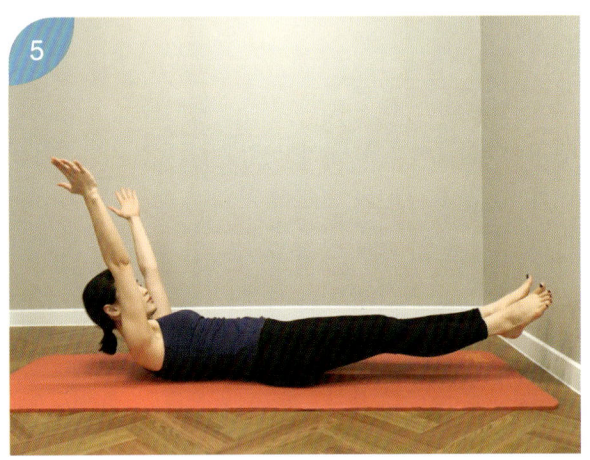

5 슈퍼 두퍼 100 자세가 될 때까지 몸을 내리고 배꼽을 척추 쪽으로 수축하고 궁둥근과 허벅지 안쪽을 조인다. 숨을 들이쉬며 슈퍼 두퍼 100 자세를 유지한다.

주의사항

- 척추를 일으킬 때 턱으로 감귤 조이기 자세를 정확히 하여 목의 굽힘근을 정확한 순서로 감아올릴 수 있도록 한다.
- 항상 팔을 귀 옆으로 유지한다.
- 허벅지 안쪽을 붙여서 조이고 도움이 필요하면 궁둥근과 엉덩이 외회전근을 조인다.

main muscle
- spinal flexors(rectus abdominis, external/internal oblique), hip flexors(iliopsoas, rectus femoris, sartorius, TFL, pectineus)

assist muscle
- serratus anterior, anterior spinal stabilizer(transverse abdominis), knee extensors(quadriceps femoris), hip adductors

Lession ① 매트

26 티저 Ⅵ : 8자 그리기

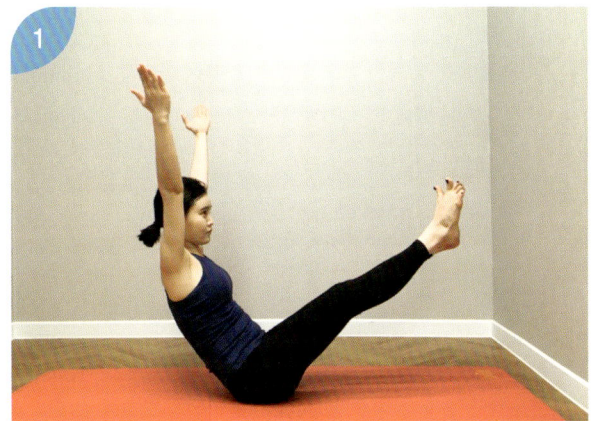
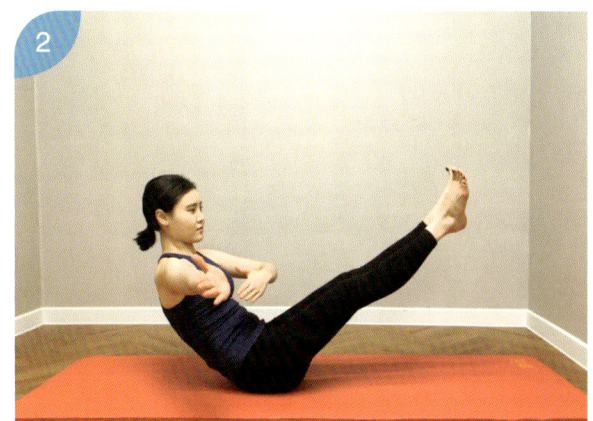
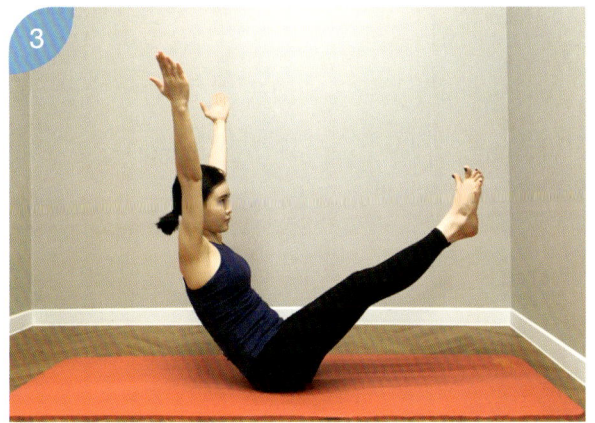
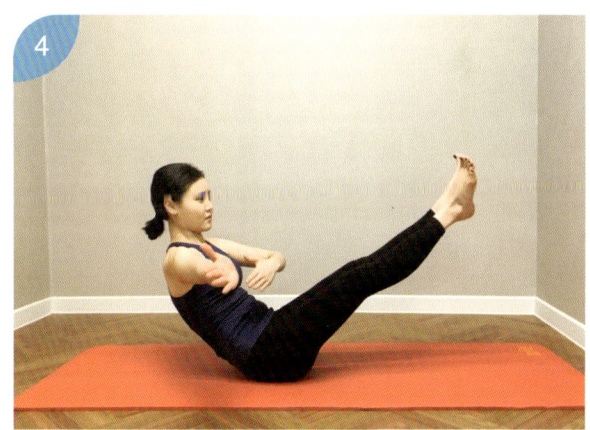

1~4 티저 Ⅴ 자세의 1~3번 동작을 하고 티저 자세 최고점에 도달하면 양팔을 한쪽 방향으로 가져가 원을 그리고 다리는 반대 방향으로 원을 그린다. 티저 Ⅴ 자세의 4~5번 동작을 한 후 매트에 몸을 내려놓는다.

주의사항
- 척추를 일으킬 때 턱으로 감귤 조이기 자세를 정확히 하여 목의 굽힘근을 정확한 순서로 감아올릴 수 있도록 한다.
- 허벅지 안쪽을 붙여서 조이고 도움이 필요하면 궁둥근과 엉덩이 외회전근을 조인다.

main muscle
- spinal flexors(rectus abdominis, external/internal oblique), hip flexors(iliopsoas, rectus femoris, sartorius, TFL, pectineus)

assist muscle
- serratus anterior, anterior spinal stabilizer(transverse abdominis), knee extensors(quadriceps femoris), hip adductors

1. 복부 운동

27 레그 풀 프론트(전방 제어)

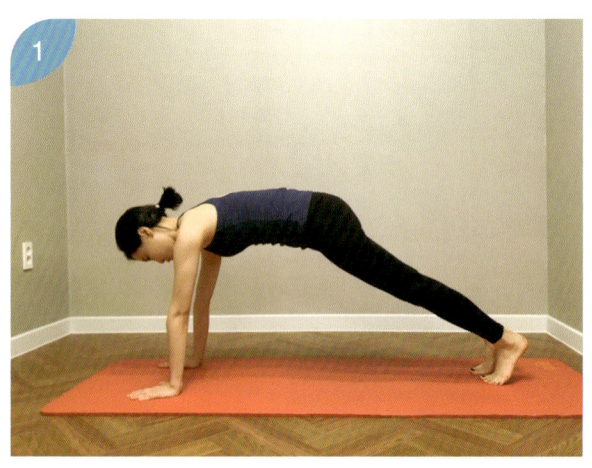

1 시작자세

양손을 어깨 밑으로 놓고 손바닥은 매트 바닥을 누르고 어깨뼈는 뻗어 등의 상부를 둥글게 구부려서 앞톱니근(전거근)을 활성화한다. 숨을 들이쉬며 다음을 준비한다.

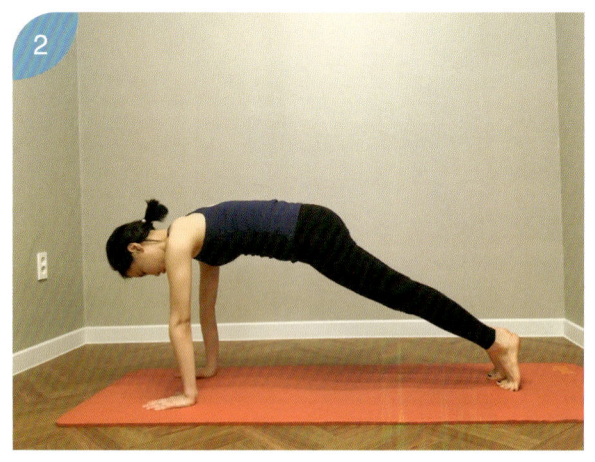

2 자세를 유지하면서 발끝에 무게를 싣고 몸을 앞으로 가져와 발바닥 굽힘을 한다. 다음 발꿈치쪽으로 몸을 가져가 발등 굽힘을 한다.

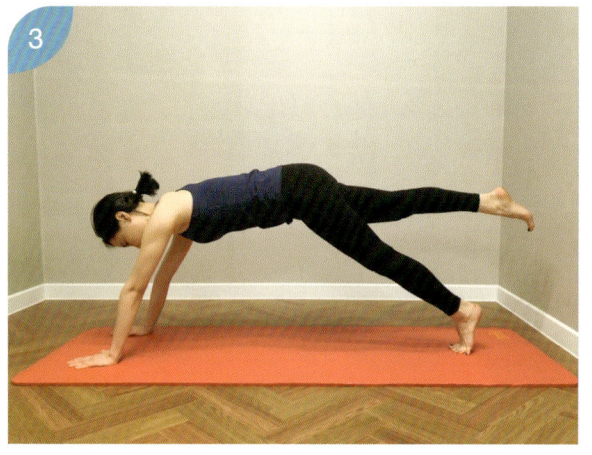

3 오른쪽 다리를 발을 똑바로 펴서 들고 몸을 앞으로 가져간다. 들어준 다리를 약간 외회전하여 궁둥근으로 엉덩이 폄한다.

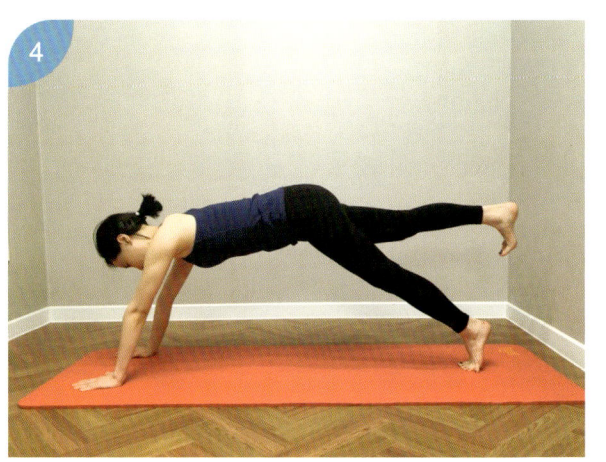

4 앞뒤로 왔다 갔다 하는 동작을 유지하면서 아래쪽 다리를 위로 가져갈 때 위쪽 발을 발등쪽으로 굽힌s다.

주의사항
- 위로 든 다리를 약간 외회전하여 궁둥근의 동작을 보조한다.
- 배꼽을 안으로 당겨 골반을 아래로 유지해 상체의 안정화를 돕는다.
- 다리를 위로 들 때 엉덩이를 함께 들지 않고 궁둥근을 이용하여 골반을 아래쪽으로 유지한다.
- 양발을 대칭으로 앞으로 움직일 때는 양발 모두 펴고 뒤로 갈 때는 모두 굽힘한다.

main muscle
- serratus anterior, rectus abdominis, external/internal oblique, transverse abdominis, gluteus medius

assist muscle
- gluteus maximus

28 뱀 자세

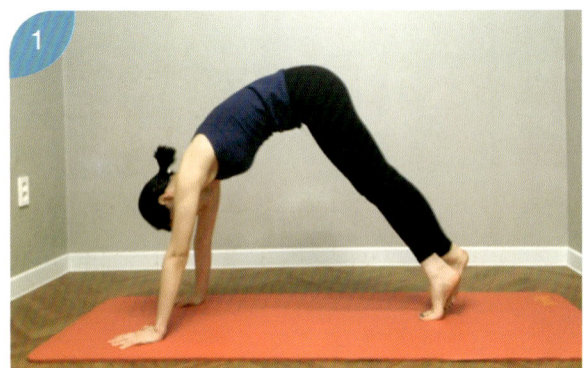

1 시작자세
양손은 어깨 넓이보다 약간 더 넓게 벌려 매트를 짚고 엉덩이는 구부려 하늘로 들어올린다. 왼발과 오른발이 엇갈리게 포갠다. 숨을 들이쉬며 다음을 준비한다.

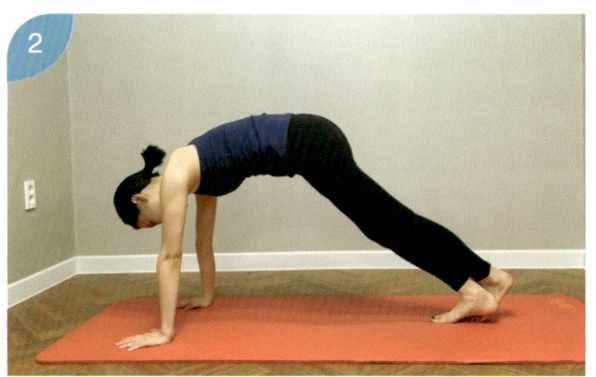

2 배꼽은 척추 쪽으로 당겨주고 골반은 아래로 내려 뱀 자세를 취한다. 처음에는 팔을 뻗어내 등을 둥글게 마는 자세로 들어가고 다음에 구불거리는 동작을 하며 등을 편다. 머리는 가장 마지막에 든다.

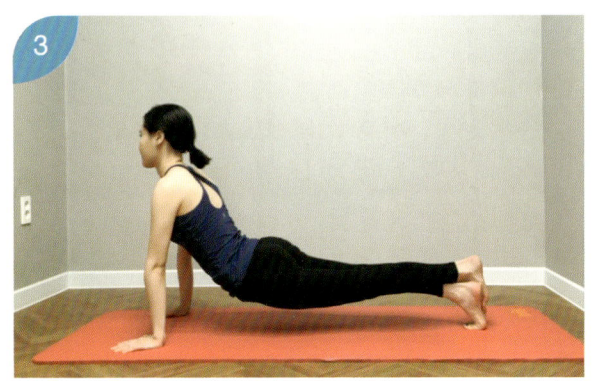

3 뱀 자세를 멈추고 유지하고 있는다.

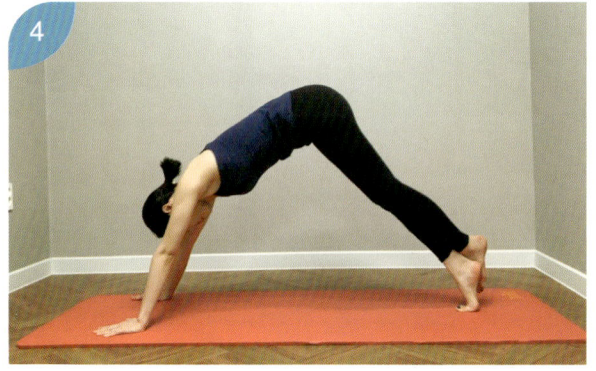

4 동작의 순서를 거꾸로 하며 꼬리뼈를 다리 사이로 당겨준다. 척추를 뱀처럼 둥글게 만들며 다시 시작자세로 돌아간다.

주의사항

- 너무 많은 몸무게가 팔에 실리지 않도록 복부와 궁둥근, 허벅지 안쪽을 이용하여 몸 전체를 위로 들어준 상태로 유지한다.

main muscle — spinal flexors(rectus abdominis, external/internal oblique), serratus anterior, hip adductors,

assist muscle — gluteus maximus

29 트위스트

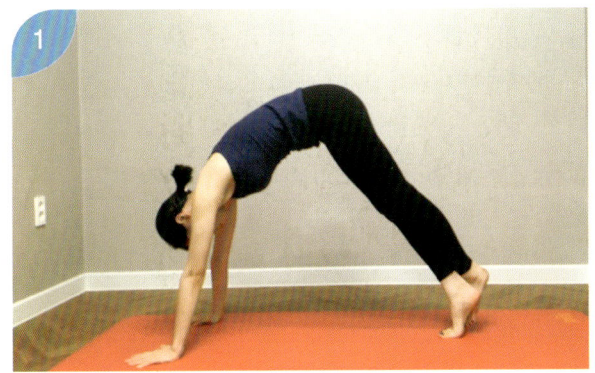

1 **시작자세**
   양손을 어깨 넓이보다 약간 더 넓게 벌려 매트를 짚고 엉덩이를 굽힘하여 하늘로 들어올린다. 왼발과 오른발이 위로 엇갈리게 포갠다. 숨을 들이쉬며 다음을 준비한다.

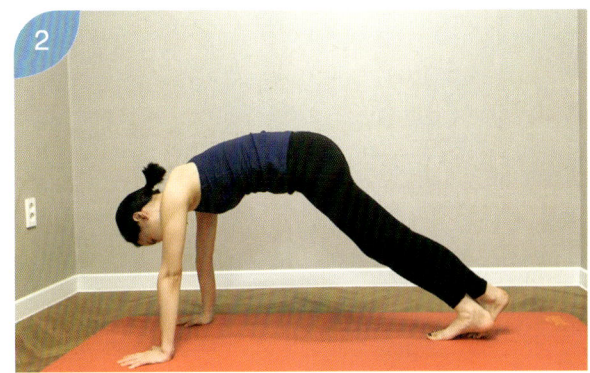

2 배꼽은 척추 쪽으로 당겨주고 골반은 아래로 내려 뱀 자세로 들어간다. 다음 팔을 뻗어내 등을 둥글게 마는 자세로 들어가되 절반까지만 한다.

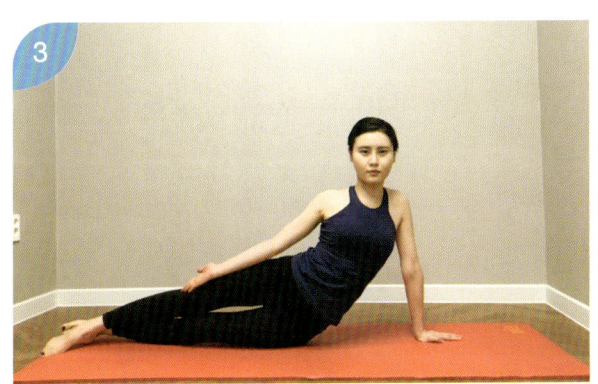

3 척추뼈 한 마디씩 내리면서 엉덩이를 바닥으로 내린다. 왼손을 바닥에서 떼어 사이드 밴드/고급 인어 자세를 하며 몸의 방향을 앞으로 바꾼다.

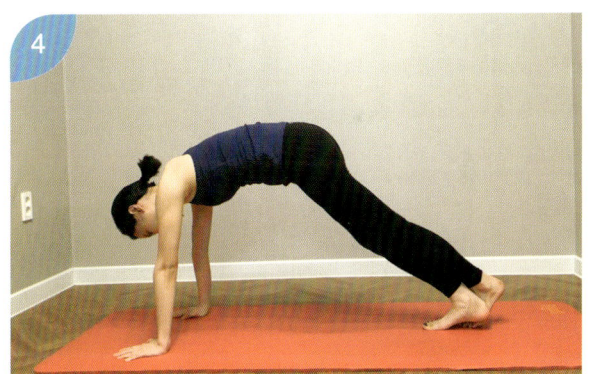

4 목은 길게, 등은 넓게 펴주고 손목 쪽으로 몸을 낮추지 않고 매트로부터 멀리 밀어준다.

주의사항
- 너무 많은 몸무게가 팔에 실리지 않도록 복부와 궁둥근, 허벅지 안쪽을 이용하여 몸 전체를 위로 들어준 상태로 유지한다.

main muscle
- hip extensors(gluteus maximus, hamstring), hip abductors(gluteus medius, gluteus minimus), hip adductors

30 바늘 꿰기 자세

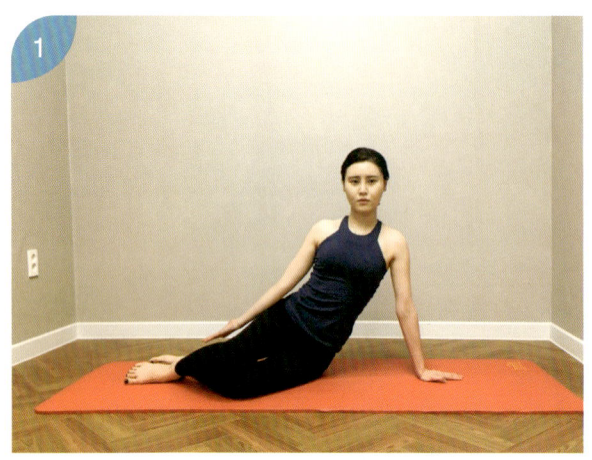

1 시작자세

양쪽 무릎이 모두 우측을 향하게 하고 인어 자세로 앉는다. 무릎은 포개고 위쪽 발을 앞으로 놓고 왼 손 손가락은 바깥으로 펴고 바닥을 짚는다. 숨을 들이쉬며 다음을 준비한다.

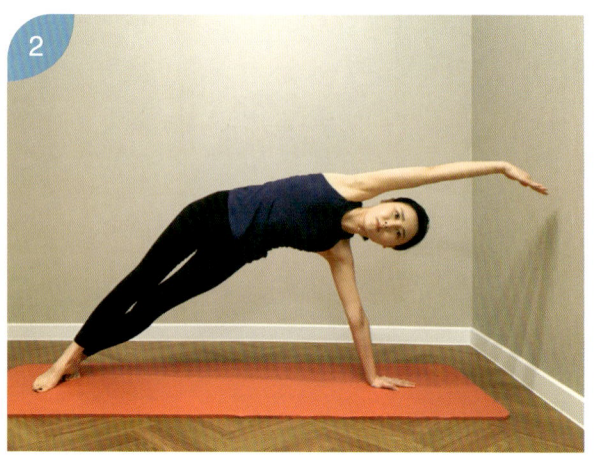

2 위쪽 팔을 머리 위로 들고 몸을 일으켜 사이드 밴드 자세로 들어가고 다리를 뻗을 때 엉덩이는 위로 든다.

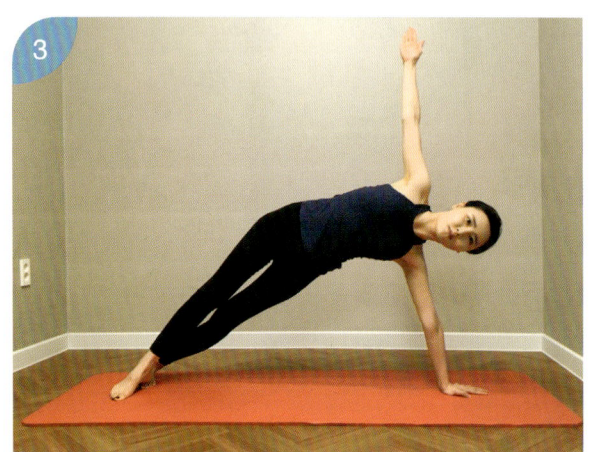

3 T자 자세로 몸 전체를 일직선으로 만들며 위쪽 팔은 하늘로 바로 뻗는다.

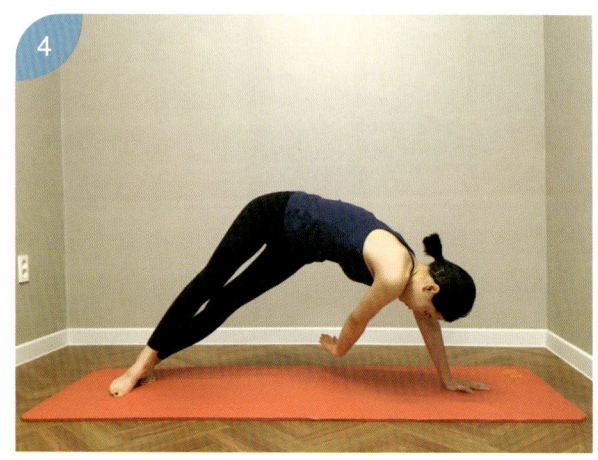

4 위쪽 팔은 허리 아래쪽 공간으로 뻗어 바늘꿰기 자세를 취하고 척추는 가능한 둥글게 만든다. 엉덩이를 약간 들어 팔이 완전히 허리 아래쪽 공간을 가로지를 수 있게 한다.

Lesson ❶ 매트

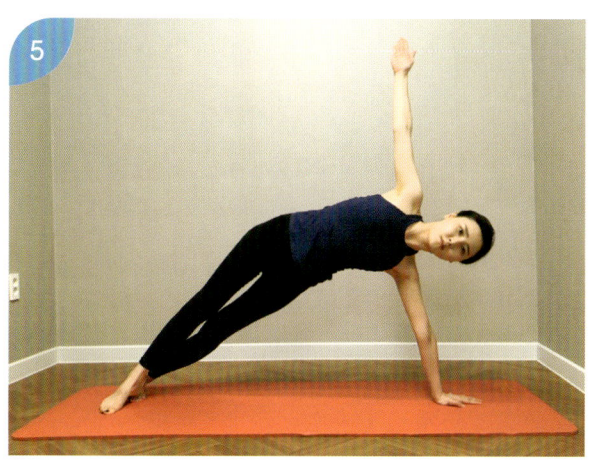

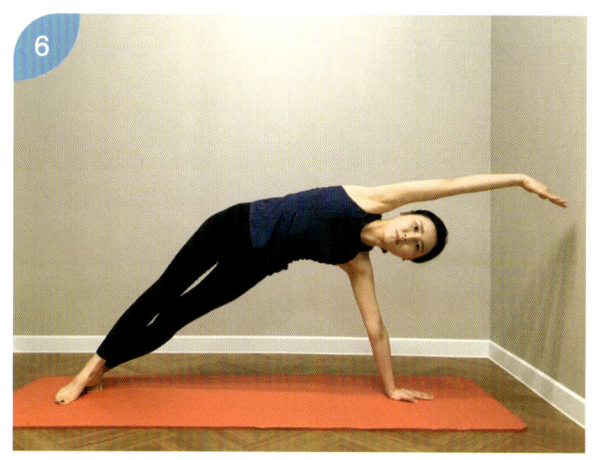

5 다시 T자 자세로 돌아와 몸 전체를 일직선 형태로 만들며 위쪽 팔은 하늘로 바로 뻗는다.
엉덩이는 정면에 대해 직각으로 유지하며 가슴은 하늘 쪽으로 열어준다. 위쪽 팔을 위로 뻗으며 뒤로 가져가고 위쪽 어깨뼈가 아래쪽 어깨를 향하여 움직인다고 생각한다.

6 다시 T자 자세로 돌아와 몸 전체를 일직선 형태로 만들며 위쪽 팔은 하늘로 바로 뻗는다.
사이드 밴드 자세로 돌아가고 엉덩이를 하늘쪽으로 든다. 위쪽 팔은 머리 위로 가져가서 뻗는다.

주의사항

- 몸을 평면으로 유지한다.
- 몸을 최대로 들어올릴 수 있도록 양발이 너무 멀리 떨어져 있지 않도록 한다.
- 엉덩이를 낮출 때에는 다리를 똑바로 편 상태로 유지할 수 있도록 양발이 손에 너무 가까이 놓여있지 않도록 한다.
- 복부 수축과 트위스트 동작은 복부를 이용하여 시작한다.
- 손목에 가해지는 하중을 줄이기 위해 넓은등근과 어깨뼈를 이용하여 몸을 들어올린다.

main muscle
- spinal flexors(rectus abdominis, external/internal oblique)

assist muscle
- serratus anterior

1. 복부 운동   49

31 세계 일주 자세

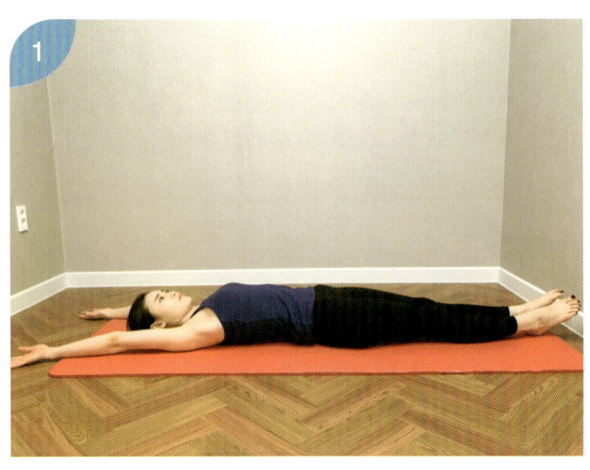

1 시작자세
누워서 다리를 뻗고 필라테스 1번 자세를 취한다. 발꿈치는 붙이고 팔은 머리 위로 뻗는다.

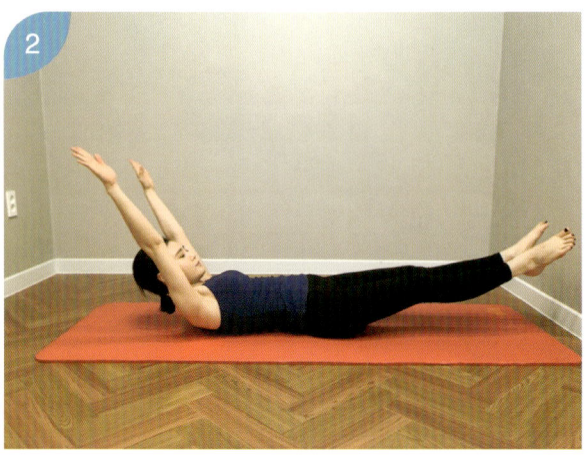

2 배꼽은 척추 쪽으로 당기고 궁둥근은 조인다. 팔다리를 매트에서 10cm 위로 들어올린다.

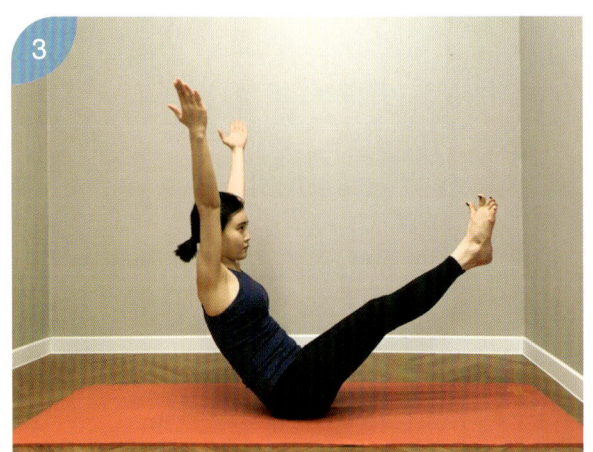

3 배꼽을 척추 쪽으로 당기고 몸을 일으켜 티저 자세를 취하고 팔은 귀 옆으로 유지한다.

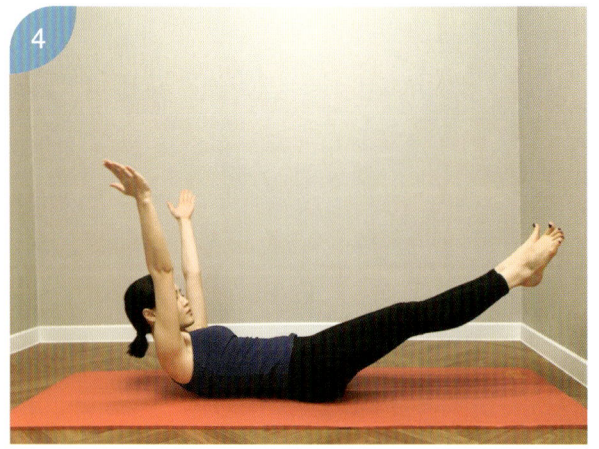

4 척추를 뒤로 낮추면서 머리와 팔다리를 매트에서부터 10cm 정도로 내려준다.

Lesson ❶ 매트

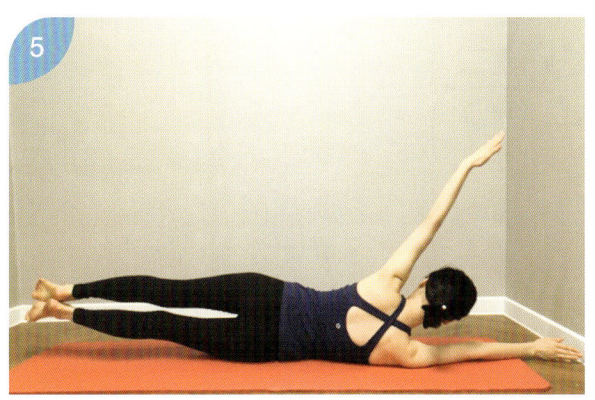

5 한쪽으로 몸을 굴리고 팔다리는 모두 매트 위에서 들고 있는 상태를 유지한다.

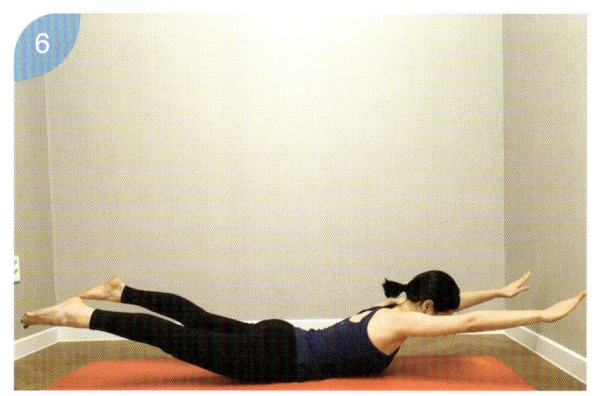

6 몸을 굴려 엎드리고 팔다리를 매트 위로 가능한 높게 든다. 어깨는 귀로부터 멀리 아래로 유지하고 배꼽을 척추 쪽으로 당겨 허리에 가해지는 압박감을 줄인다.

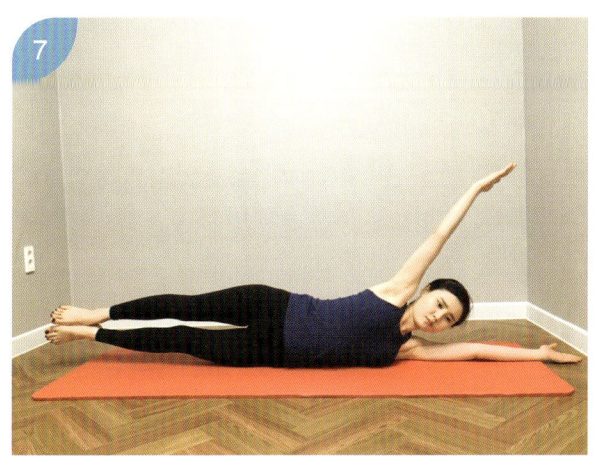

7 계속 같은 방향으로 굴러 다시 옆으로 향한 자세를 취한다.

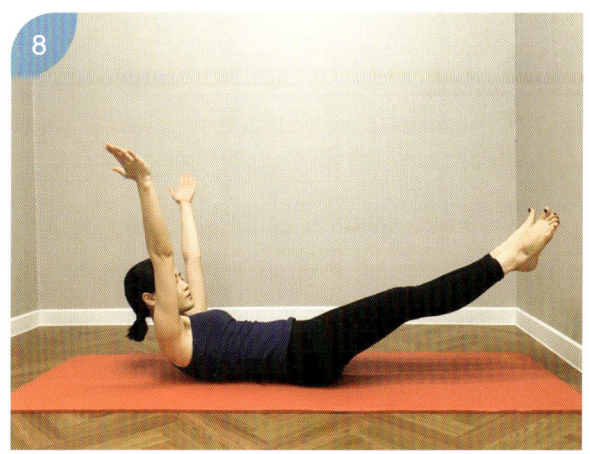

8 누운 자세로 돌아와 팔다리를 매트에서 10cm 정도 든다.

주의사항
- 어려운 동작이기 때문에 필라테스 기본 원리를 모두 이해하고 활용하여야 한다.

main muscle
- hip flexors(iliopsoas, rectus femoris, sartorius, TFL, pectineus), spinal flexors(rectus abdominis, external/internal oblique)

1. 복부 운동

02 척추 분절 운동

1 척추 스트레칭

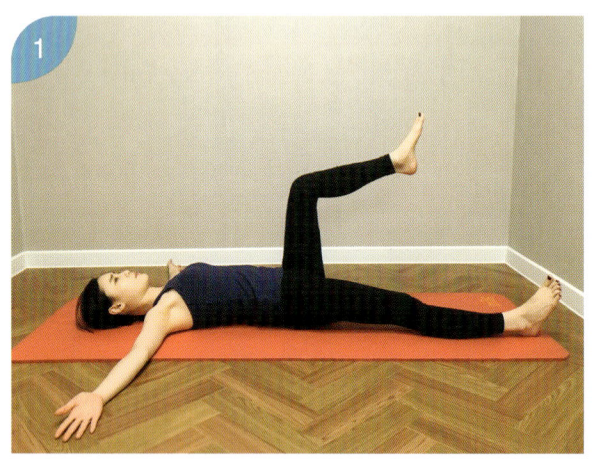

1 시작자세

바로 누워서 팔을 T자 모양으로 벌리고 좌측 무릎은 위로 들어올려 테이블 레그 자세를 취한다. 숨을 들이쉬며 다음을 준비한다.

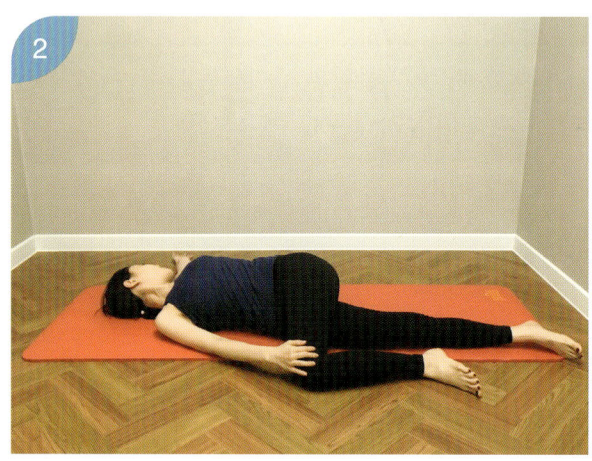

2 좌측 무릎을 몸 위로 하여 우측으로 가져가 최대한 매트에 닿도록 스트레칭한다. 오른손으로 좌측 무릎을 잡아 더욱 스트레칭이 되게 하고 좌측 어깨는 매트를 향해 뒤로 뻗어주고 머리는 좌측으로 돌려준다. 숨을 들이쉬며 자세를 멈추고 숨을 내쉬면서 배꼽을 척추 쪽으로 당기고 복부와 허리를 둥글게 하면서 스트레칭 동작을 깊게 한다.

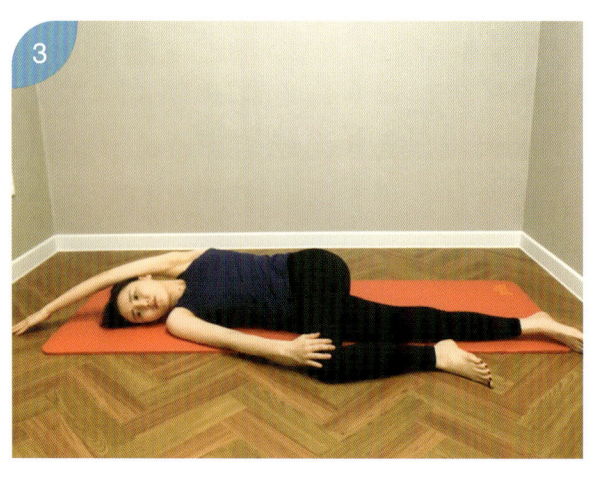

3 숨을 들이쉬며 자세를 멈추고 숨을 내쉬면서 매트 위에서 왼팔로 원을 그리고 왼팔을 바닥에 붙인 상태로 유지한다. 팔이 머리 위로 지날 때 몸을 우측으로 굴린다.

Lession ❶ 매트

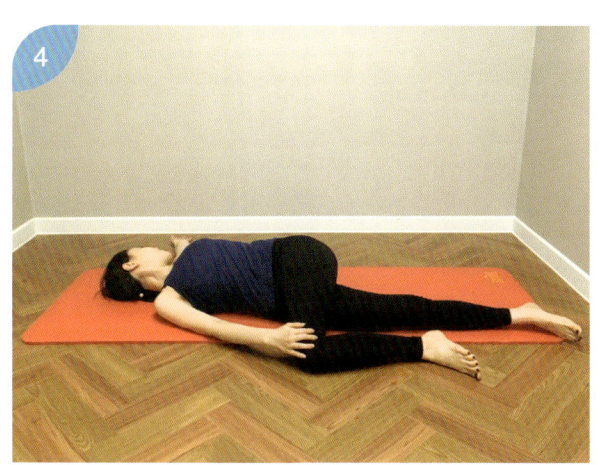

4 숨을 들이쉬며 자세를 멈추고 숨을 내쉬면서 몸을 다시 원래 위치로 돌리며 왼팔로 반대 방향으로 원을 그린다. 좌측 무릎을 계속 오른손으로 잡고 스트레칭해 주고 우측 어깨는 매트 쪽으로 뻗는다. 배꼽은 척추 쪽으로 계속 당긴다.

주의사항

- 엉덩이가 스트레칭되지 않고 척추가 더 많이 스트레칭될 수 있도록 무릎을 높이 들어올린다.
- 척추와 가슴이 많이 굳어 있을 경우 몸을 가로지른 무릎을 매트 쪽으로 내릴 때 반대 어깨를 매트에서 많이 떼어준다.
- 다리를 아래로 내릴 때 복부 수축으로 허리에 가해지는 하중을 예방하고 내린 상태를 계속 유지하지 않는다.

main muscle

- gluteus medius, lattisimus dorsi

2. 척추 분절 운동

2 척추 전방 스트레칭

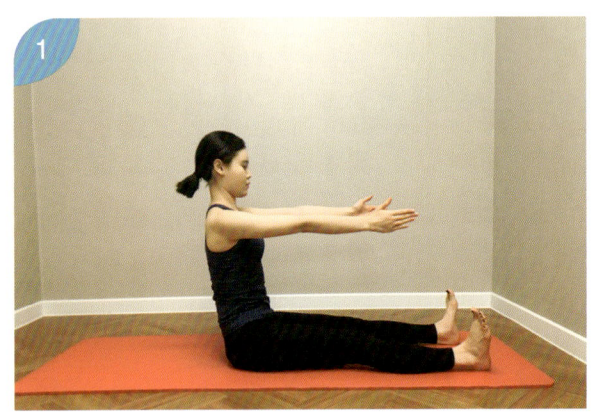

1 시작자세

골반 넓이로 다리를 벌려 앞으로 뻗고 발끝을 몸 쪽으로 당기고 바로 앉는다. 팔은 손끝까지 앞으로 뻗고 머리의 맨 위쪽에 황금줄이 있다고 생각하며 몸을 길게 세운다. 숨을 들이쉬며 다음을 준비한다.

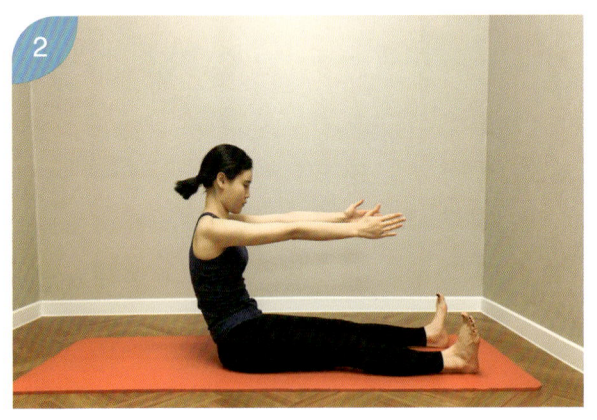

2 척추 맨 아래부터 둥글게 몸을 굽히면서 복부를 척추 쪽으로 당긴다.

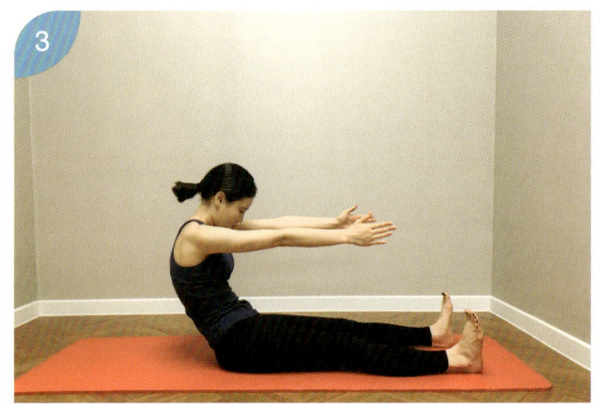

3 팔을 앞으로 뻗고 척추 전체를 C곡선으로 만든다. 척추 맨 아래부터 척추뼈를 바로 세우고 머리를 가장 마지막으로 세운다. 어깨를 펴면서 시작자세로 돌아간다. 세 번째 반복 때 다리를 약간 더 넓게 벌린다.

주의사항

- 정확한 순서가 중요하다. C곡선 자세로 시작하여 허리뼈→등뼈→목뼈 순서로 진행한다.
- C곡선 자세 취할 때 몸이 내려 앉거나 뒤로 구르는 동작이 나오면 안되고 다리에 힘을 주어 중심을 잡는다.

main muscle — serratus anterior

assist muscle — knee extensors(quadriceps femoris)

3 톱질 자세

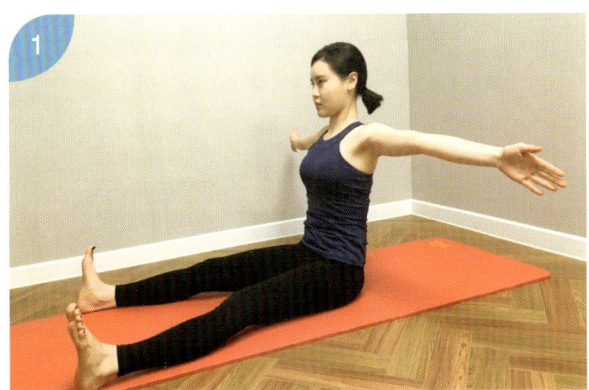

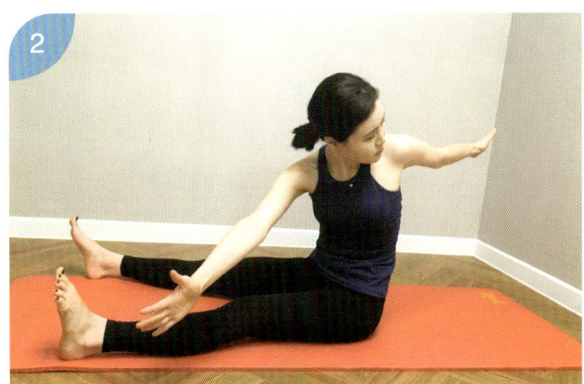

1 시작자세
90도로 다리를 벌리고 팔은 옆으로 벌려 바로 앉는다.

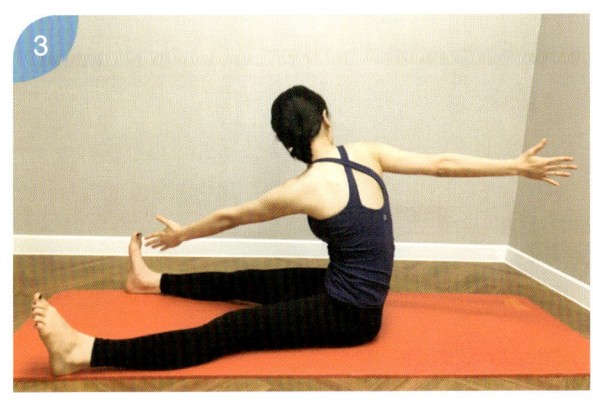

2 엉덩뼈를 매트 쪽으로 밀착하며 아래쪽 골반은 위로 들어올린다. 상체를 돌려 오른팔을 비스듬히 좌측 다리로 가져간다. 오른손 새끼손가락으로 좌측 새끼발가락을 톱질하는 자세를 한다. 왼팔은 뒤로 가져가고 손바닥을 위로 틀어준다. 허리뼈를 어느 정도 굴절 상태로 가져가기 위해 엉덩뼈를 매트로 밀착하고 복부를 수축한다. 좌측 허리네모근(요방형근)이 스트레칭되는 느낌이 들도록 하며 시작자세로 돌아가 바로 앉는다.

3 좌우 교대한다.

주의사항
– 엉덩뼈를 매트에 밀착한다. – 어깨를 등 아래로 안정화시킨다. – 몸을 틀 때 바로 세운다.

main muscle
– spinal rotators(external/internal oblique, erector spinae), spinal extensors(erector spinae, semi-deep spinals), erector spinae(spiralis, longissimus, iliocostalis)

assist muscle
– anterior spinal stabilizer(transverse abdominis), hip extensors(gluteus maximus, hamstring), ankle foot dorsi flexors(TA, extensor digitorum longus), shoulder flexors(anterior deltoid, pectoralis major), shoulder extensors latissimus dorsi, teres major, posterior deltoid), shoulder abductors (middle deltoid, supraspinatus, anterior middle, pectoralis major), elbow extensors(triceps, brachialis), scapular adductors(trapezius, rhomboids)

4 인어 자세: I 사이드 스트레칭

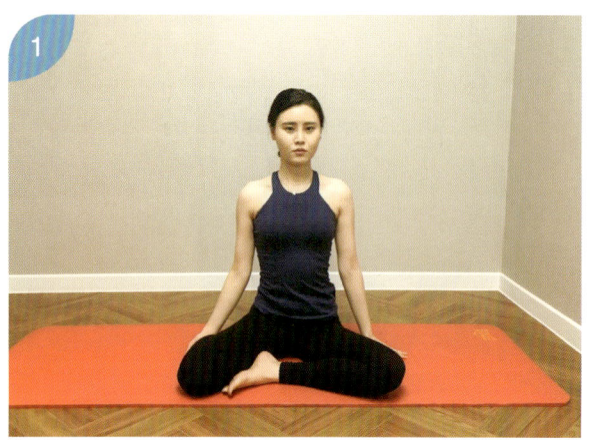

1 시작자세

좌측 무릎을 굽혀 바깥으로 틀어 앞쪽으로 위치시키고 우측 무릎은 굽혀 안쪽으로 틀어 앉는다. 뒤쪽 무릎에 가해지는 압박감을 줄이기 위해 몸무게는 엉덩이 앞쪽으로 유지한다. 숨을 들이쉬며 다음을 준비한다.

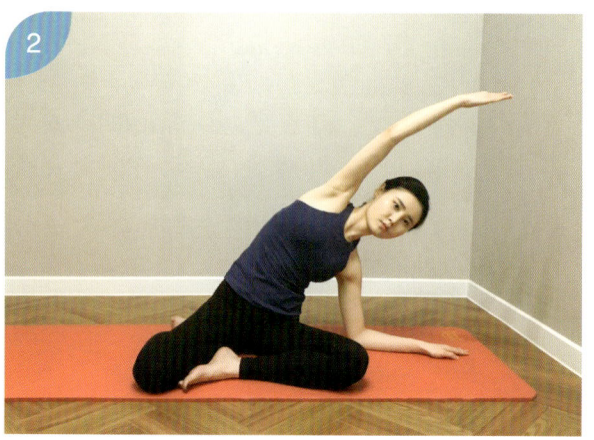

2 왼팔 전완부로 바닥을 짚고 상체를 옆으로 굽혀 오른팔을 위로 뻗어 좌측으로 가져간다. 오른팔이 귀와 일직선으로 이루도록 하고 목을 길게 뻗는다. 오른팔을 바로 뻗으며 복부와 갈비뼈를 안쪽으로 당긴다.

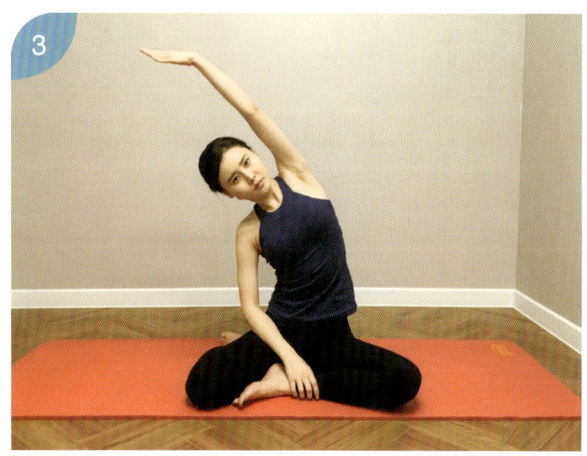

3 오른팔을 위로 뻗어 좌측으로 가져가 상체를 옆으로 굽히고 좌측팔이 귀와 일직선을 이루도록 하여 몸을 일으켜 앉은 자세로 돌아온다. 목을 길게 뻗고 갈비뼈와 복부를 안쪽으로 당긴다.

주의사항
- 상체를 옆으로 굽힘할 때 척추 양측면을 길게 펴고 아래쪽으로 숙이지 않도록 한다.
- 상체를 정면에서 직각으로 유지하고 옆으로 굽힘할 때 뒤로 활처럼 휘지 않도록 하여 갈비뼈를 안쪽으로 당긴다.

main muscle
- external/internal oblique, erector spinae, latissimus dorsi.

5 인어 자세: Ⅱ 반달

1~3 인어 자세: Ⅰ 사이드 스트레칭

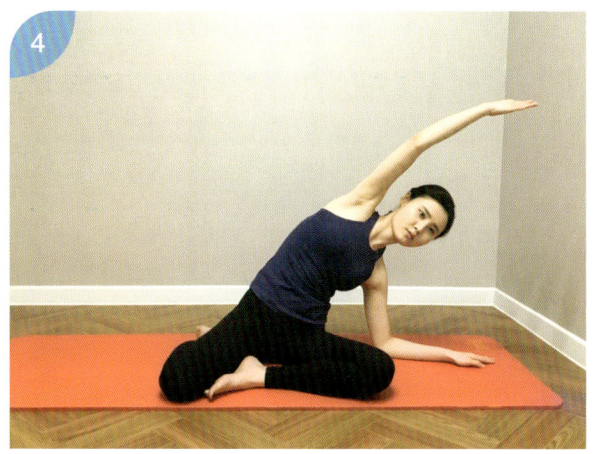

4 사이드 스트레칭 단계 2까지 반복하며 좌측으로 굽힌다.

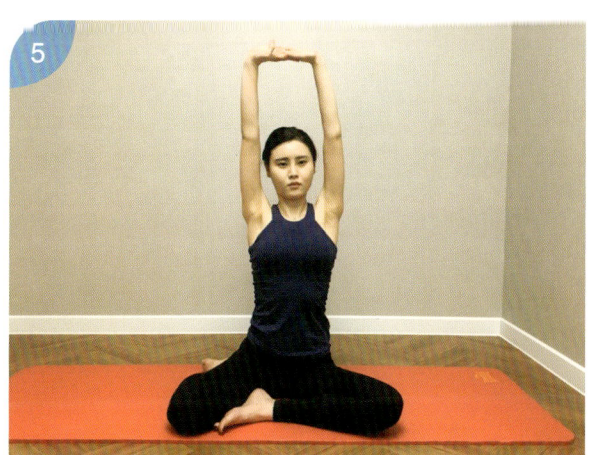

5 바로 앉아 양팔을 머리 위로 올려 뻗고 깍지를 낀다. 손바닥이 하늘로 향하도록 하고 위로 높이 들어올린다.

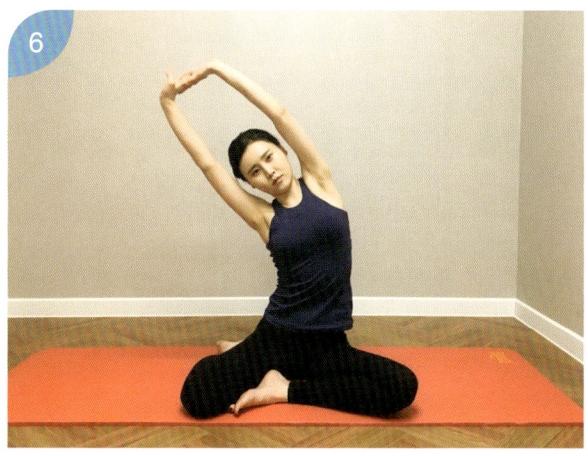

6 몸을 우측으로 굽히며 척추 양쪽을 길게 펴고 겨드랑이와 가슴을 정면에 대해 직각으로 유지한다. 반달 자세를 3회 반복하고 반복할 때마다 옆으로 약간 더 굽힌다.
팔을 풀고 바로 앉는다.

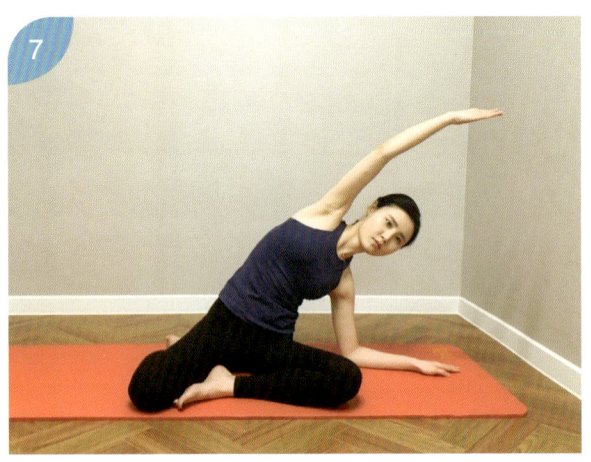

7 사이드 스트레칭 단계 2를 반복하며 좌측으로 굽힌다.

주의사항
- 상체를 옆으로 굽힘할 때 척추 양측면을 길게 펴고 아래쪽으로 숙이지 않도록 한다.
- 상체를 정면에서 직각으로 유지하고 옆으로 굽힐 때 뒤로 활처럼 휘지 않도록 하여 갈비뼈를 안쪽으로 당긴다.

main muscle
- external/internal oblique, erector spinae

6 인어 자세: Ⅲ 지구 만들기

1~3 인어 자세: Ⅰ 사이드 스트레칭

4~7 인어 자세: Ⅱ 반달

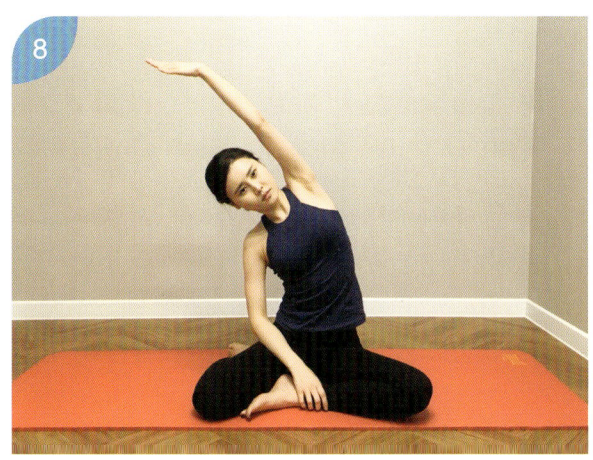

8 왼팔을 위로 뻗어 우측으로 가져가고 상체는 옆으로 굽힌다. 이때 팔은 귀와 일직선으로 유지하고 목을 길게 뻗으며 갈비뼈와 복부를 안쪽으로 당긴다. 앞쪽 발목을 잡아 반대 방향으로 약간 당긴다.

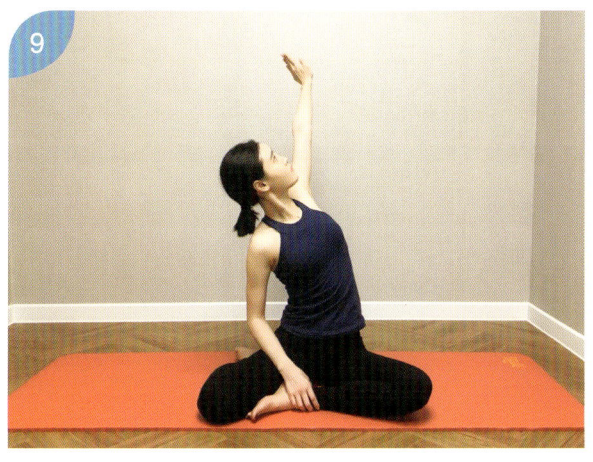

9 가슴을 펴 왼팔 손바닥을 위로 틀고 척추를 뻗으며 팔을 가능한 뒤로 뻗는다.

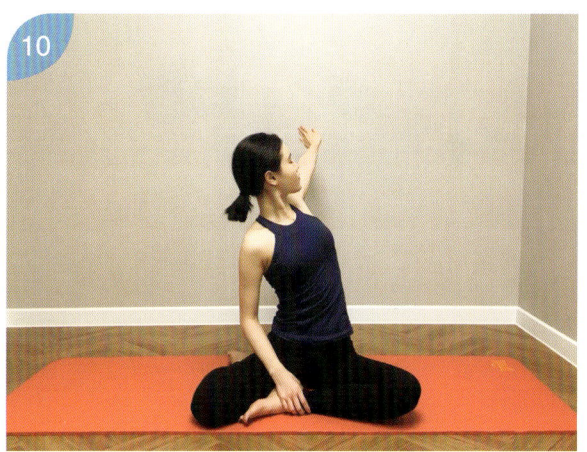

10 처음에는 등쪽으로 가져갔다가 이어 오른쪽 다리 방향으로 낮추어 지구 만들기 자세를 한다.

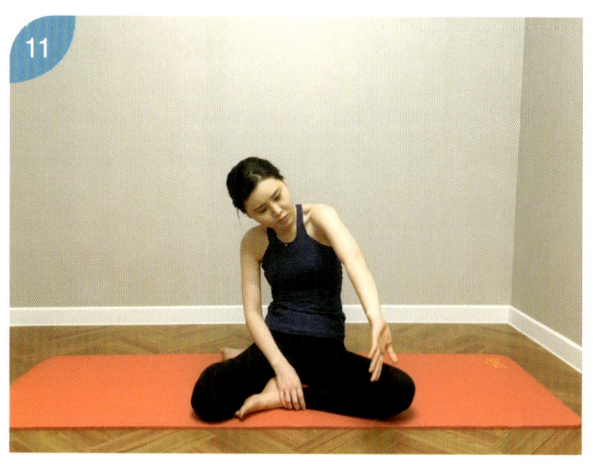

11 어깨뼈를 지나 왼팔을 앞으로 가져가 골반을 아래쪽으로 낮추며 배를 등쪽으로 수축한다.

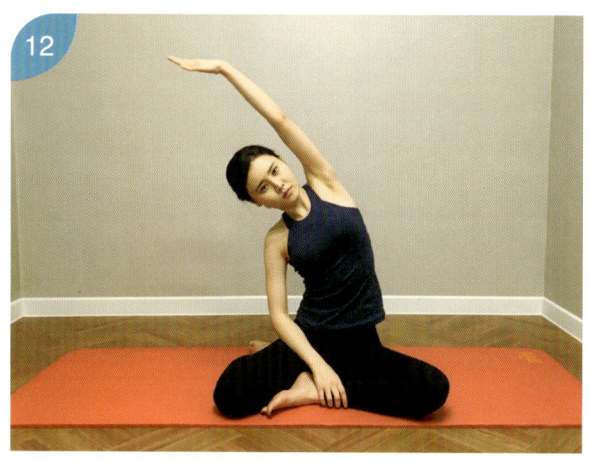

12 팔을 앞으로 가져가면서 지구 만들기 자세를 계속한다. 몸을 가로질러 다시 옆으로 숙인 자세로 돌아가고 팔을 귀와 일직선으로 유지한다.

주의사항

- 상체를 옆으로 굽힘할 때 척추 양측면을 길게 펴고 아래쪽으로 숙이지 않도록 한다.
- 상체를 정면에서 직각으로 유지하고 옆으로 굽힐 때 뒤로 활처럼 휘지 않도록 하여 갈비뼈를 안쪽으로 당긴다.

main muscle

- external/internal oblique, erector spinae, latissimus dorsi

7 일어나는 백조 자세: 어린 백조-스핑크스-고고한 백조

어린 백조

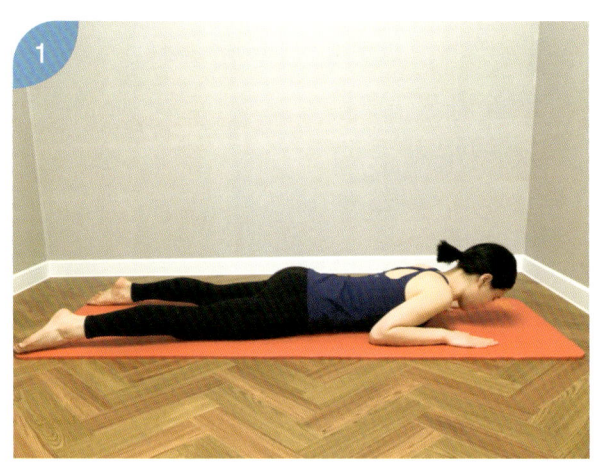

1 **시작자세**
   팔을 굽히고 팔꿈치를 몸 옆으로 붙여 엎드린다. 손바닥은 어깨 옆에서 바닥에 붙이고 다리는 골반 넓이로 벌려 바깥으로 외회전시켜 준다. 숨을 들이쉬며 다음을 준비한다.

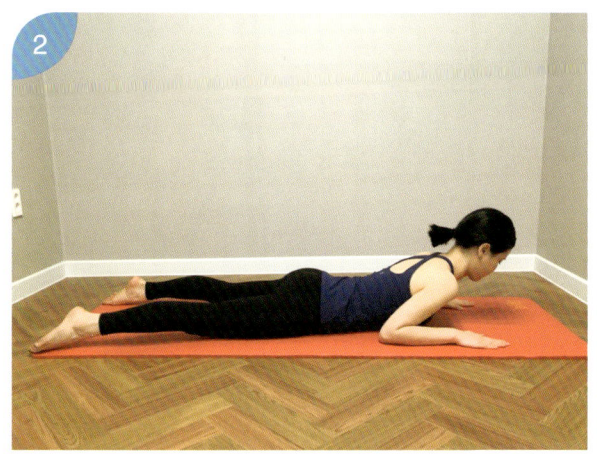

2 복부를 위로 들어올리고 궁둥근을 이용해 두덩뼈(치골)를 매트쪽으로 눌러 골반을 아래로 내린다. 머리를 천천히 위로 들며 앞쪽 벽의 위를 바라본다고 생각한다. 다리를 바닥에 붙인 상태로 유지하며 가능한 복부를 매트에서 최대로 들어준다.

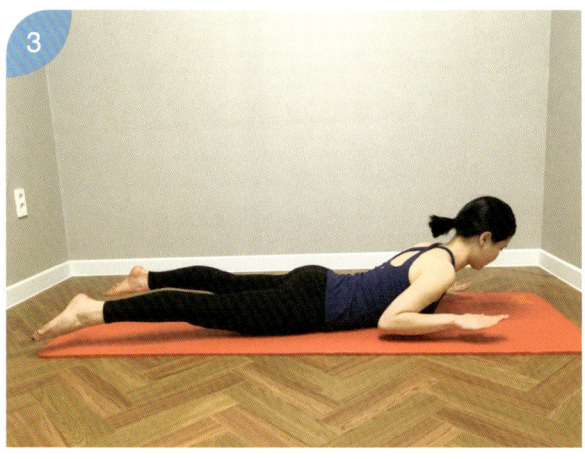

3 어린 백조 자세를 유지한다. 팔을 매트에서 뗄 수 있는지 테스트해 보고 몸이 아래로 무너지면 팔로 바닥을 짚는다. 목과 등 상부 근육만 뻗고 허리를 뻗지 않도록 한다.
   시작자세로 돌아간다.

스핑크스

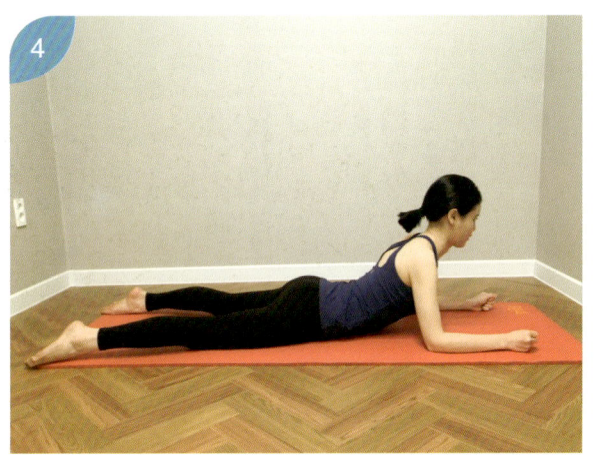

4 어린 백조 자세를 취한 다음 몸을 더 높이 들어 팔꿈치를 앞으로 밀어서 스핑크스 자세로 들어간다. 손은 주먹을 쥐며 팔은 서로 평행이 되도록 하고 가슴을 위로 들어올리기 위해 팔꿈치를 아래쪽으로 눌러준다. 어깨는 펴고 등뼈를 앞과 위로 움직인다.

스핑크스 자세를 유지하며 복부를 매트에서 위로 들어준다.

시작자세로 돌아간다.

고고한 백조

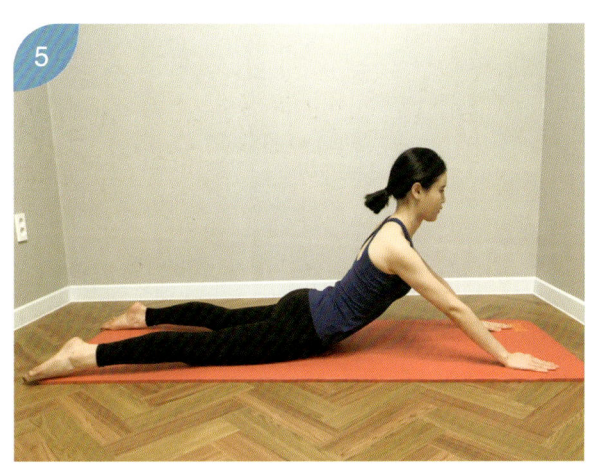

5 저항력 증대를 위해 손바닥을 앞으로 밀며 팔을 똑바로 편다. 동시에 복부를 위로 들어 가슴을 최대한 위로 든다. 허리에 압박이 느껴지면 팔을 좀 더 앞으로 옮긴다.

복부를 매트에서 위로 든 상태를 유지한다.

시작자세로 돌아간다.

Lession ① 매트

➕ 변형 동작

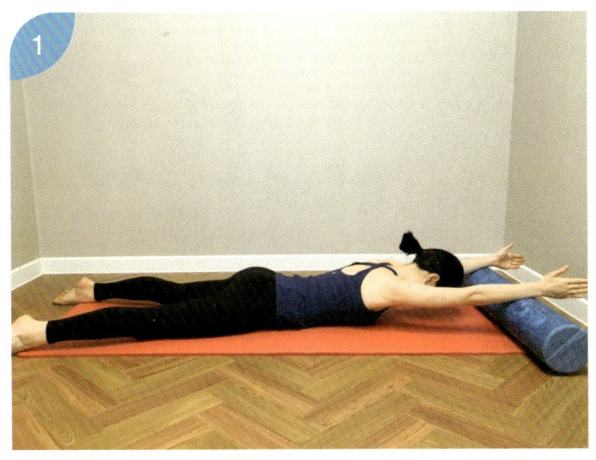 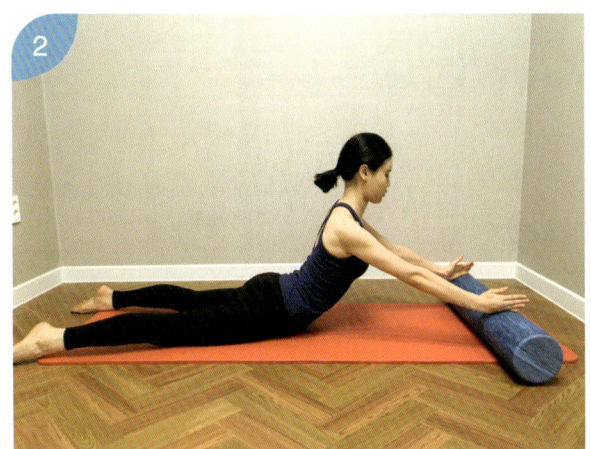

❶ ❷ 롤러를 이용한 백조 자세

주의사항
- 스핑크스와 고고한 백조 자세는 골반 후방 경사증이 있는 사람의 경우 골반을 아래로 내리거나 궁둥근을 이용하지 않고 단순히 복부를 위로 들어올려 자세를 취하도록 한다.
- 허리에 압박이 가해지지 않도록 배꼽을 매트 위로 들어주고 궁둥근을 사용한다.
- 머리를 지나치게 숙이거나 뻗지 않도록 한다.

main muscle
- Latissimus dorsi

assist muscle
- hip extensors(gluteus maximus), external/internal oblique

2. 척추 분절 운동

8 백조 다이빙 준비 자세 – 백조 다이빙 자세

백조 다이빙 준비 자세

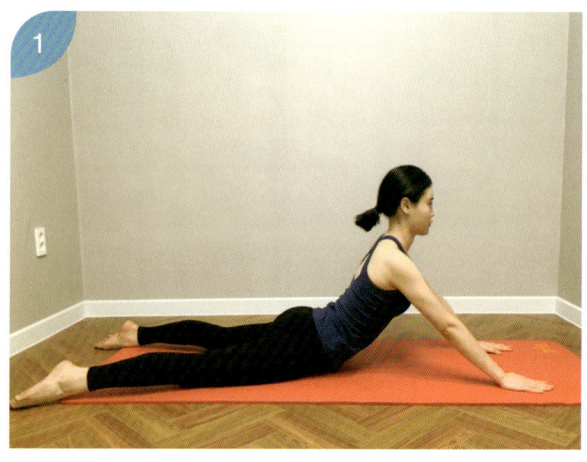

1 시작자세

어린 백조 자세를 거쳐 스핑크스 자세로 가면서 백조 자세를 취한다. 고고한 백조 자세로 들어가 배꼽을 척추 쪽으로 당겨준다. 숨을 들이쉬며 다음을 준비한다.

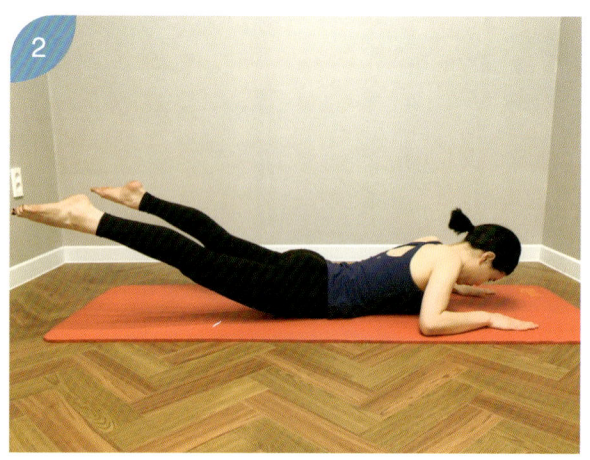

2 팔뚝을 향하여 앞으로 구르면서 다리를 가능한 최대한 위로 들어준다.

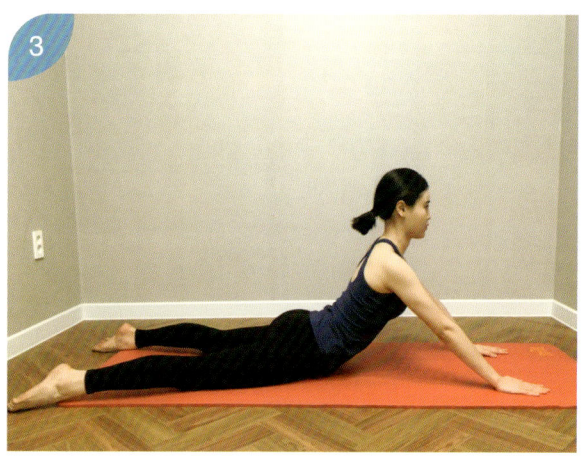

3 고고한 백조 자세로 돌아간다.

백조 다이빙 자세

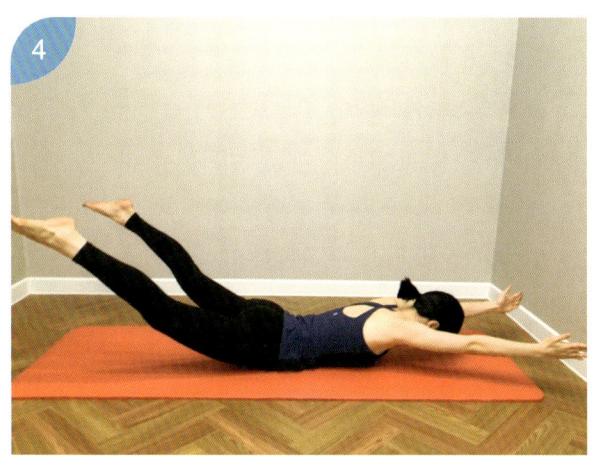

4 손을 재빨리 앞으로 가져가 머리 위로 뻗고 몸을 가슴 쪽을 향하여 위로 감아 다리를 최대한 위로 높이 든다.

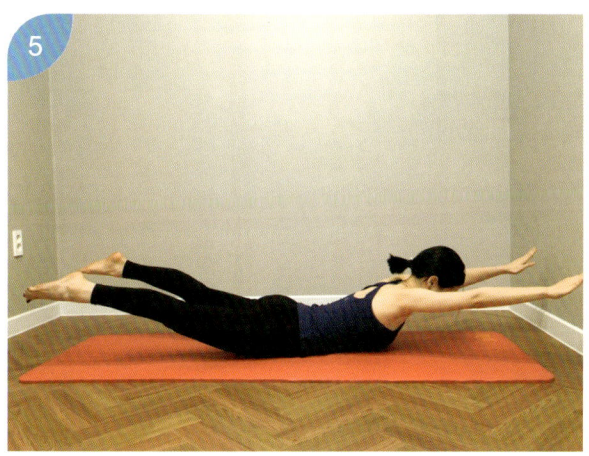

5 몸을 엉덩이를 향하여 뒤로 감고 팔을 하늘로 들어올린다.

주의사항

- 허리에 압박이 가해지지 않도록 배꼽을 매트 위로 들어주고 궁둥근을 사용한다.
- 머리를 지나치게 숙이거나 뻗지 않도록 한다.

main muscle
- spinal extensors(erector spinae, semi-deep spinals), erector spinae(spiralis, longissimus, iliocostalis)

assist muscle
- hip extensors (gluteus maximus, hamstring)

9 휴식 자세

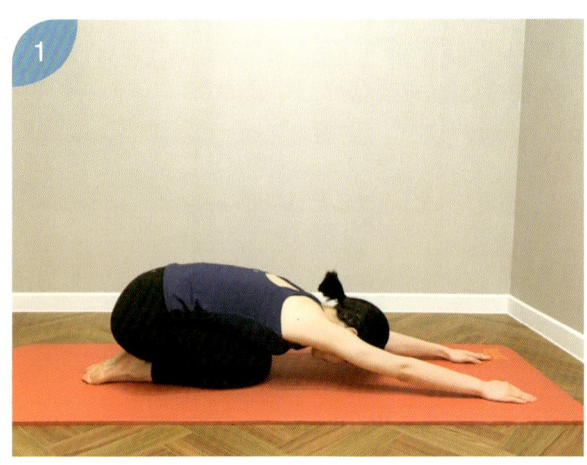

1 시작자세

무릎을 편안하게 벌리고 발꿈치 위로 앉는다. 머리와 목 등의 긴장을 풀고 꼬리뼈를 바닥으로 고정시킨다. 양팔을 머리 위로 뻗으며 매트 위로 펴고 깊게 심호흡을 반복한다.

허리네모근(요방형근) / 넓은등근(광배근) 스트레칭

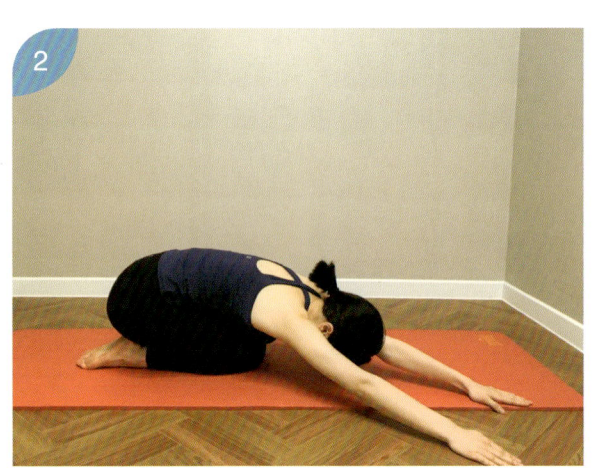 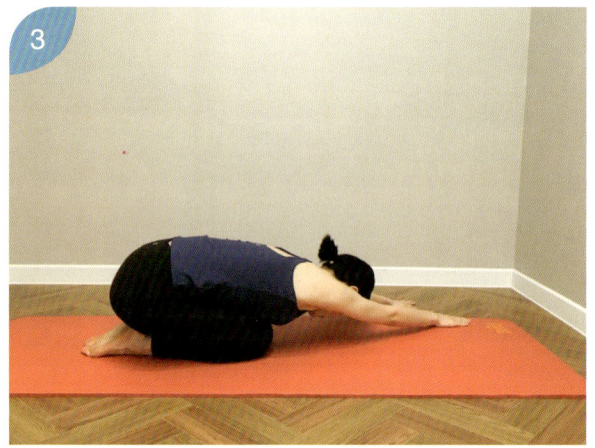

2 손으로 걷듯이 움직여 한쪽으로 옮긴다. 반대편 엉덩이를 매트 쪽으로 고정하고 복부를 척추 쪽으로 당긴다. 깊게 심호흡을 반복한다.

3 방향을 반대로 바꾼다.

10 고양이 자세

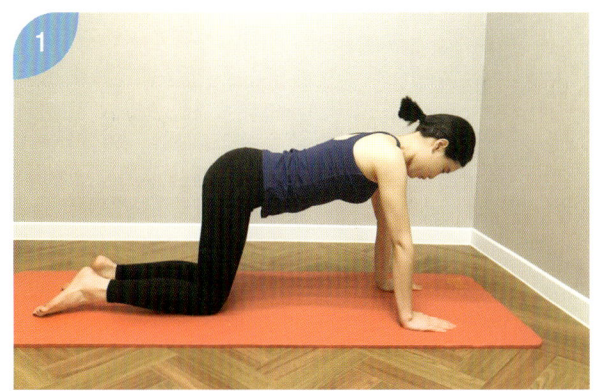

1 시작자세
무릎과 손으로 바닥을 짚고 엎드려 양손은 어깨 밑으로 정렬하고 무릎은 엉덩이 밑으로 정렬한다. 숨을 들이쉬며 다음을 준비한다.

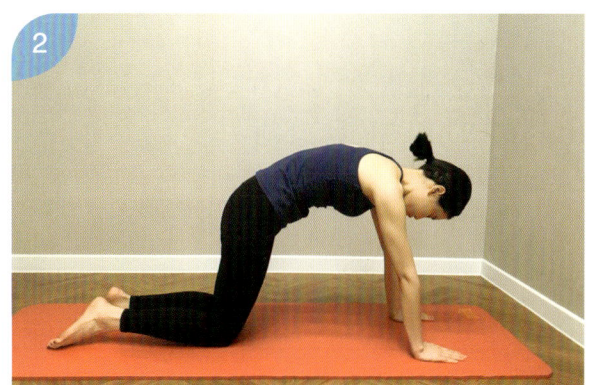

2 배꼽을 척추 쪽으로 당기고 꼬리뼈부터 척추를 둥글게 굽힌다. 이때 척추를 위로 들어 척추 전체가 하나의 C자 형태를 이루도록 한다. 손으로 바닥을 밀며 어깨뼈를 벌리고 상체의 힘을 이용하여 등뼈쪽으로 몸을 스트레칭한다.

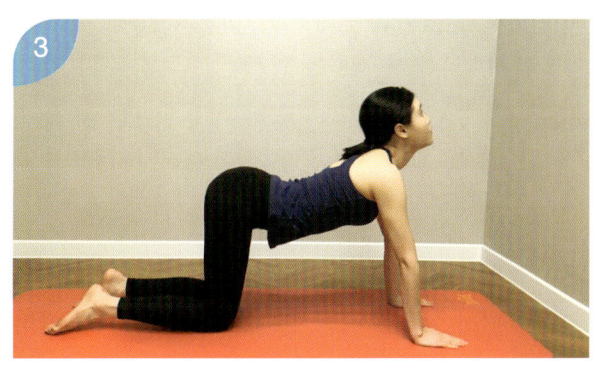

3 꼬리뼈는 뒤로 내밀고 머리는 들어 동작을 반대로 바꾸고 척추를 최대로 편다. 복부를 위로 당기고 허리뼈가 아래로 처지지 않게 한다.

주의사항
- 폄 동작 중 어깨를 굽힘하지 않고 어깨와 귀를 멀리 유지하고 상체를 지나치게 펴지 않도록 한다.
- 목과 머리를 척추의 연장선상으로 유지한다.

main muscle
- spinal flexors(rectus abdominis, external/internal oblique), spinal extensors(erector spinae, semi-deep spinals), erector spinae (spiralis, longissimus, iliocostalis)

assist muscle
- anterior spinal stabilizer(transverse abdominis), hip extensors(gluteus maximus, hamstring), shoulder flexors(anterior deltoid, pectoralis major), shoulder extensors(latissimus dorsi, teres major, posterior deltoid)

03 하지 운동

1 한쪽 다리 브릿지

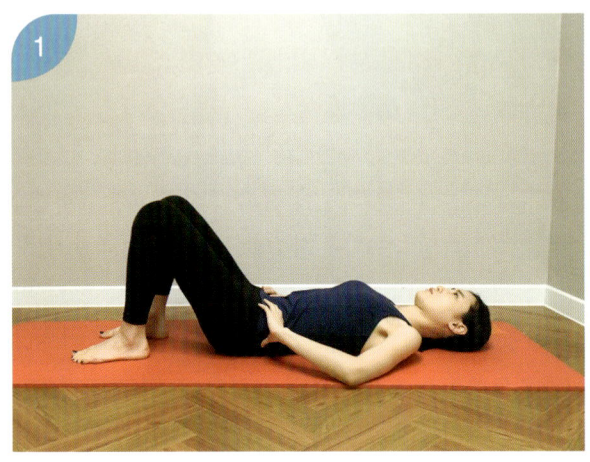

1 시작자세
누운 자세에서 발을 골반 넓이로 벌려 바닥에 놓고 검지는 ASIS 위로 두고 엄지는 중둔근 쪽을 향하여 둔다. 숨을 들이쉬며 다음을 준비한다.

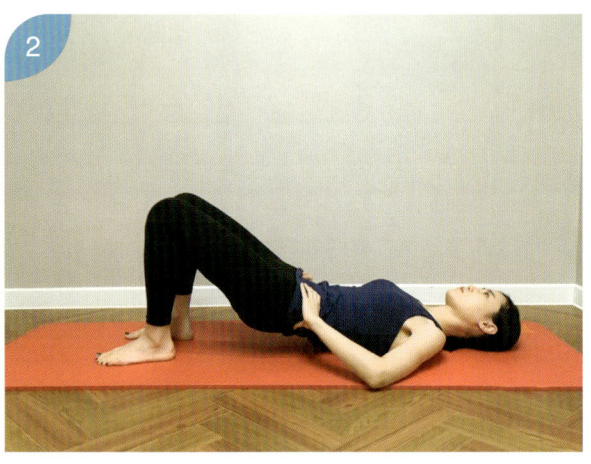

2 꼬리뼈 들기에서 브릿지 자세로 전환한다.

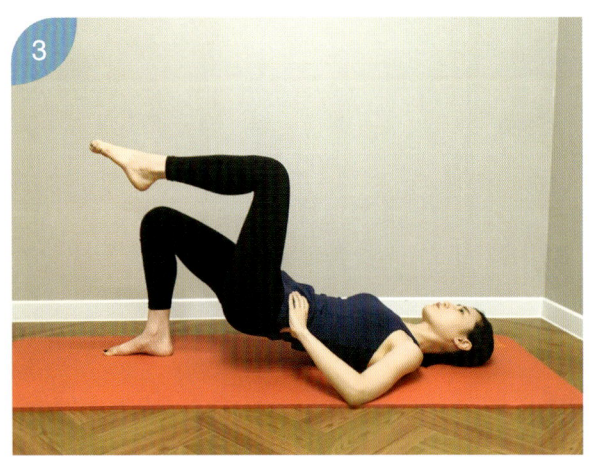

3 배꼽을 척추 쪽으로 당기고 허벅지 안쪽에 힘을 가하면서 한쪽 다리를 매트에서 떼어 엄지로 다리를 중둔근으로 지탱하는 것을 느끼면서 테이블 레그 자세를 취한다. 숨을 들이쉬면서 다리를 내려놓는다. 좌우 교대하면서 같은 동작을 반복한다. 마지막 브릿지에서 척추뼈를 한 마디씩 아래로 내리면서 시작자세로 돌아간다.

Lesson ❶ 매트

➕ 변형 동작

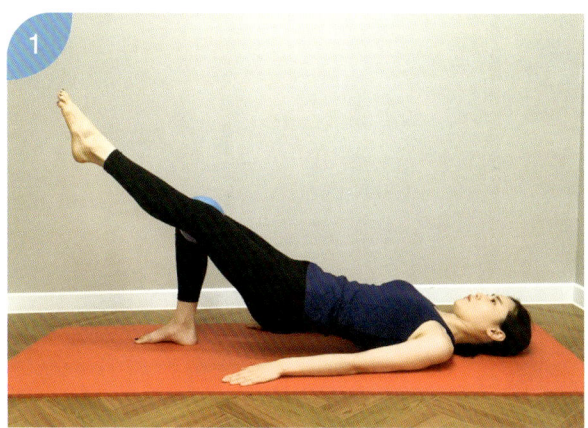

❶ 볼을 이용한 한쪽 다리 브릿지 자세

주의사항
- 다리를 들어올릴 때 충분히 안정감을 확보할 수 있는 한도 내에서 브릿지 자세를 낮게 유지한다.
- 딛고 있는 다리를 바깥으로 틀지 않고 무릎을 약간 안쪽으로 틀어 허벅지 안쪽 근육으로 자세의 안정을 돕는다.
- 다리를 들거나 낮출 때 엉덩이를 상하나 좌우로 흔들지 않도록 한다. 이것이 불가능한 경우 안정감을 유지할 수 있는 범위 내에서 자세를 낮게 유지한다.

main muscle
- anterior spinal stabilizer(transverse abdominis), shoulder extensors(latissimus dorsi, teres major, posterior deltoid), external/internal oblique, gluteus maximus

assist muscle
- knee extensors(quadriceps femoris), hip adductor, iliopsoas

3. 하지 운동

2 양다리 차올리기

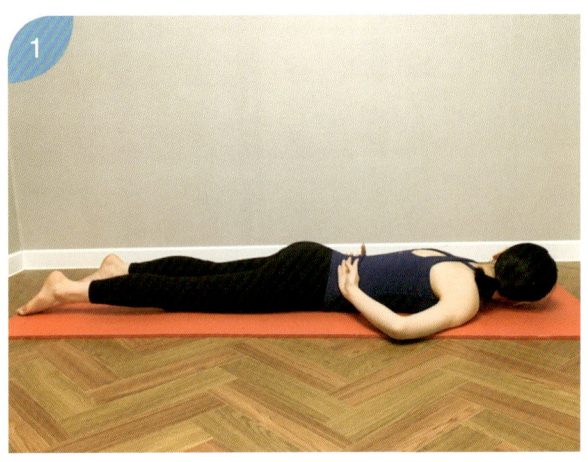

1 시작자세

엎드려서 다리를 평행으로 뻗고 허벅지 안쪽을 밀착한다. 팔꿈치를 굽힘하여 등 뒤에서 깍지 끼고 손바닥이 위로 향하게 한다. 손은 가능한 등에서 최대한 위로 가져가고 팔꿈치는 옆으로 벌린다. 머리를 틀어 뺨을 매트에 내려놓는다.

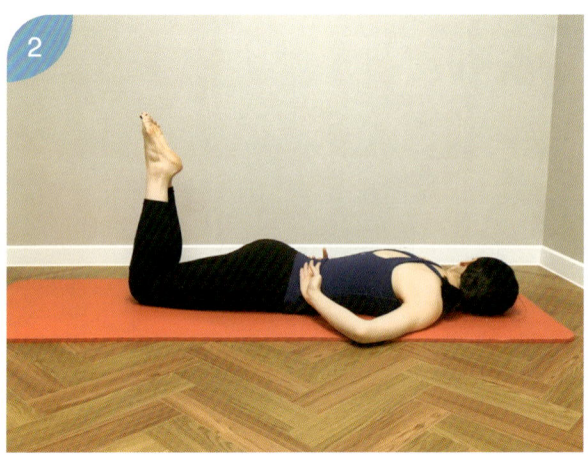

2 배꼽을 매트에서 떼어 위로 당기고 두덩뼈(치골)를 아래로 누르며 궁둥근을 이용해 골반을 아래로 내린다. 무릎을 구부리고 허벅지 안쪽을 서로 붙인 상태로 유지하며 무릎을 굽힌다. 무릎 앞쪽에 압박감이 느껴지지 않도록 무릎을 90도 이상 굽히지 않은 상태에서 엉덩이를 세 번 위로 차올린다.

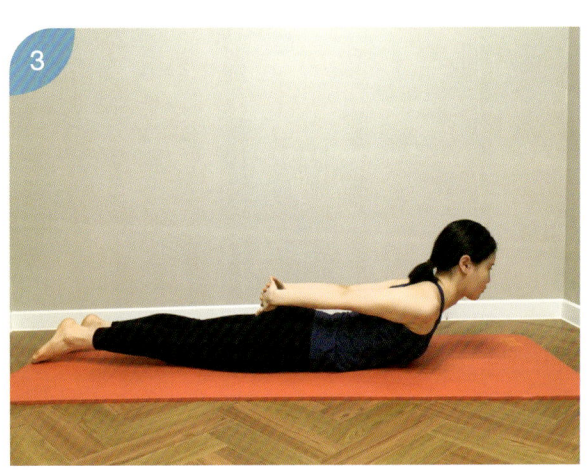

3 팔을 뒤로 뻗을 때 다리는 바닥을 향해 아래쪽으로 뻗어준다. 이때 가슴을 펴 위로 들면서 백조 자세를 취한다. 손바닥을 뒤쪽 벽으로 뻗어 가슴을 스트레칭한다. 가슴을 위로 들어올릴 때 다리는 바닥에 붙인 상태를 유지하며 골반은 아래쪽으로 당겨 복부를 이용한다.

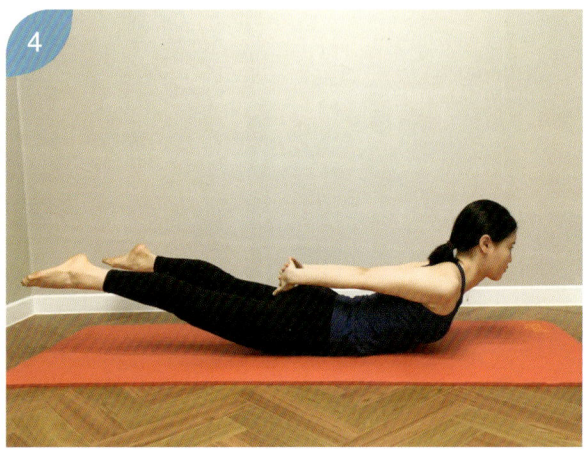

4 마지막 2회 반복 때 다리를 바깥으로 벌리고 위로 들면서 똑바로 편다. 허리를 압박하지 않고 다리와 가슴, 팔을 가능한 매트 위로 높이 들어올린다고 생각한다.

Lession ① 매트

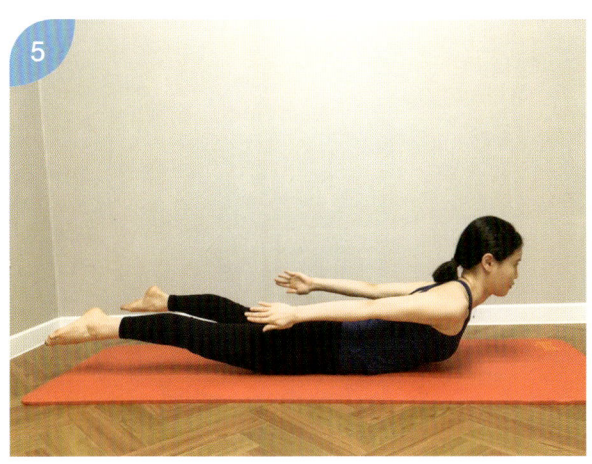

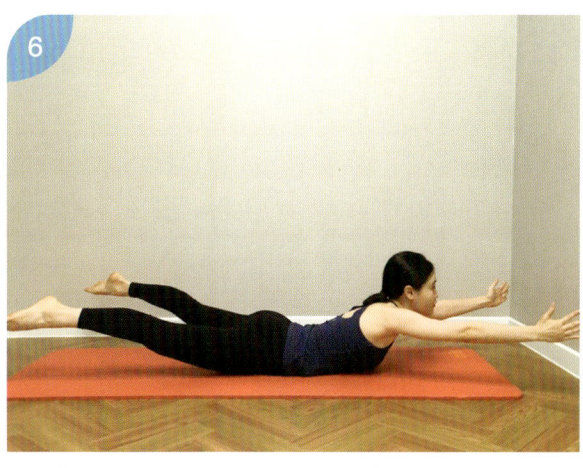

5 마지막 반복 때 손은 풀어 원을 그리며 앞으로 가져간다.

6 팔과 다리를 모두 매트 위에서 들어올려 날아가는 자세를 취한다. 팔과 다리를 천천히 매트 위로 내려놓는다.

7 휴식 자세로 돌아간다.

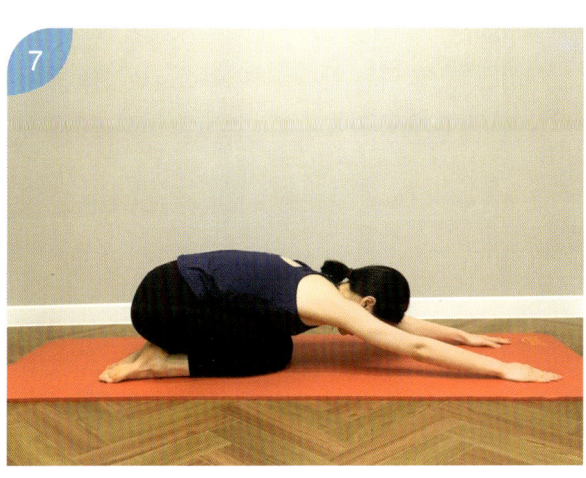

주의사항
- 허리 압박감을 줄이기 위해 배꼽을 매트에서 든 상태로 유지한다.
- 엉덩이를 차올릴 때 복부를 안쪽으로 당기며 두덩뼈를 매트 쪽으로 누르고 궁둥근을 이용해 골반 근육을 안정적으로 유지하여 등이 휘지 않게 안정적으로 유지한다.
- 상체가 움직이거나 흔들리지 않게 다리의 탄성을 너무 많이 이용하지 않는다.

main muscle
- spinal extensors(erector spinae, semi-deep spinals), hip extensors(gluteus maximus, hamstring)

assist muscle
- anterior spinal stabilizer(transverse abdominis), rectus abdominis, external/internal oblique, hip adductors, knee flexors(hamstring), knee extensors(quadriceps femoris), shoulder extensors (latissimus dorsi, teres major, posterior deltoid)

3 사이드 킥 시리즈: 평행 업 다운

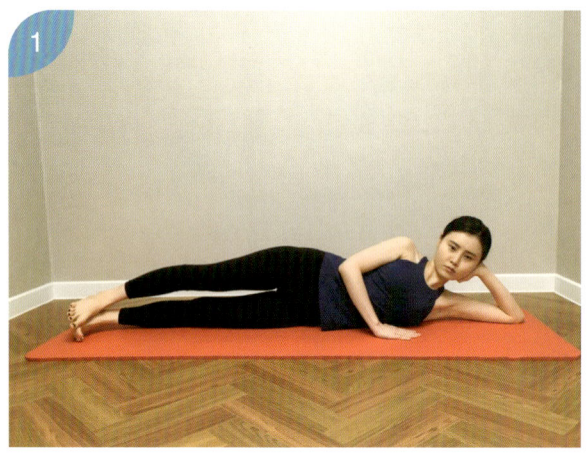

1 시작자세
아래쪽 손으로 머리를 받치고 팔꿈치는 매트에 붙여준다. 옆으로 누워 엉덩이와 어깨는 직각이 되도록 하고 다리는 평행이 되도록 한다.

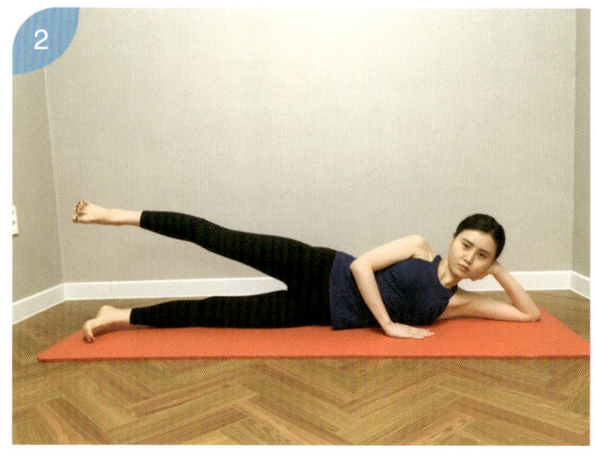

2 위쪽 다리를 엉덩이 높이 정도로 든다. 발을 굽히고 발꿈치를 바깥으로 뻗는다. 다리를 멀리 뻗어 허리를 매트 위로 든다. 나머지 동작에서도 상체를 이와 같게 유지한다.

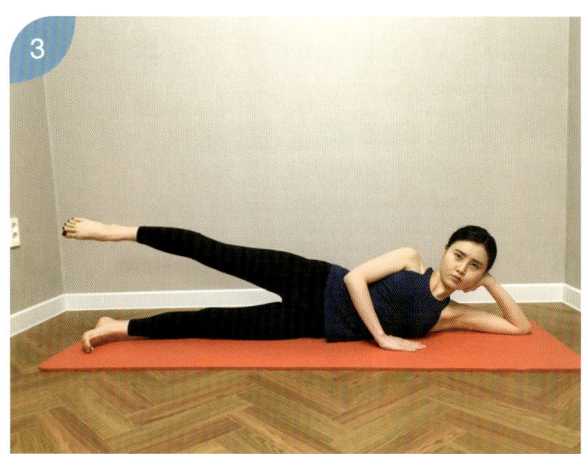

3 발을 펴서 발끝을 길게 뻗고 든 다리를 다시 내려 놓고 시작자세로 돌아간다.

주의사항
- 어깨와 엉덩이를 위로 세운 자세를 유지하고 흔들지 않는다.
- 균형을 유지할 수 없으면 아래쪽 다리를 좀 더 매트 위로 멀리 뻗어 안정시킨다.
- 허리네모근을 움직이지 않아 위쪽 골반을 머리 쪽으로 들지 않는다.
- 골반의 안정감을 느끼기 위해 위쪽 손을 엉덩이 위로 얹는다.

main muscle
- gluteus medius, gluteus minimus

assist muscle
- transverse abdominis

4 사이드 킥 시리즈: 전방/후방 사이드 킥

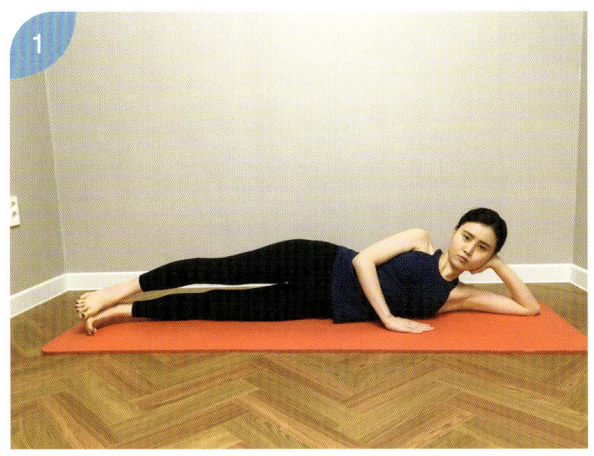

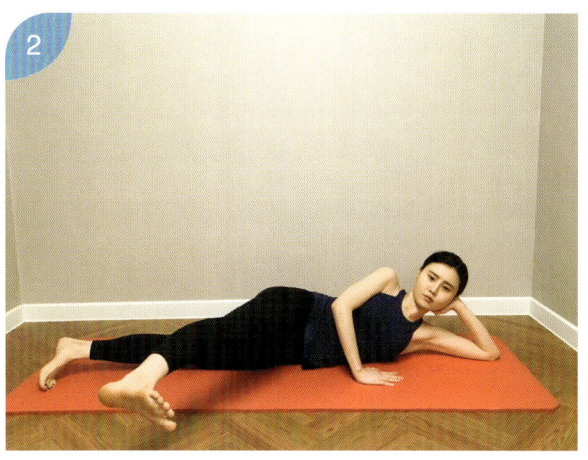

1 시작자세

옆으로 누워 엉덩이와 어깨는 직각이 되도록 하고 다리는 평행이 되도록 한다. 아래쪽 손으로 머리를 받치고 팔꿈치는 매트에 붙인다. 아래쪽 다리를 바깥으로 벌려 다리를 바깥으로 틀어준다. 발끝을 구부려 다리를 지탱하고 발꿈치를 한데 모아 안정성 증대를 위해 약간 앞으로 가져간다.

2 위쪽 다리를 엉덩이 높이 정도로 든다. 발을 굽히고 다리를 엉덩이 높이로 유지하면서 골반 바닥을 이용해 궁둥뼈를 서로 당겨 힘을 준다.

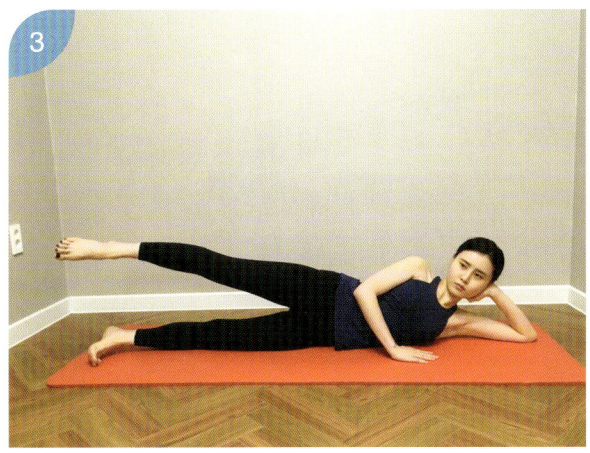

 주의사항

- 어깨와 엉덩이를 위로 세운 자세를 유지하고 흔들지 않는다.
- 다리를 앞뒤로 찰 때 움직이는 다리를 엉덩이 높이로 유지하고 뒤로 찰 때 척추를 뻗지 않고 궁둥근을 이용하여 골반을 안정적으로 유지한다.

main muscle
- gluteus maximus, gluteus minimus, gluteus medius

assist muscle
- transverse abdominis

3 위쪽 다리를 뒤로 차며 한 번 반동을 주고 발을 바로 뻗는다. 궁둥근을 조이고 배를 안쪽으로 당기며 골반을 안으로 집어넣은 상태로 유지한다. 다리를 뒤로 찰 때 척추를 뻗지 않도록 한다.

5 사이드 킥 시리즈: 자전거 자세

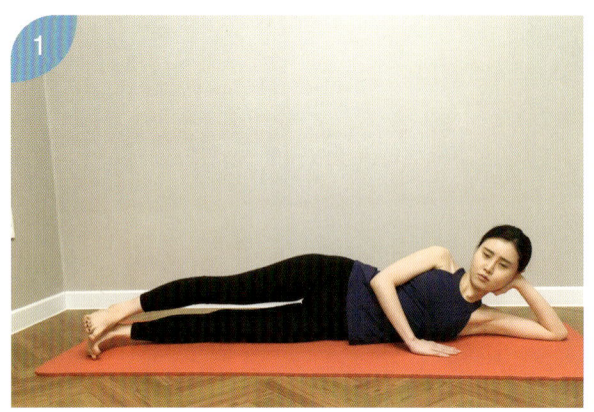

1 시작자세

옆으로 누워 엉덩이와 다리가 평행이 되도록 하고 양발을 모으고 안정성 증대를 위해 약간 앞으로 위치시킨다. 아래쪽 손으로 머리를 받치고 팔꿈치는 매트에 붙여준다.

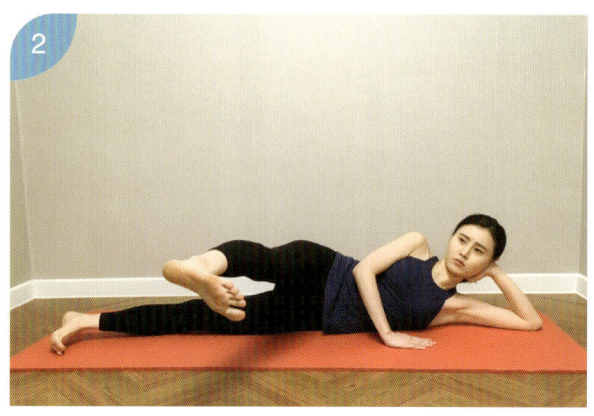

2 위쪽 다리를 앞으로 찬다. 골반 바닥을 이용하여 궁둥뼈를 서로 당겨 힘을 준다.

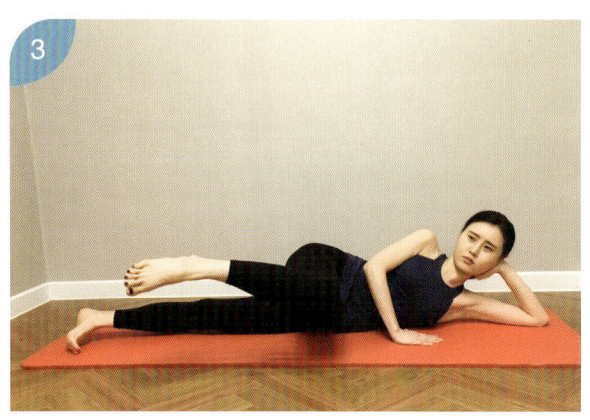

3 위쪽 다리의 무릎을 굽힌다.

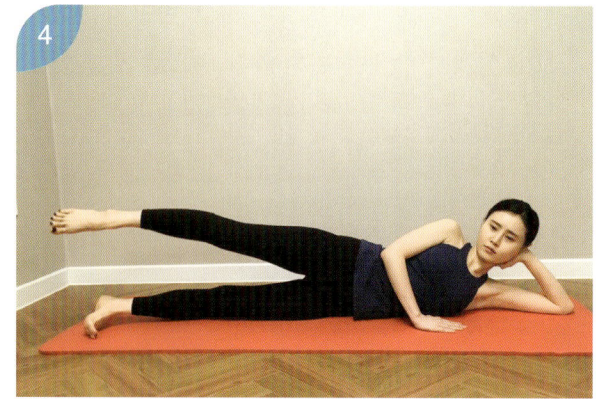

4 다리를 뒤로 뻗고 척추를 고정한 상태로 유지한다. 궁둥근을 조이고 배꼽을 안쪽으로 당기며 골반을 안으로 집어넣은 상태로 유지한다. 다리를 뒤로 찰 때 척추는 뻗지 않도록 한다.

Lession ❶ 매트

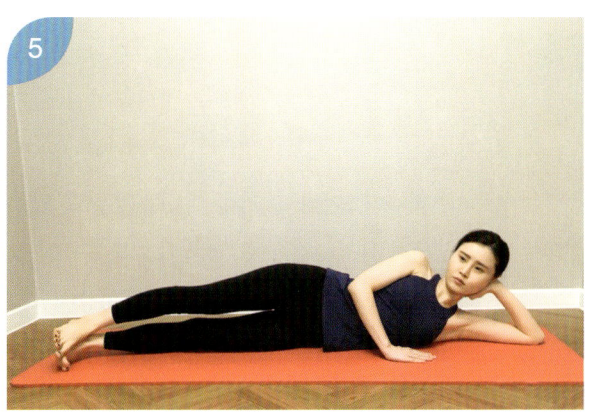

5 다리를 한곳으로 모으고 방향을 반대로 바꾼다.

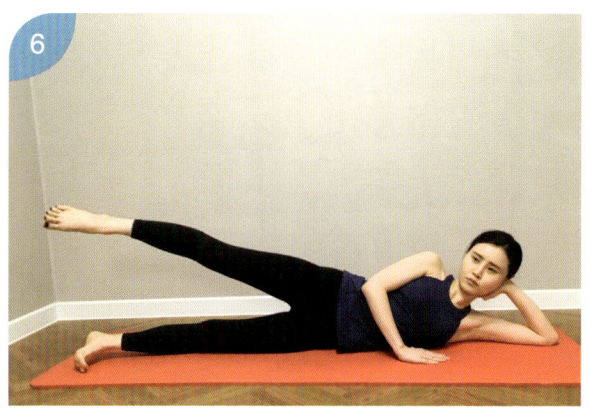

6 위쪽 다리를 뒤로 차고 척추를 고정한 상태로 유지한다.

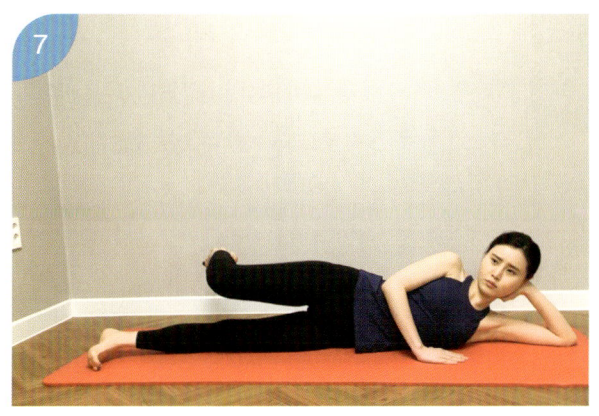

7 위쪽 다리의 무릎을 굽히고 발꿈치를 엉덩이쪽으로 뻗는다. 발꿈치와 엉덩이 사이에 커다란 볼이 있고 그 볼을 발로 잡고 있다고 생각한다.

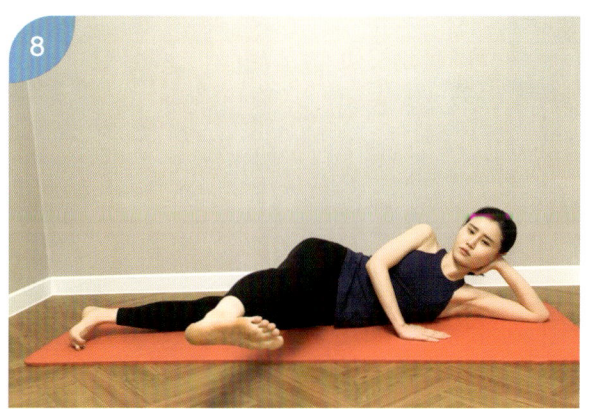

8 볼을 앞으로 날려보낸다고 생각하고 위쪽 다리를 앞으로 찬다. 방향을 전환하며 반복한다.

주의사항
- 어깨와 엉덩이를 위로 세운 자세를 유지하고 흔들지 않는다.
- 다리를 뒤로 찰 때 척추를 뻗지 않도록 하기 위해 궁둥근과 복근을 이용하여 골반을 안정시킨다.

main muscle
- hip adductors, gluteus medius, gluteus maximus

assist muscle
- pectineus, transverse abdominis

3. 하지 운동

6 사이드 킥 시리즈: 엉덩이 걷어차기

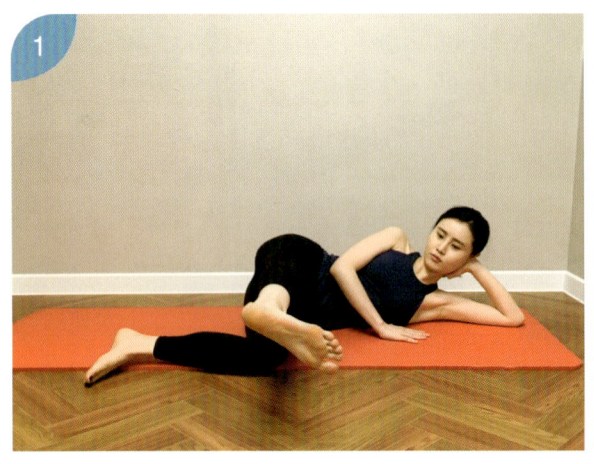

1 시작자세

옆으로 누워 엉덩이와 어깨를 위로 세우고 양쪽 무릎은 앞으로 90도 각도로 굽힌다. 아래쪽 손으로 머리를 받치고 팔꿈치를 매트에 붙여준다. 엉덩이 높이에서 위쪽 다리를 앞으로 똑바로 뻗고 발은 굽힌다.

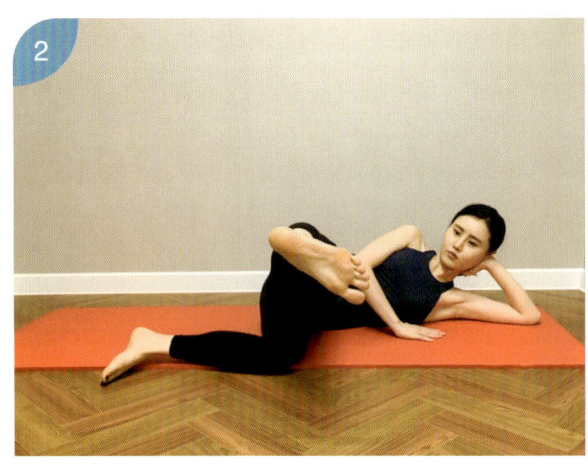

2 발꿈치를 위쪽으로 움직이며 8회 반동을 준다. 발꿈치로 원을 8회 그리고 반대 방향으로 원을 8회 그린다.

주의사항
- 어깨와 엉덩이를 위로 세운 자세를 유지하고 흔들지 않는다.
- 발꿈치를 앞으로 뻗을 때 궁둥뼈 윗부분을 뒤로 뻗는다고 생각한다. 이것은 햄스트링 스트레칭과 엉덩이를 직각으로 유지하고 골반을 중립으로 유지하는 데 도움이 된다.

main muscle
- gluteus medius

assist muscle
- transverse abdominis, TFL, hip abductors(gluteus medius, gluteus minimus)

Lession ❶ 매트

7 사이드 킥 시리즈: 아래쪽 다리 들기

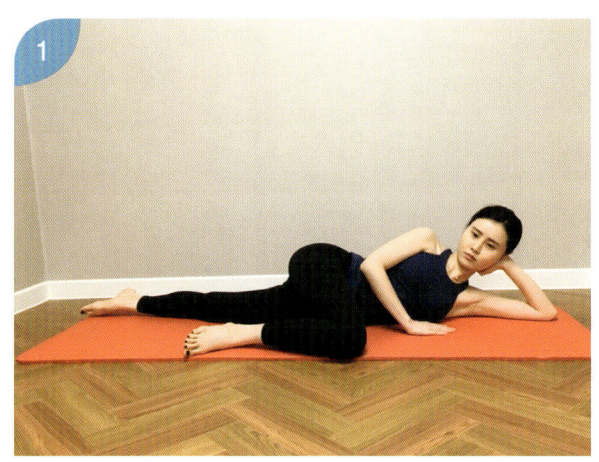

1 시작자세

옆으로 누워 엉덩이와 어깨를 위로 세우고 아래쪽 손으로 머리를 받치고 팔꿈치는 매트에 붙여준다. 위쪽 무릎을 굽혀 몸의 앞쪽 매트 위에 내려놓고 아래쪽 다리는 똑바로 뻗어서 상체와 일직선이 되도록 하고 발은 굽힌다.

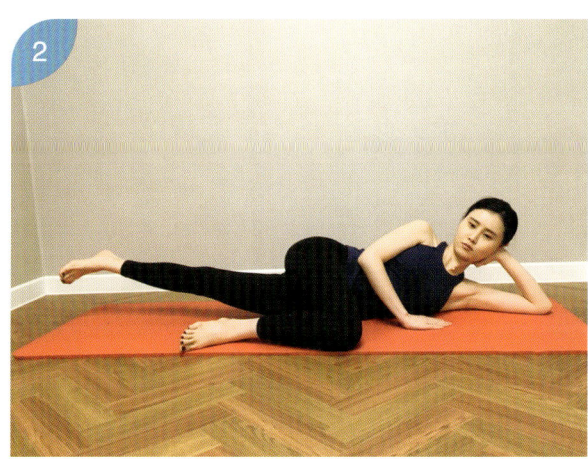

2 아래쪽 다리를 가능한 위로 높이 들어올리고 엉덩이 위로 세운 상태 그대로 골반을 중립으로 유지한다. 움직이는 다리를 아래쪽으로 낮추되 매트에 닿을 정도로 완전히 낮추지는 않도록 한다. 위로 올리는 동작에 초점을 두고 상하 이동 동작을 10회 반복한다.

➕ 변형 동작·

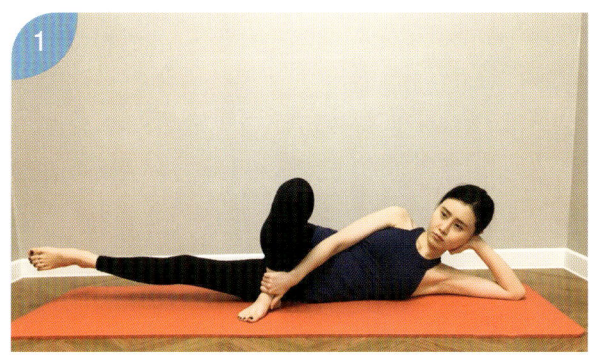

❶ 위쪽 다리 잡고 스트레칭하기

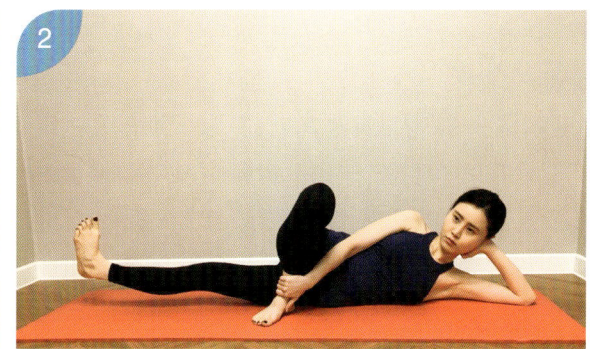

❷ 안으로 회전시키기

> **주의사항**
> - 어깨와 엉덩이를 위로 세운 자세를 유지하고 흔들지 않는다.
> - 다리의 반동은 상체의 안정을 해치기 때문에 주의한다.
> - 다리를 너무 앞으로 가져가게 되면 모음근(내전근)의 동작을 위해 엉덩이 모음근을 사용하기 때문에 잘못된 동작이 된다.
>
> **main muscle**
> - hip adductors
>
> **assist muscle**
> - knee extensors(quadriceps femoris), hip extensors(gluteus maximus, hamstring), transverse abdominis

8 사이드 킥 시리즈: 발레 동작 카브리올 자세

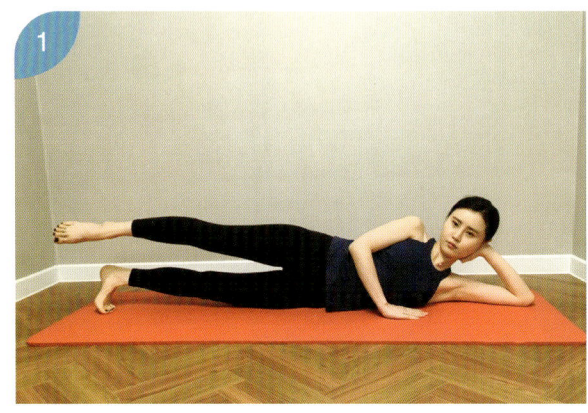

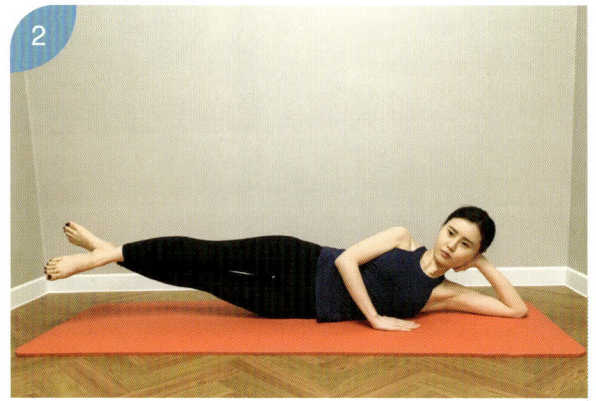

1 시작자세

옆으로 누워 엉덩이와 어깨를 위로 세우고 아래쪽 손으로 머리를 받치고 팔꿈치는 매트에 붙여준다. 두 다리를 바깥으로 틀어주고 아래쪽 다리는 발끝을 굽힘하여 몸을 받쳐준다. 위쪽 다리를 엉덩이보다 약간 더 높게 들어주고 바깥으로 틀어준 상태를 유지한다. 숨을 들이쉬며 다음을 준비한다.

2 아래쪽 다리는 위로 들어주고 위쪽 다리는 앞쪽으로 엇갈리게 겹쳐준다. 이어 재빨리 다리를 바꾸어 아래쪽 다리를 뒤로 가져간다. 반복하면서 상체를 고정시키고 동작을 주의 깊게 한다.

9 사이드 킥 시리즈: 아래쪽 다리로 박자 맞추기

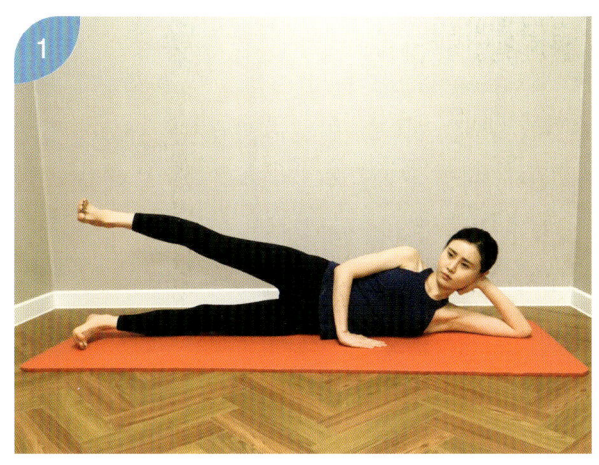

1 **시작자세**

  옆으로 누워 엉덩이와 어깨를 위로 세우고 아래쪽 손으로 머리를 받치고 팔꿈치는 매트에 붙여준다. 다리는 평행이 되도록 해주고 이 또한 위로 세운 형태가 되게 해주며 약간 몸의 앞으로 가져간다. 위쪽 다리를 엉덩이보다 약간 높게 위로 들어준다. 숨을 들이쉬며 다음을 준비한다.

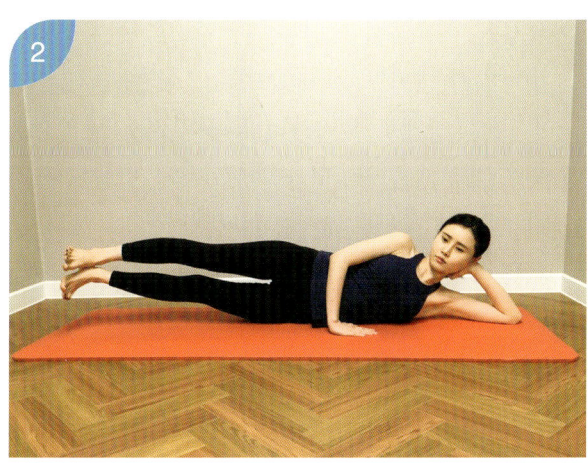

2 아래쪽 다리를 위로 빠르게 들어주고 두 다리의 허벅지 안쪽을 서로 붙여준다. 아래쪽 다리를 낮추었다 들어주는 동작을 9회 더 반복하고 위로 들어올리는 동작에 초점을 맞추고 위쪽으로 향하게 한다.

주의사항
- 어깨와 엉덩이를 위로 세운 자세를 유지하고 흔들지 않는다.
- 궁둥근과 복근을 이용하여 골반을 안정시킨다.

main muscle
- hip adductors, TFL, gluteus medius

assist muscle
- gluteus maximus, transverse abdominis

10 사이드 킥 시리즈: 대합조개 자세

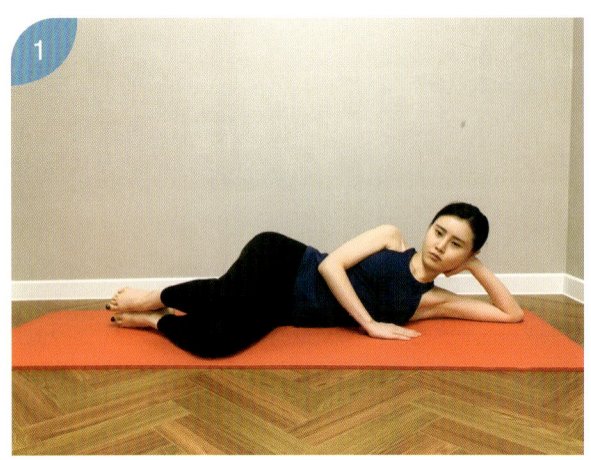

1 시작자세

옆으로 누워 엉덩이와 어깨를 위로 세우고 아래쪽 손으로 머리를 받치고 팔꿈치는 매트에 붙여 준다. 다리를 굽힘하여 무릎을 앞쪽으로 놓고 발꿈치를 붙여 척추와 일직선으로 나란히 놓는다. 숨을 들이쉬며 다음을 준비한다.

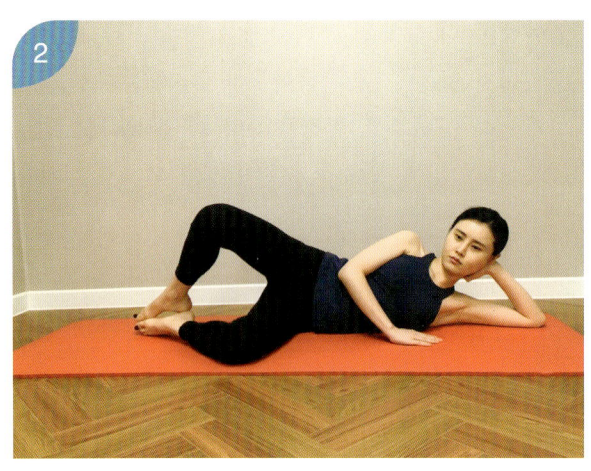

2 복부를 이용하여 골반을 중립상태로 안정시키고 넙다리뼈(대퇴골)을 바깥으로 틀어 발꿈치는 계속 붙인 상태로 유지하며 무릎이 하늘 방향으로 원을 이루게 한다. 넙다리뼈를 무릎 방향이 아니라 엉덩이 부위로 떨어뜨려 준다고 생각하며 모음근(내전근)이 아니라 엉덩이 회전 동작에 초점을 맞춰 실행한다.
시작자세로 돌아가서 골반 중립 상태를 유지한다.

주의사항

- 어깨와 엉덩이를 위로 세운 자세를 유지하고 흔들지 않는다.
- 궁둥근과 복근을 이용하여 골반을 안정시킨다.
- 다리를 틀 때 골반을 아래로 내리거나 뒤로 흔들지 않는다.
- 넙다리뼈를 엉덩이 소켓으로 가져가 엉덩이 굽힘근을 유연하게 유지하고 회전근이 동작을 수행할 수 있도록 해 준다.

main muscle
- gluteus medius

assist muscle
- gluteus maximus, transverse abdominis, hip abductors(gluteus medius, gluteus minimus)

Lession ① 매트

11 사이드킥 시리즈: 8자 그리기

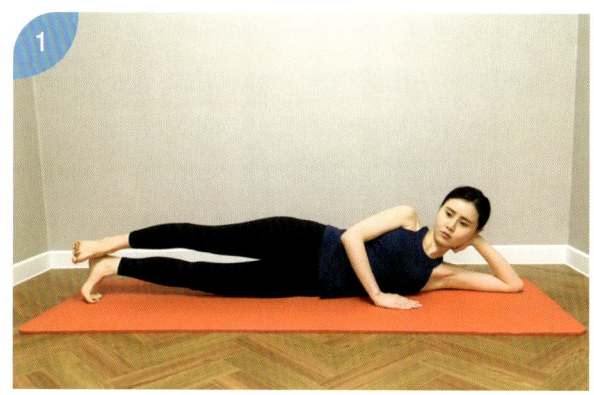

1 시작자세

옆으로 누워 엉덩이와 어깨를 위로 세우고 아래쪽 손으로 머리를 받치고 팔꿈치를 매트에 붙여준다. 두 다리는 바깥으로 틀어주고 아래쪽 다리는 발끝을 굽힘하여 몸을 받쳐준다. 발꿈치를 모으고 약간 몸의 앞으로 위치시켜 안정성을 높여준다.

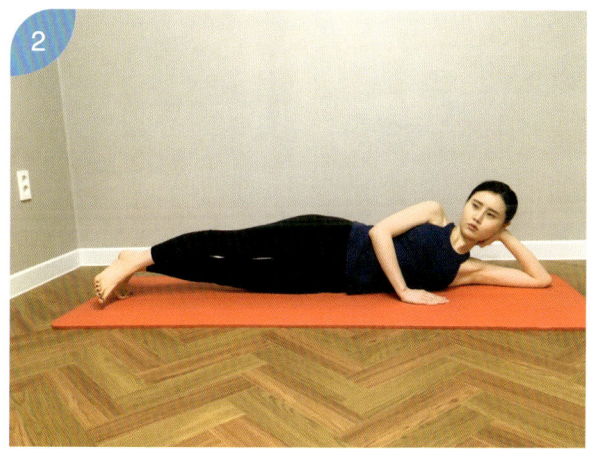

2 위쪽 발을 앞으로 가져와 아래로 낮추면서 앞쪽으로 원을 그리며 엄지발가락으로 숫자 8을 그린다.

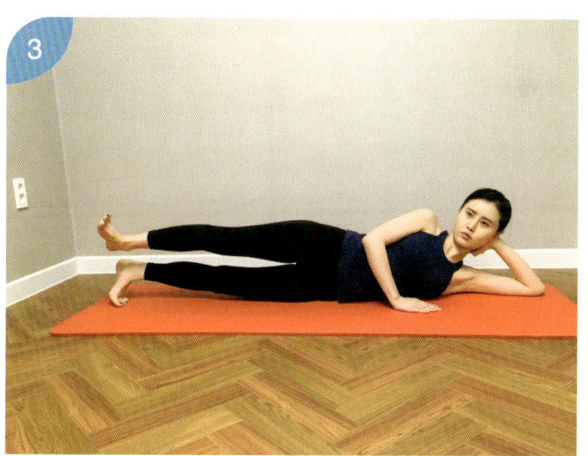

3 위쪽 발을 뒤로 가져가 아래로 낮추면서 뒤쪽으로 원을 그리며 숫자 8 그리기를 완성한다.

주의사항
- 어깨와 엉덩이를 위로 세운 자세를 유지하고 흔들지 않는다.
- 뒤로 원을 그릴 때 척추를 뻗지 않도록 하고 궁둥근과 복근을 이용하여 골반을 안정시킨다.
- 다리를 뒤로 가져갈 때 바깥으로 틀어준 상태를 유지한다.

main muscle
- hip flexors(iliopsoas, rectus femoris, sartorius, TFL, pectineus), hip extensors(gluteus maximus, hamstring), hip abductors(gluteus medius, gluteus minimus), hip adductors

assist muscle
- transverse abdominis, hip abductors(gluteus medius, gluteus minimus), knee extensors (quadriceps femoris)

12 엎드린 자세의 궁둥근 시리즈: 발꿈치 조이기

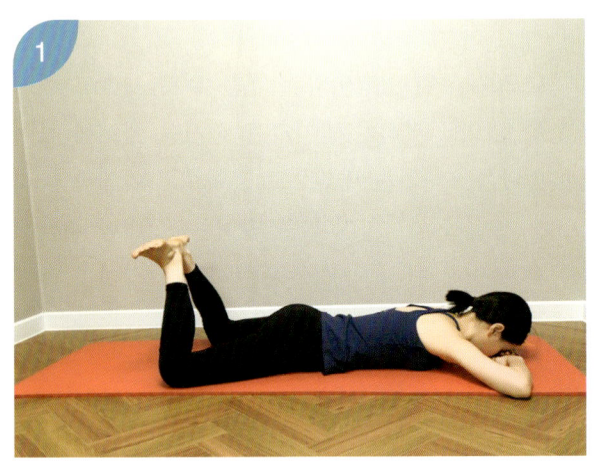

1 시작자세

엎드려서 무릎을 엉덩이 넓이만큼 벌린 뒤 굽히고 엉덩이는 바깥으로 틀어준다. 발은 굽히고 발꿈치는 붙인다. 팔을 굽히고 손바닥을 포개서 매트에 붙여준 뒤 이마를 손등에 올려놓는다. 숨을 들이쉬며 다음을 준비한다.

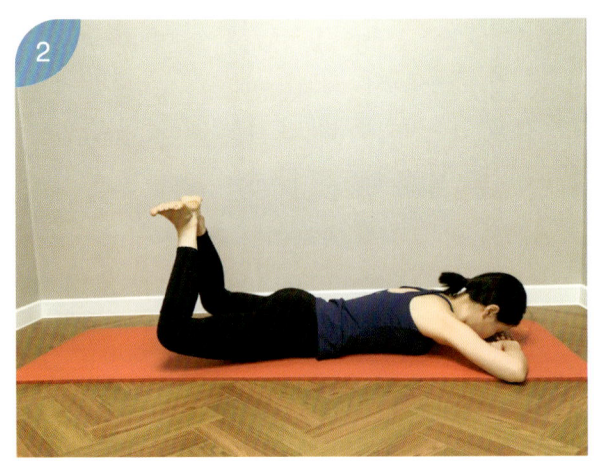

2 배꼽을 매트에서 떼어 위로 들어주고 두덩뼈를 바닥 쪽으로 눌러준다. 발꿈치를 조이고 허벅지를 매트에서 떼어 발꿈치를 똑바로 위로 뻗어주며 든다. 동작을 계속하며 허리에서 몸이 꺾이지 않도록 한다.

주의사항

- 배꼽은 척추 쪽으로 향하여 위로 들어주고 골반은 아래쪽으로 내려준다. 허리는 길게 늘여준 상태를 유지한다.
- 두덩뼈를 매트 쪽으로 누른다.
- 척추에서 몸을 꺾지 않게 엉덩이에서부터 신전 동작을 취한다.
- 동작을 취할 때 무릎의 각도는 바꾸지 않는다.

main muscle
- gluteus maximus

assist muscle
- hamstring, transverse abdominis

13 엎드린 자세의 궁둥근 시리즈: 찰리 채플린 자세

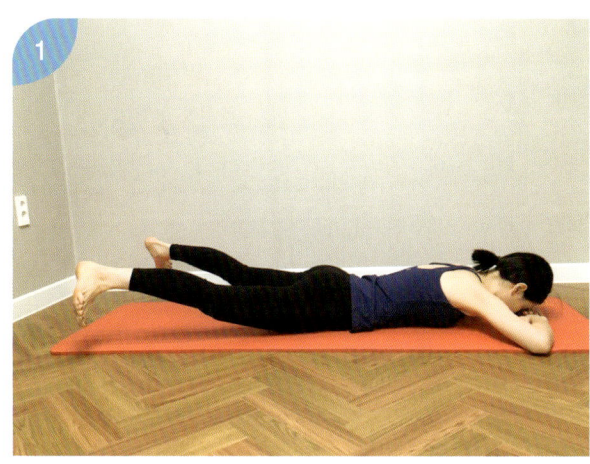

1 시작자세

엎드려서 다리를 뻗어주고 바깥으로 틀어준 뒤 골반 넓이만큼 벌린다. 팔을 굽히고 손바닥을 포개서 매트에 붙여준 뒤 이마를 손등에 올려놓는다. 배꼽을 척추 쪽으로 들어주고 두덩뼈는 바닥으로 눌러준다. 골반은 아래쪽으로 내리고 허리는 길게 편다. 발을 굽힘하여 골반을 아래쪽으로 유지할 수 있는 한계 내에서 가능한 다리를 매트 위로 높이 든다.

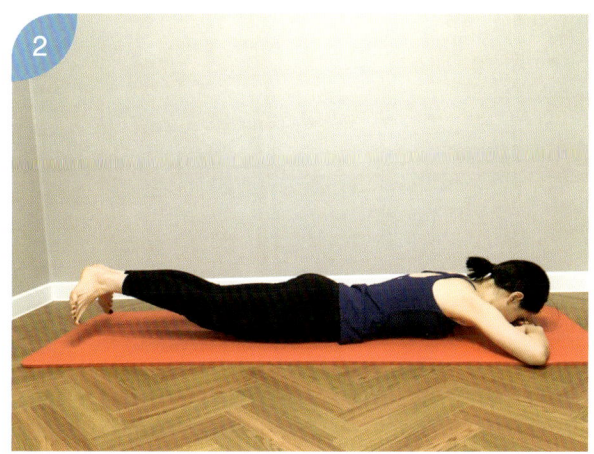

2 반동을 주면서 발꿈치는 한데 모으는 작은 동작을 8회 한다. 발을 굽힌 상태로 유지하려면 허벅지를 매트 위로 높이 들어야 한다. 이때 허리뼈에서 몸을 꺾지 않도록 주의한다.

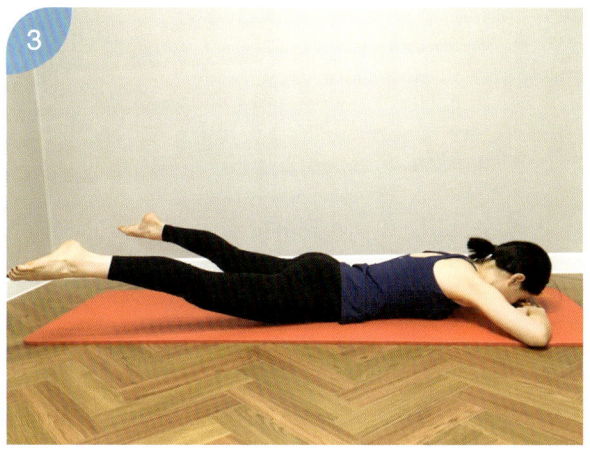

3 발을 뻗어주고 발꿈치를 모아 부딪치는 동작을 8회 한다.

➕ 변형 동작

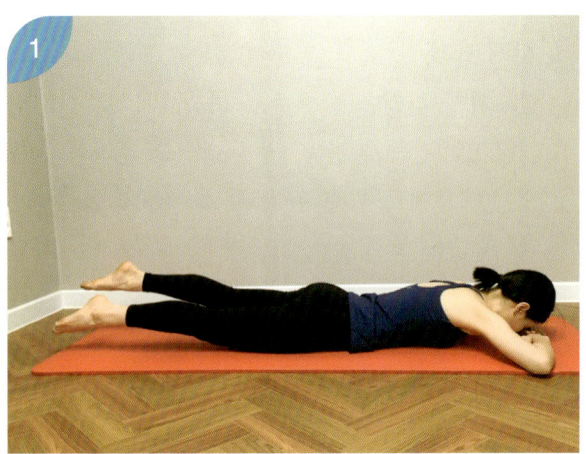

❶ 가위 자세

주의사항
- 배꼽은 척추 쪽을 향하여 위로 들어주고 골반은 아래쪽으로 내려준다. 허리는 길게 늘여준 상태를 유지한다.
- 두덩뼈를 매트 쪽으로 누른다.

main muscle
- hip extensors(gluteus maximus, hamstring), hip abductors(gluteus medius, gluteus minimus), hip adductors

assist muscle
- transverse abdominis, knee extensors(quadriceps femoris)

14 엎드린 자세의 궁둥근 시리즈: 수영하는 다리 자세

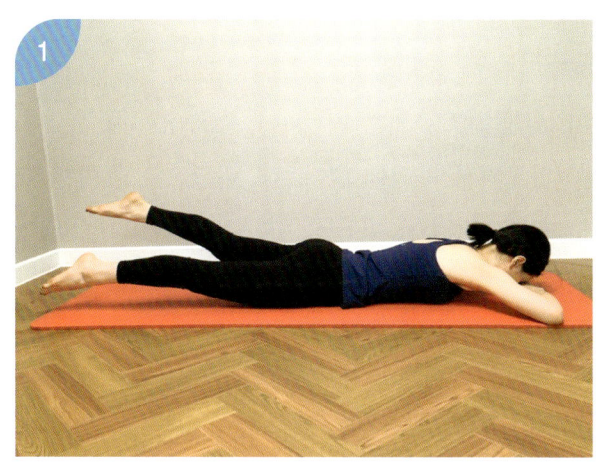

1 시작자세

엎드려서 다리를 뻗어주고 바깥으로 틀어준 뒤 골반 넓이만큼 벌린다. 팔을 굽히고 손바닥을 포개서 매트에 붙여준 뒤 이마를 손등에 올려놓는다. 배꼽을 척추 쪽으로 들어주고 두덩뼈는 바닥으로 눌러준다. 골반은 아래쪽으로 내리고 골반 고정을 위해 궁둥근을 조이며 허리는 길게 편다.

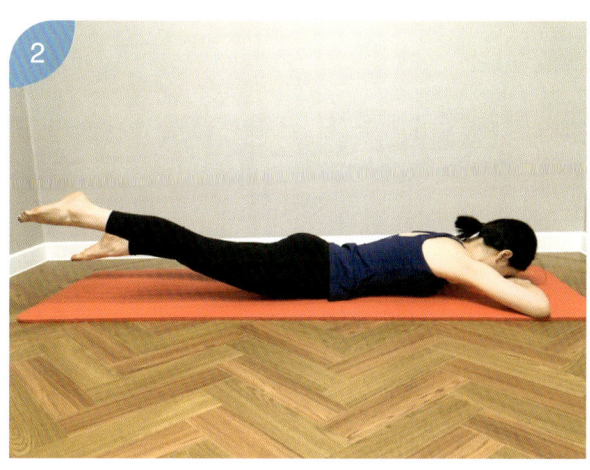

2 다리를 번갈아 가며 매트에서 떼어 위로 들어 물을 차는 수영의 발동작을 한다. 무릎을 구부리지 않고 허벅지를 위로 들어 발을 길게 뻗어준다.

주의사항

- 배꼽은 척추 쪽을 향하여 위로 들어주고 골반은 아래쪽으로 내려준다. 허리는 길게 늘여준 상태를 유지한다.
- 두덩뼈를 매트 쪽으로 누른다.
- 동작이 햄스트링에 너무 집중되지 않도록 넙다리뼈를 들어주고 다리 나머지 부분은 넙다리뼈를 따라간다고 생각하며 무릎을 굽히지 않는다.

main muscle
- hip extensors(gluteus maximus, hamstring)

assist muscle
- knee extensors(quadriceps femoris), transverse abdominis

15 엎드린 자세의 궁둥근 시리즈: 수영 자세

느린 수영 준비 자세

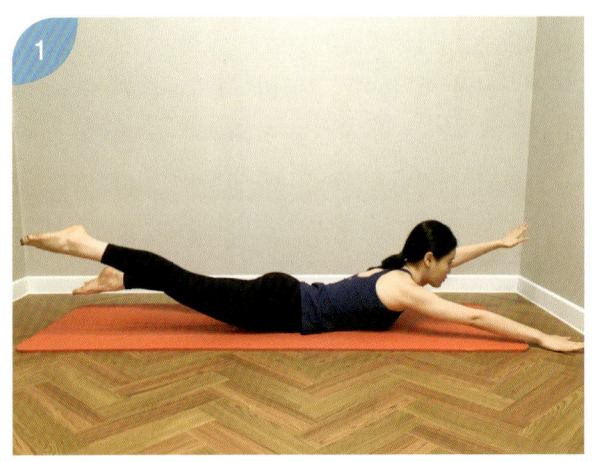

1 시작자세

엎드려서 다리를 뻗어주고 바깥으로 틀어준 뒤 골반 넓이만큼 벌린다. 팔을 앞으로 뻗고 어깨폭만큼 벌린 뒤 상체를 위로 들어 백조 자세를 취한다. 상체를 세울 때 팔을 자신 쪽으로 끌어온다. 숨을 들이쉬며 다음을 준비한다.

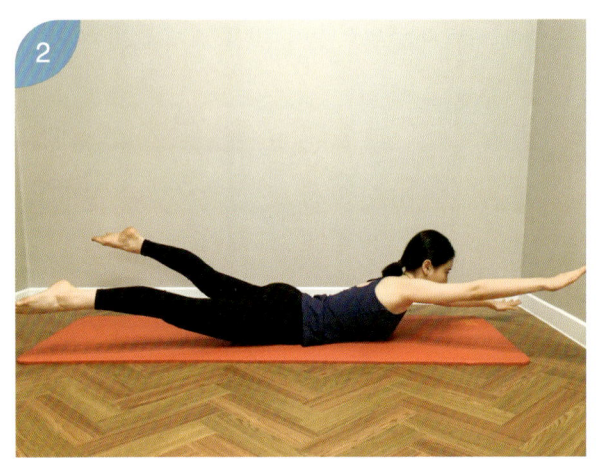

2 왼쪽 엉덩이를 큰볼기근(대둔근)을 이용하여 매트 쪽으로 누르며 좌측 다리를 위로 들고 동시에 오른팔을 위로 든다.

시작자세로 돌아가 좌우를 바꿔 우측 다리와 왼팔을 들어준다.

수영 자세 – 빠른 수영

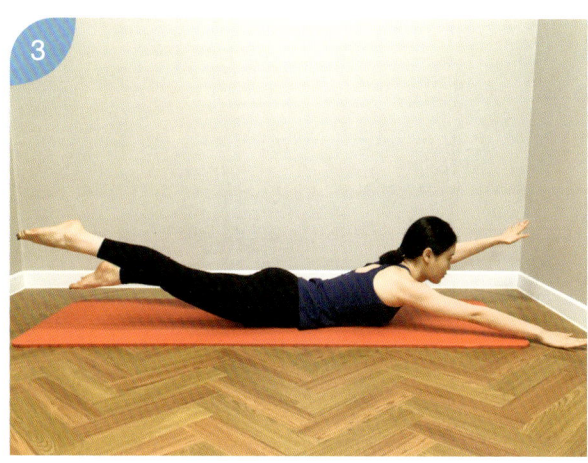

3 마지막으로 느린 수영 동작을 취할 때 우측 다리와 왼팔을 위로 든 상태에서 동작을 멈춘다. 이어 최대의 속도로 수영 동작을 취한다. 팔다리를 모두 매트에서 떼어 위로 들고, 다리와 팔을 교대로 위아래로 움직여준다. 머리와 척추, 팔, 다리를 허리뼈와 목뼈에 압박을 가하지 않는 범위에서 가능한 높이 들어준다.

주의사항
- 배꼽은 척추 쪽을 향하여 위로 들어주고 골반은 아래쪽으로 내려준다. 허리는 길게 늘여준 상태를 유지한다.
- 머리와 척추를 일직선으로 유지한다.
- 어깨를 귀로부터 멀리 유지하고 넓은등근(광배근)으로 팔을 받친다.

main muscle
- hip extensors(gluteus maximus, hamstring), latissimus dorsi

assist muscle
- knee extensors(quadriceps femoris), transverse abdominis

16 3가지 힙 스트레칭: 엉덩이 굽힘근

돌진 자세의 엉덩이 굽힘근 스트레칭

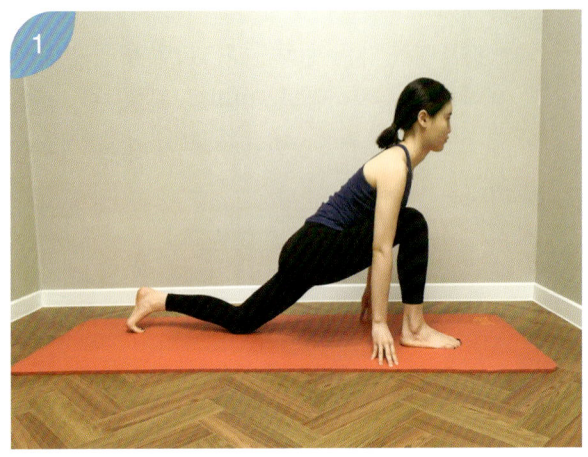

1 앞쪽 무릎을 90도 이상 되지 않도록 굽히고 둘째 발가락 위로 정렬한 뒤 상체를 앞으로 내민 자세로 시작한다. 골반은 아래로 내려 궁둥근을 조이고 배꼽은 척추 쪽으로 당긴다. 척추가 길게 사선으로 흐르게 하여 허리를 누르지 않게 한다. 이 자세로 30초 동안 호흡을 계속하거나 호흡할 때마다 하중을 증대시킨다.

수직 자세의 엉덩이 굽힘근 스트레칭

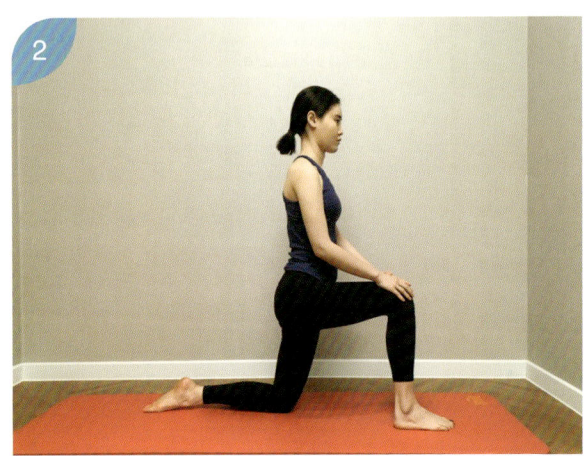

2 앞쪽 발을 몸쪽으로 가까이 가져와 위로 세운 무릎의 바로 위로 엉덩이를 위치하고 오른쪽 무릎을 90도로 꺾는다. 엉덩이는 직각으로, 골반과 척추는 중립 상태에서 시작한다. 몸을 한 가운데 똑바로 세운 상태를 유지하면서 복부와 궁둥근을 이용하여 골반을 후방 경사 상태로 가져가 스트레칭한다. 이 자세로 30초 동안 호흡을 계속하거나 호흡을 할 때마다 하중을 증대시킨다.

주의사항
- 무릎이 불편하다면 베개를 사용한다.

main muscle
- hip flexors(iliopsoas, rectus femoris, sartorius, TFL, pectineus)

assist muscle
- transverse abdominis

17 3가지 힙 스트레칭: 허리근(요근)/햄스트링

허리근(요근)을 위한 경막 스트레칭

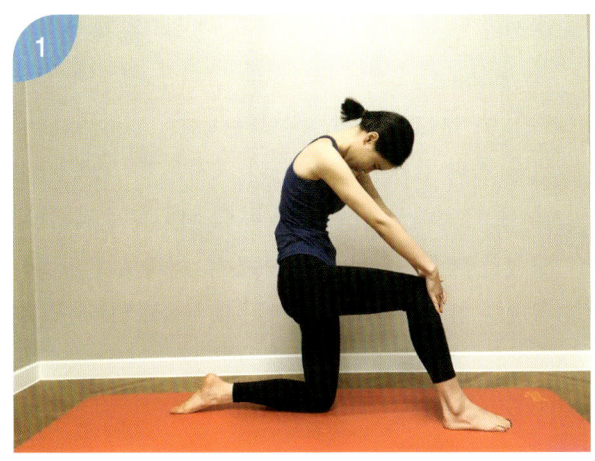

1 수직 자세의 엉덩이 굽힘근 스트레칭 자세에서 시작한다. 숨을 들이쉬며 몸을 가운데로 똑바로 들어올린다. 숨을 내쉬며 턱을 가슴으로 가져가 등뼈가 둥글게 굽혀질 때까지 척추를 한 마디씩 아래로 낮춘다. 흉골을 뒤로 당겨 흉부의 굴절을 더욱 증대시킨다. 이때 허리근(요근)이 스트레칭 되는 느낌이 없다면 상체를 앞쪽 무릎 위로 가져가 엉덩이를 더욱 뻗어주도록 한다. 이렇게 해도 허리뼈 부분 스트레칭 감각을 느낄 수 없다면 허리근(요근)을 길게 늘여준다. 이러한 자세로 30초 정도 호흡을 계속한다.

햄스트링 스트레칭

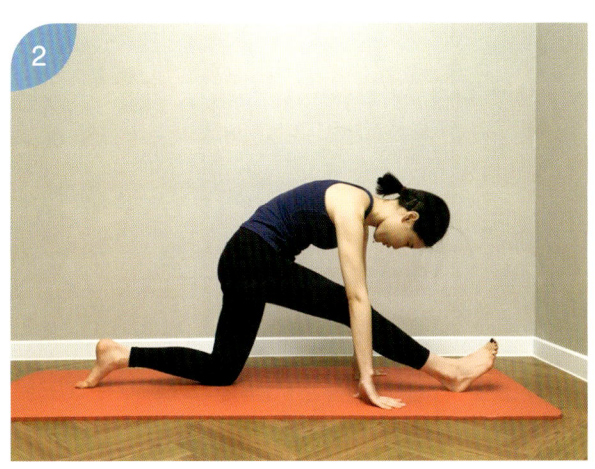

2 앞쪽 다리를 똑바로 뻗어주고 몸의 중심을 다시 뒤쪽 다리 위로 가져간다. 뒤쪽 무릎을 좀 더 굽히고 척추를 길게 늘여 꼬리뼈를 뒤로 고정하여 햄스트링 스트레칭 정도를 높인다. 앞쪽 발을 굽혀 장딴지근(비복근)의 스트레칭 정도를 높인다. 이 자세로 30초 정도 호흡을 계속한다.

주의사항
– 무릎이 불편하다면 베개를 사용한다.

main muscle
– quadratus lumborum, hamstring

18 3가지 힙 스트레칭: 회전근/엉덩정강근막띠(장경인대)/넙다리곧은근(대퇴직근)

회전근/엉덩정강근막띠(장경인대) 스트레칭

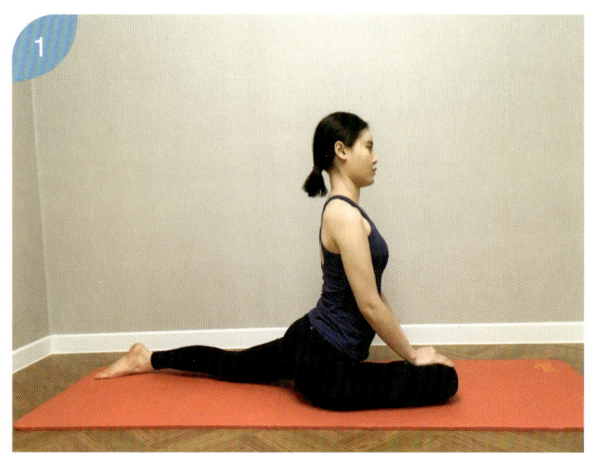

1 상체를 앞으로 가져가 양팔로 받치고 앞쪽 허벅지를 바깥으로 틀어준다. 앞쪽 다리를 매트에 밀착하고 무릎을 벌린다. 엉덩이가 굳어있다면 앞쪽 발을 좀더 몸의 중심 가까이 가져온다. 뒤쪽 다리를 매트 위에서 뒤로 똑바로 뻗는다. 가슴을 들고 양손을 매트쪽으로 누르며 팔을 똑바로 편다. 몸무게를 뻗어준 다리의 측면으로 주어 스트레칭 정도를 증대시킨다.

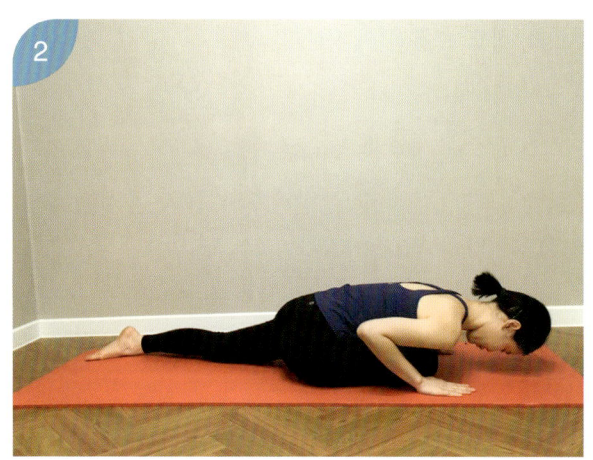

2 무릎 관절 손상 예방을 위해 가슴을 앞으로 가져가 오른쪽 다리 위로 내려놓는다. 앞쪽 무릎을 손으로 벌리며 아래로 누른다. 이 자세로 30초가량 호흡을 계속한다.

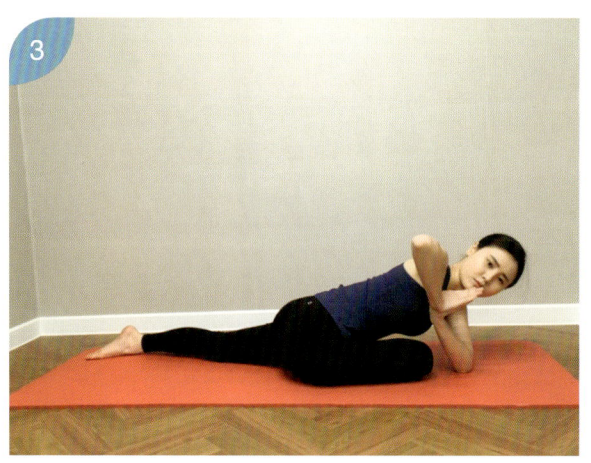

3 스트레칭 정도를 높이기 위해 앞쪽 무릎의 반대편 팔을 어깨 아래쪽으로 가져간 뒤 상체를 굽히고 무릎 방향으로 틀어준다. 양팔로 기도하는 자세를 취하고 팔꿈치로 매트를 누른다. 가슴을 위로 들어올려 하늘 쪽으로 틀어준다. 이 자세로 30초가량 호흡을 계속한다.

넙다리곧은근(대퇴직근) 스트레칭

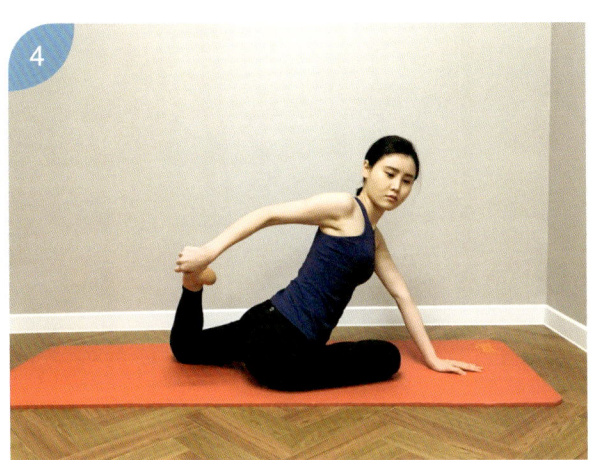

4 사두근 특히 넙다리곧은근(대퇴직근) 스트레칭을 위해 앉은 자세에서 뒤쪽 무릎을 굽히고 반대편 팔로 발을 잡는다. 골반을 같은 방향의 아래쪽으로 내린다. 이 자세로 30초가량 호흡을 계속한다.

주의사항
- 무릎이 불편하다면 베개를 사용한다.

main muscle
- quadriceps femoris

19 레그 풀 백(후방 제어)

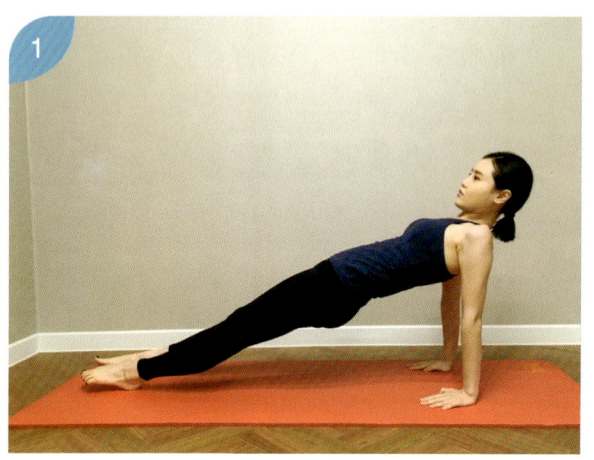

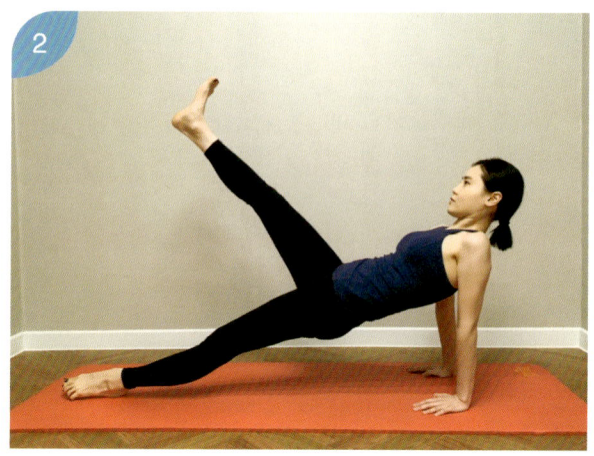

1 시작자세

앉아서 다리를 앞으로 똑바로 뻗고 엉덩이 옆에 손바닥으로 매트를 누르며 손가락을 앞으로 편다. 엉덩이를 위로 밀어 올리며 브릿지 자세를 취한다. 다리를 똑바로 뻗은 상태로 유지하고 발끝을 매트 쪽으로 뻗는다. 숨을 들이쉬며 다음을 준비한다.

2 한쪽 다리를 하늘로 차 올리며 가장 높은 지점에 도달했을 때 발을 굽힌다.

발을 뻗으며 다시 아래로 내려놓고 몸을 길게 뻗은 상태로 유지한다.

➕ 변형 동작

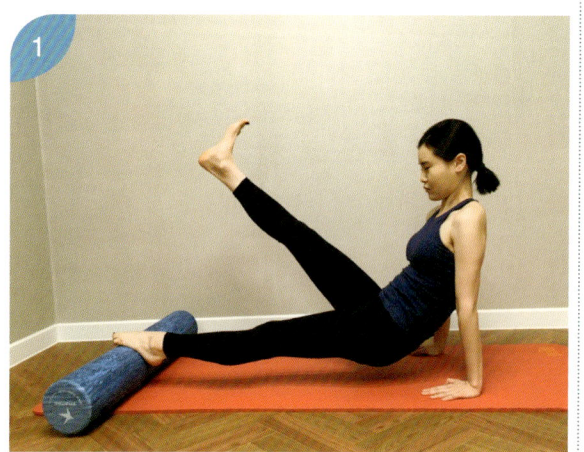

❶ 도구: 롤러

 주의사항

- 양팔을 똑바로 힘껏 뻗되 팔꿈치를 지나치게 뻗어주지 않는다.
- 다리를 똑바로 힘껏 뻗는다.
- 골반을 가능한 높이 들어준 상태로 유지한다.

main muscle

- hip flexors(iliopsoas, rectus femoris, sartorius, TFL, pectineus), hip extensors(gluteus maximus, hamstring), transverse abdominis, triceps

20 무릎 꿇고 하는 사이드 킥

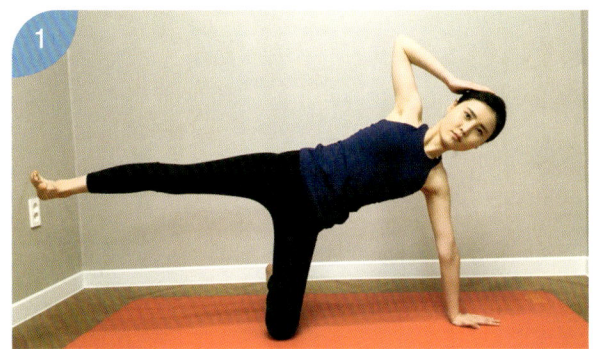
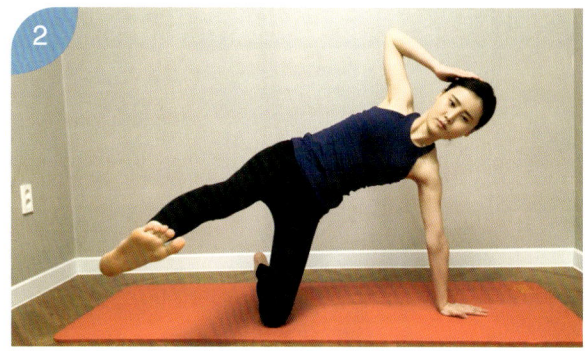

1 시작자세
　무릎을 꿇은 자세에서 시작하여 왼팔을 매트에 내려 놓을 수 있을 때까지 몸을 기울이면서 우측 다리를 엉덩이 높이로 들고 발꿈치를 멀리 뻗는다.

2 위쪽 다리를 앞쪽으로 차고 한번 반동을 준다. 발을 굽혀준 상태로 유지한다. 골반 바닥을 활용할 수 있도록 궁둥뼈를 서로 모은다고 생각한다.

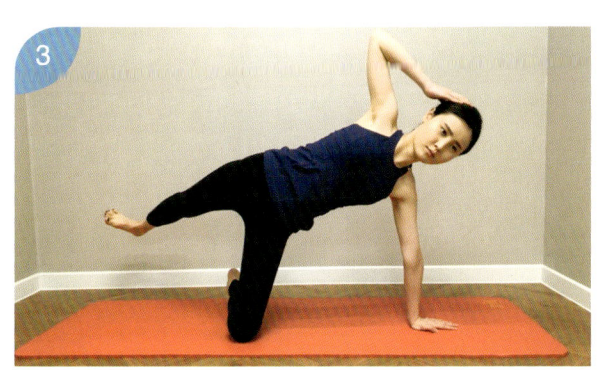

3 뒤로 차주며 한 번 반동을 주고 받은 똑바로 편다. 뒤로 찰 때 둔근을 조이고 배꼽을 안쪽으로 당겨 골반을 아래쪽으로 유지하여 척추를 뻗는 일이 없도록 한다.

주의사항

- 어깨와 엉덩이를 옆으로 세운 형태로 유지하고 흔들지 않는다.
- 다리를 뒤로 찰 때 척추를 뻗지 않도록 하고 궁둥근과 복부를 이용하여 골반을 안정시킨다.
- 다리로 반동을 주는 동작이 상체의 안정을 해치지 않도록 한다.
- 무릎 꿇은 쪽 다리의 궁둥근을 이용하여 엉덩이를 직각으로 유지하고 넙다리뼈를 전방으로 유지한다.
- 이 동작에서 가장 어려운 부분은 다리를 앞으로 찰 때 엉덩이를 직각으로 유지하는 것이다. 궁둥근을 조이고 엉덩이를 앞으로 밀어 보정 동작으로 이용함으로써 무릎 꿇은 쪽의 엉덩이를 뻗어준 상태로 유지한다.
- 다리를 앞뒤로 찰 때 다리를 엉덩이 높이로 유지하고 뒤로 뻗을 때 평행으로 다리가 돌아가기 쉬우므로 바깥으로 틀어준 상태로 유지한다.

main muscle — hip flexors(iliopsoas, rectus femoris, sartorius, TFL, pectineus), hip extensors (gluteus maximus, hamstring), transverse abdominis,

assist muscle — middle deltoid, rotator cuff

21 나무 오르기 자세

햄스트링 스트레칭 준비 자세

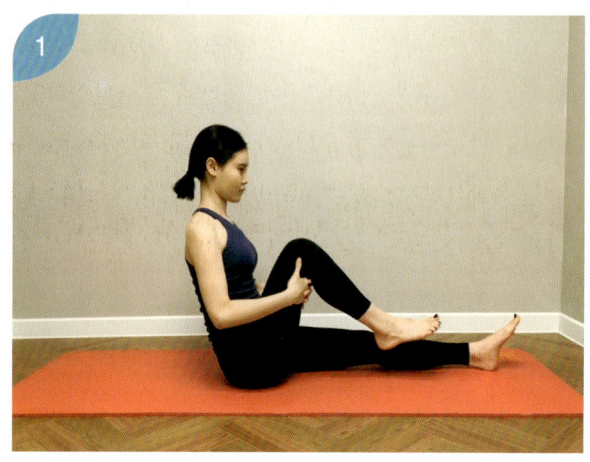

1 시작자세

앉아서 한쪽 다리를 똑바로 앞으로 뻗고 다른 쪽 다리는 굽힘한다. 굽힘한 다리를 바닥에서 들어 팔로 잡는다. 좋은 자세를 위해 손목 위쪽 부분을 손으로 잡아준다. 숨을 들이쉬며 바로 앉아서 다음을 준비한다.

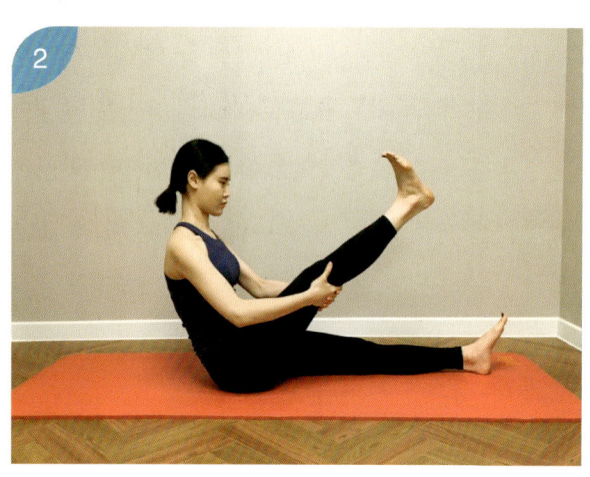

2 들어준 다리를 똑바로 뻗고 발꿈치를 위로 뻗는다. 다시 들어준 다리를 굽힌다.

들어준 발을 뻗고 발꿈치를 위로 뻗는다. 발끝을 펴고 굽힘 동작을 3회 실시하고 발로 원을 그리고 다음엔 반대로 원을 그린다. 다시 무릎을 굽히고 다리에서 힘을 뺀다.

Lession ① 매트

나무 오르기

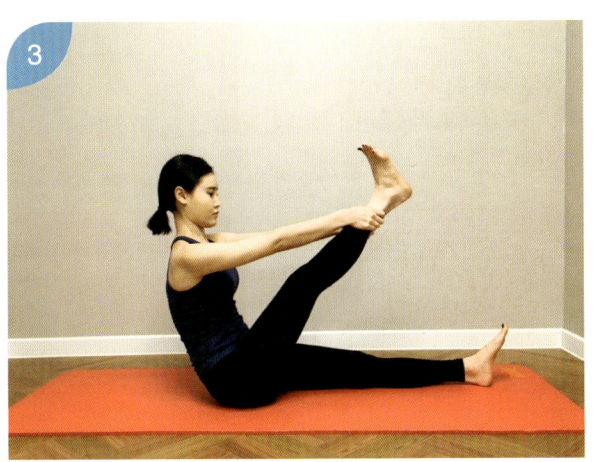

3 들어준 다리를 뻗고 발꿈치를 하늘로 뻗는다. 이어 나무 오르기 자세를 하고 다리를 따라 손을 종아리까지 올린다. 척추를 길게 펴서 들어준 상태로 유지하고 두갈래근(이두근)을 이용하여 팔꿈치를 옆으로 넓게 벌리고 다리를 몸 가까이 유지한다.

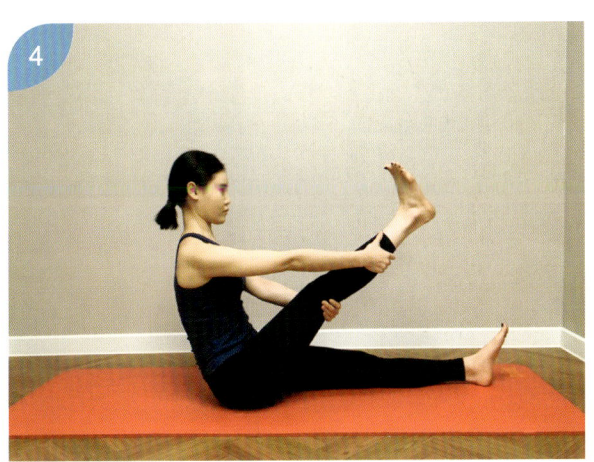

4 허벅지와 종아리를 잡는다. 발꿈치는 여전히 하늘로 뻗는다. 누운 자세가 나올 때까지 척추를 뒤로 굴려주며 한 번에 척추뼈 한마디씩 아래로 낮춘다. 두갈래근(이두근)을 이용하여 다리를 강하게 잡아 허벅지를 멀리 바깥으로 눌러줌으로써 대립되는 대칭적 힘으로 허벅지를 지탱한다.

5 척추를 감아올릴 준비를 한다.

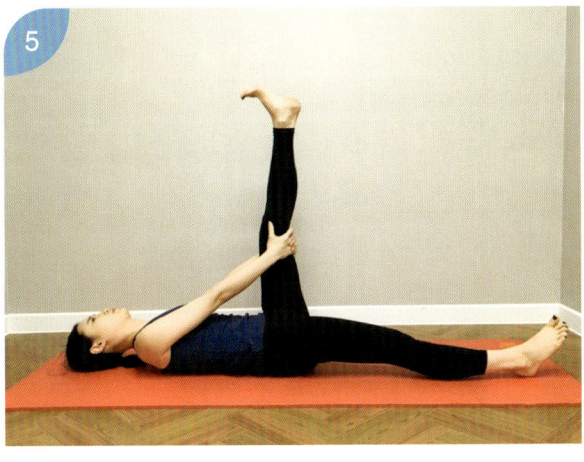

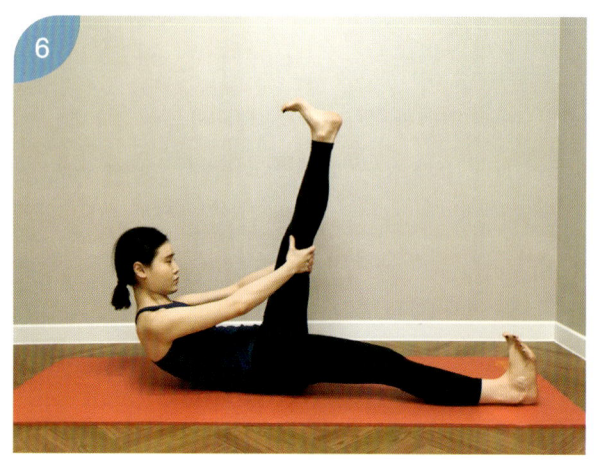

6 턱밑으로 감귤 조이기 동작을 하면서 몸을 위로 감아올린다. 허벅지를 바깥쪽으로 눌러 힘의 균형을 맞추고 다리를 하늘로 똑바로 뻗은 상태로 유지한다.

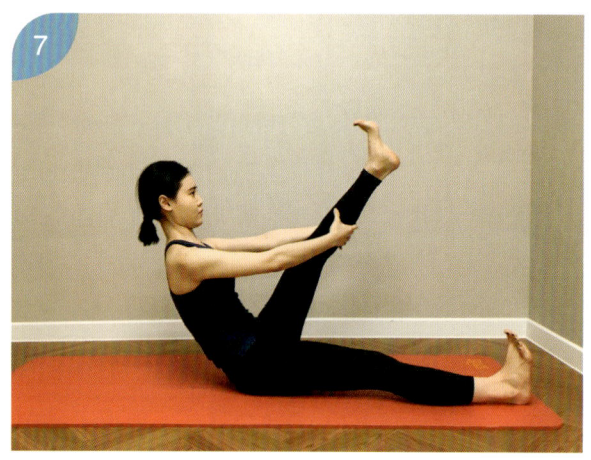

7 다리를 몸쪽으로 당겨 햄스트링 스트레칭을 더욱 깊게 가져간다. 좌우를 교대하여 실시한다.

주의사항

- 햄스트링 스트레칭 때 척추를 들어준 상태로 유지한다. 허리를 굽힘하지 않는다. 필요 시 척추를 뒤로 기울여 허리를 굽힘하지 말고 허리뼈를 들어준 상태로 유지한다.
- 나무 오르기 자세를 할 때는 어깨를 귀로부터 멀리 아래쪽으로 유지하고 등을 벌리며 가슴을 든다.

main muscle
- hamstring, serratus anterior

assist muscle
- knee extensors(quadriceps femoris), latissimus dorsi

상지 운동

1 앞으로 노젓기 자세

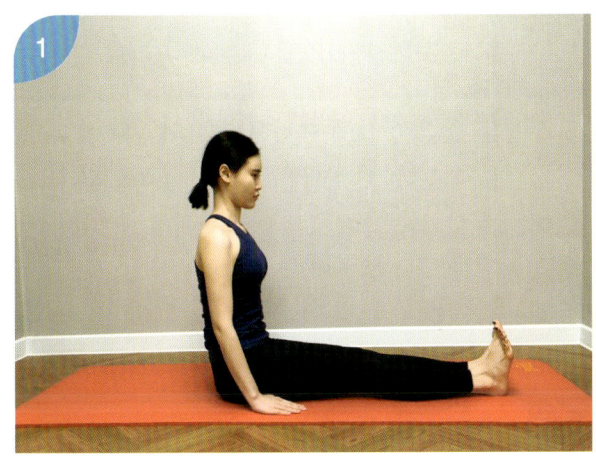

1 시작자세

똑바로 앉아서 다리를 평행으로 앞으로 뻗고 발목과 무릎, 허벅지 안쪽을 붙인다. 손을 옆으로 내려 손목을 뻗어주고 손바닥을 매트에 내려놓는다. 발끝을 발등굽힘 하고 숨을 들이쉬며 척추를 길게 뻗고 궁둥뼈를 서로 당겨 궁둥근의 아래쪽 부위를 동작에 끌어들인다.

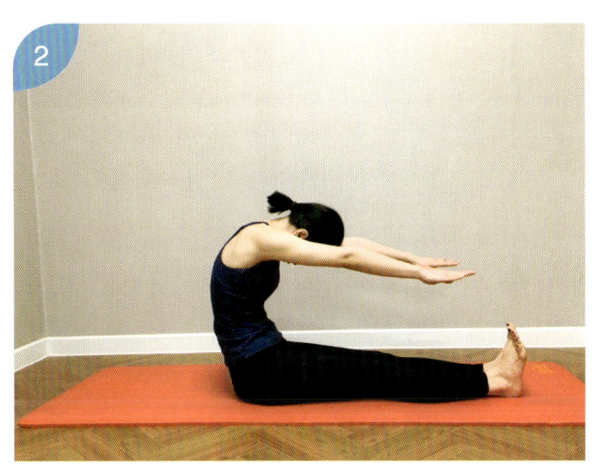

2 발꿈치를 앞으로 길게 뻗고 복부를 척추 쪽으로 당기며 앞으로 몸을 숙여 척추를 둥글게 굽힌다. 코를 무릎 쪽으로 가져간다. 매트를 따라 손을 밀며 앞으로 가져가고 팔을 길게 펴서 발끝 쪽으로 뻗는다.

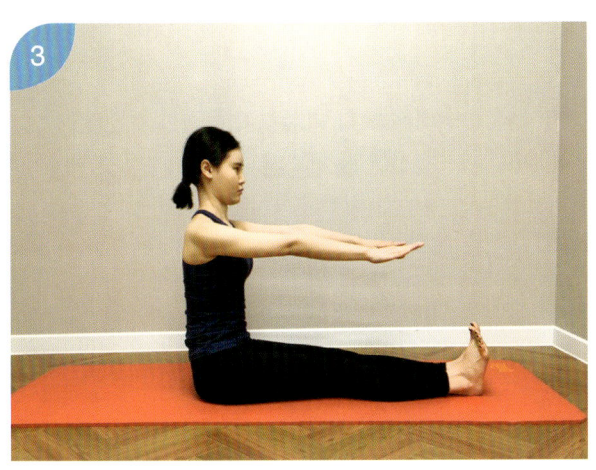

3 꼬리뼈에서 머리까지 척추를 차례대로 쌓아 올리며 양손이 어깨와 나란히 놓일 때까지 팔을 위로 들어올린다. 이때 손바닥은 바닥을 향하게 한다. 어깨를 넓게 벌리고 흉근을 유연하게 유지하며 위팔뼈(상완골)를 등쪽으로 붙인다.

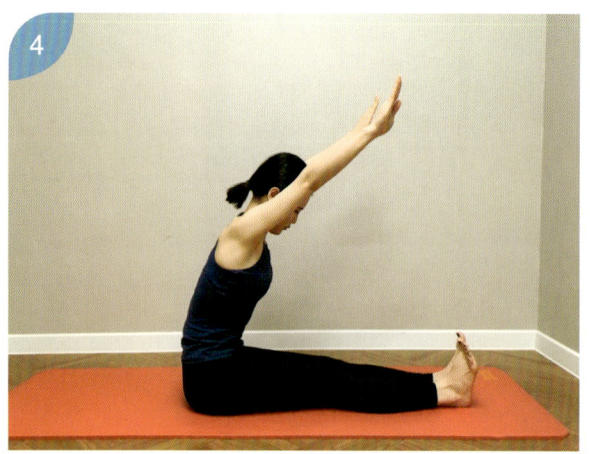

4 발끝을 앞으로 뻗으며 척추의 맨 아랫부분에서 몸을 앞으로 숙인다. 상체를 사선 앞으로 뻗을 때 양팔을 위로 들어올려 꼬리뼈에서 손가락 끝까지 길게 일직선을 이루게 한다. 어깨올림근(견갑거상근)을 고정시킨 상태로 유지하고 허리는 중립으로 유지하며 약간 앞으로 숙여 척추 전체를 뻗는다.

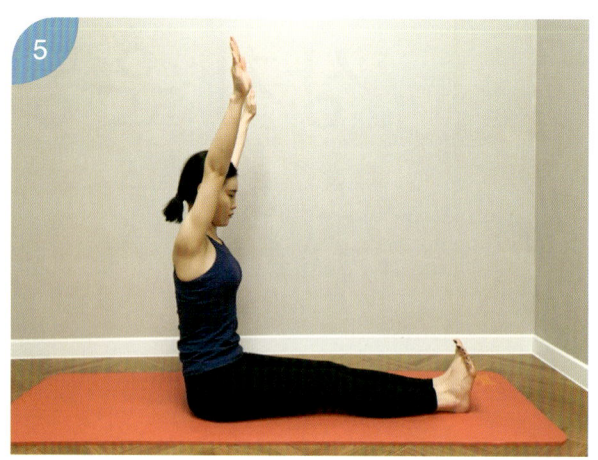

5 상체를 팔과 동시에 똑바로 세우고 손가락을 천장으로 뻗는다. 손바닥은 앞을 마주하도록 한다. 어깨를 넓게 펼치며 등쪽으로 낮춘다.

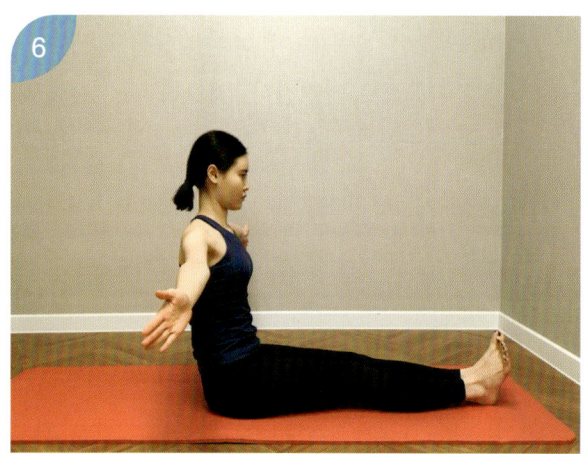

6 넓은등근(광배근)을 아래로 내리며 새끼손가락으로 동작을 유도하여 팔을 옆으로 넓게 벌린다. 이 때 양손이 주변 시야에 들어오도록 한다. 팔을 시작자세로 가져오면서 척추를 점차 똑바로 세운다.

주의사항

- 항상 상부 등세모근(승모근)을 가능한 유연한 상태로 유지하고 등을 귀로 들어주지 말고 넓게 펴서 어깨올림근(견갑거상근)을 고정된 상태로 유지한다. 팔을 들어올리기 위해 내린다고 생각한다.
- 앞으로 숙일 때 자세가 무너지지 않도록 한다.
- 동작을 취하는 동안 발꿈치를 똑바로 편다.
- 허공을 마치 꿀같이 끈적한 것인 양 생각하여 눌러주며 스스로 내부적 저항력을 이용한다.

main muscle
- transverse abdominis, rectus abdominis, external/internal oblique

assist muscle
- serratus anterior, latissimus dorsi

Lession ❶ 매트

2 뒤로 노젓기 자세: 둥근 등 자세

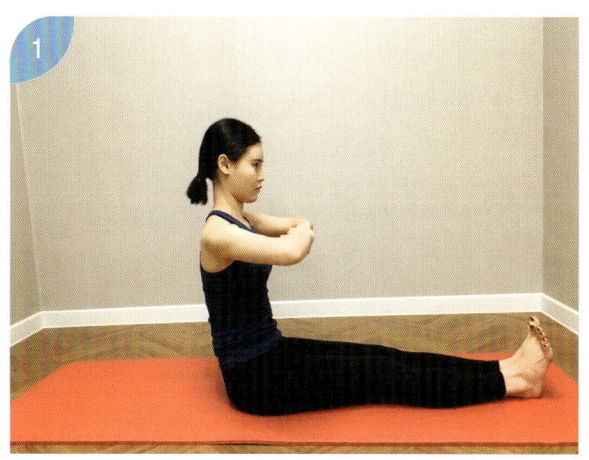

1 시작자세

똑바로 앉아서 다리를 평행으로 앞으로 뻗고 발목과 무릎, 허벅지 안쪽을 붙인다. 팔꿈치를 굽혀 옆으로 벌리고 주먹을 쥐어 서로 마주 붙이며 가슴 한가운데로부터 15cm 정도 떨어뜨린다. 숨을 들이쉬며 척추를 길게 편다. 궁둥뼈를 서로 당겨 궁둥근의 아래쪽 부위를 동작에 끌어들인다.

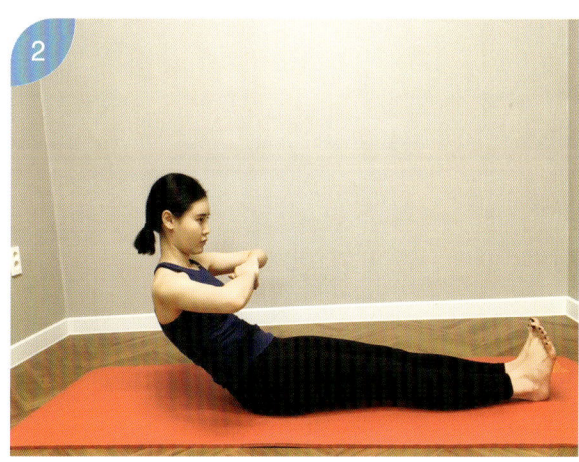

2 발꿈치를 앞으로 길게 뻗고 척추 맨 아랫부분에서 C곡선 자세를 취한다. 몸을 감아주며 절반쯤 아래로 낮추고 주먹과 가슴까지의 간격을 그대로 유지한다.

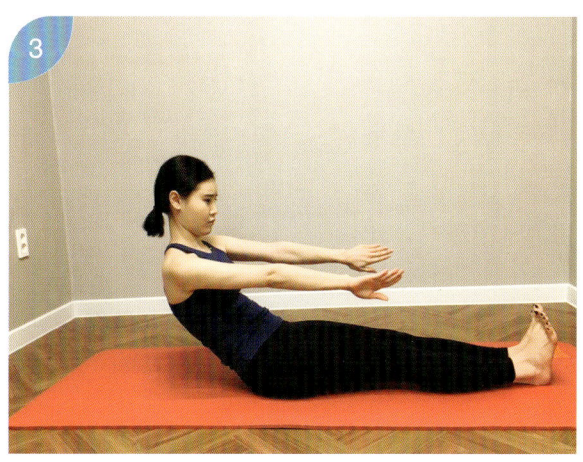

3 팔을 앞으로 뻗고 손가락도 앞으로 편다.

4. 상지 운동   99

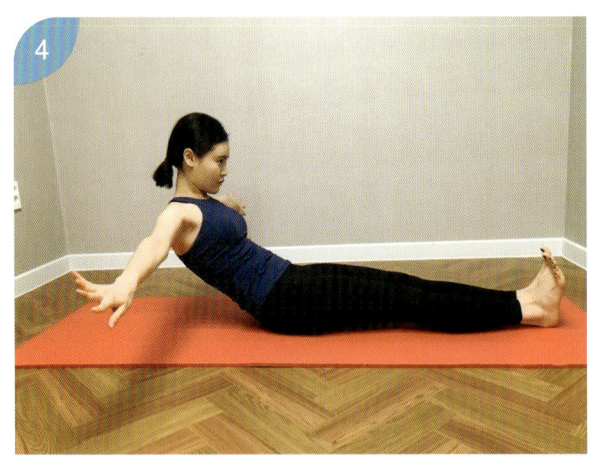

4 손으로 물을 좌우로 가르는 동작을 하며 팔을 앞으로 뻗고 이어 옆으로 벌리며 그다음엔 뒤로 가져간다. 이때 척추를 앞으로 둥글게 굽히고 가슴은 벌린 상태로 유지하여 팔을 뒤로 가져갈 때 어깨가 앞으로 구부정하게 되지 않도록 해 준다.

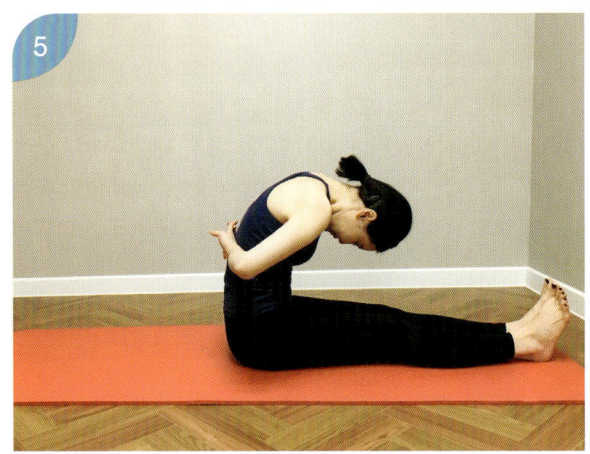

5 팔꿈치를 굽히고 등 뒤에서 손가락으로 깍지를 낀다. 손바닥은 안쪽을 향하게 한다.

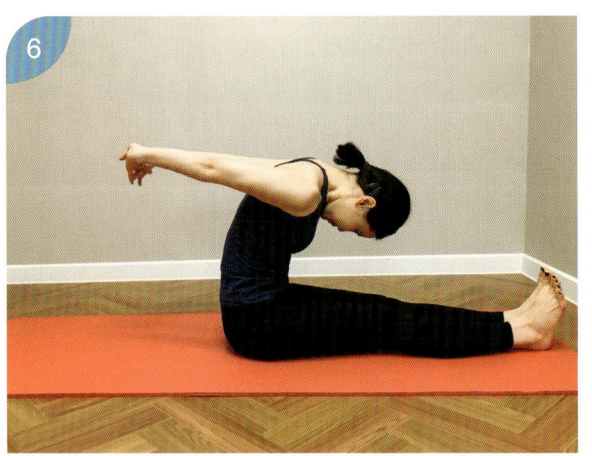

6 양팔을 뒤로 똑바로 뻗어 사선으로 위로 들어올리고 가슴을 열고 어깨올림근(견갑거상근)으로 어깨뼈를 모두 당긴다고 생각한다.

Lession ❶ 매트

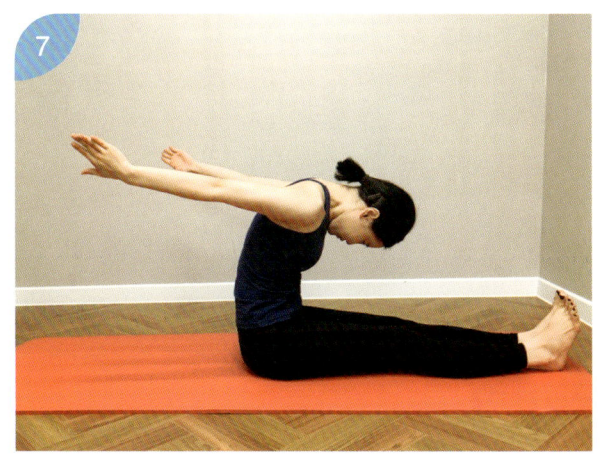

7 천천히 조심하면서 깍지 낀 손을 푼다.

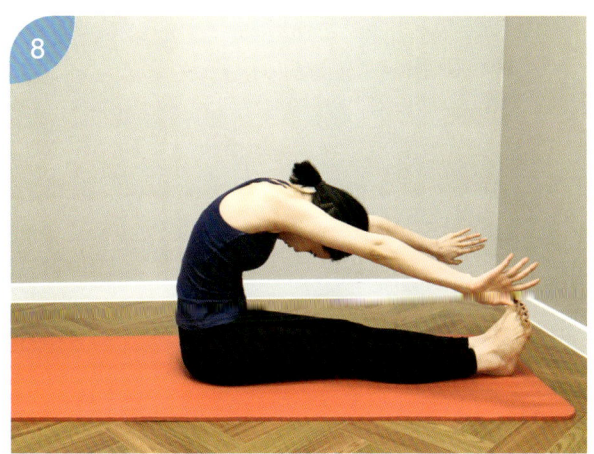

8 양팔을 옆으로 뻗은 뒤 앞으로 가져와 등뼈를 둥글게 굽힌다. 등의 윗부분을 하늘로 들고 흉골도 위로 든다. 이와 동시에 복부 근육을 반대 방향의 힘을 이용하여 균형을 취한다.
척추뼈를 한 마디씩 위로 쌓아 올리며 시작자세로 돌아간다.

주의사항

- 뒤쪽으로 몸을 구부렸을 때 몸의 길이를 일정하게 유지한다. 척추를 누르거나 내려놓지 않는다.
- 항상 상부 등세모근(승모근)을 가능한 유연한 상태로 유지하고 등을 귀로 들어주지 말고 넓게 펴서 어깨올림근(견갑거상근)을 고정된 상태로 유지한다. 팔을 들어올리기 위해 내린다고 생각한다.
- 허공을 마치 꿀같이 끈적한 것인 양 생각하여 눌러주며 스스로 내부적 저항력을 이용한다.

main muscle
- transverse abdominis, rectus abdominis, external/internal oblique

assist muscle
- serratus anterior, latissimus dorsi

Lession ❷

소도구

01 폼롤러
02 짐볼
03 탄성밴드
04 써클

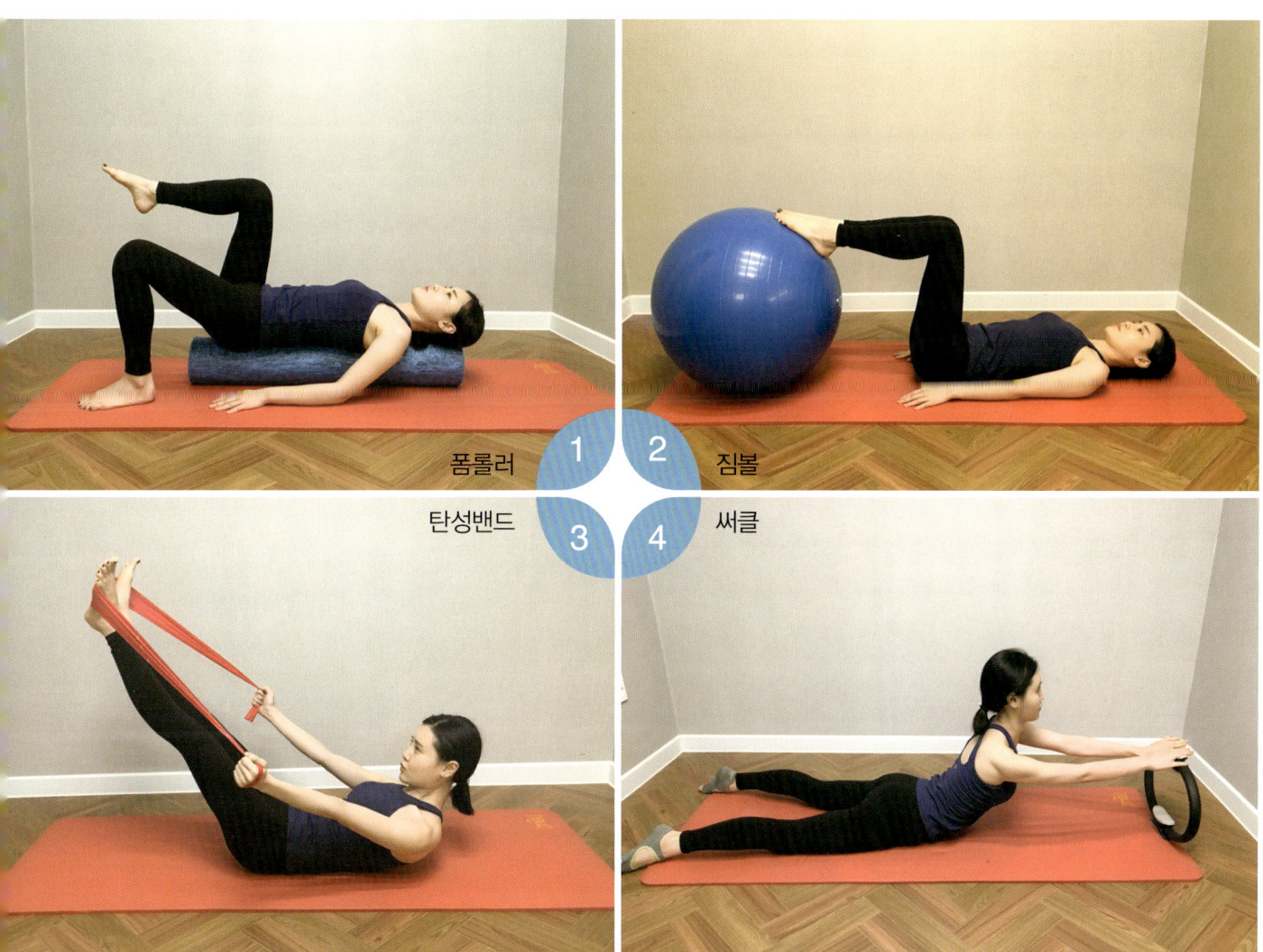

1 폼롤러   2 짐볼
3 탄성밴드   4 써클

01 폼롤러

1 복부

1 다리올리기(legs up)

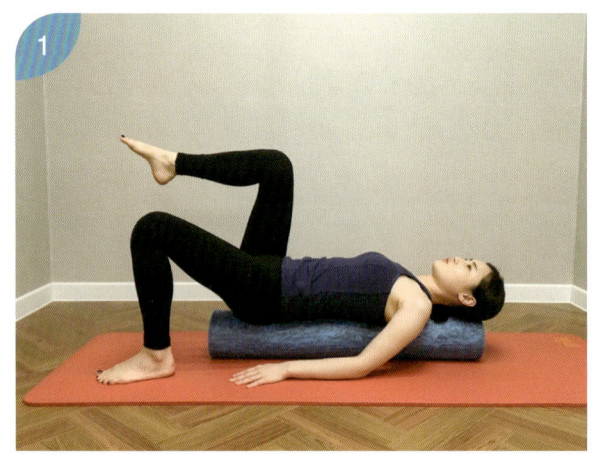

1 시작자세

머리부터 꼬리뼈까지 폼롤러에 등을 대고 눕는다. 무릎은 90도로 구부린 상태로 엉덩이 넓이로 바닥에 놓는다. 팔은 최대한 발끝 방향에 가깝게 내려놓고 손바닥은 아래로 향한다.

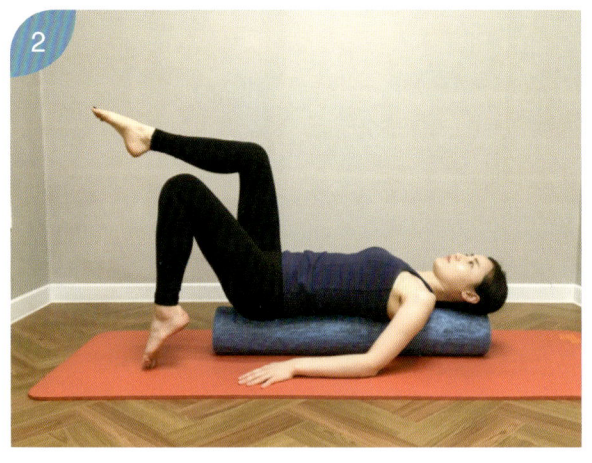

2 배꼽을 척추쪽으로 끌어당겨서 허리를 폼롤러에 댄다. 우측 다리를 무릎 90도로 유지하며 가슴 쪽으로 들어올린다.

Lesson ❷ 소도구

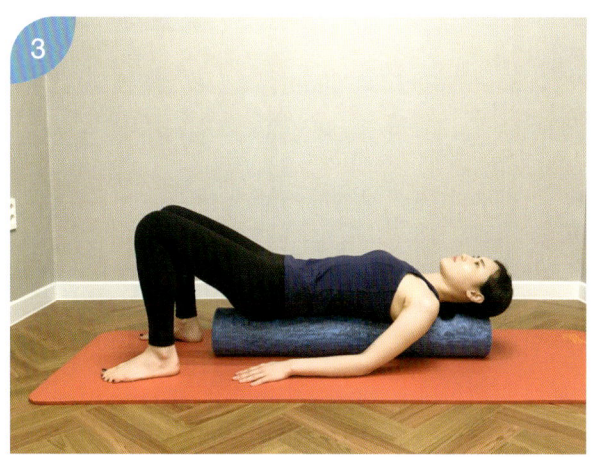

3 호흡을 멈춘다.
　지속적으로 배꼽을 척추 쪽으로 당기며, 우측 다리를 내려 시작자세로 돌아간다. 반대쪽 좌측 다리도 똑같이 진행한다.

➕ 변형 동작

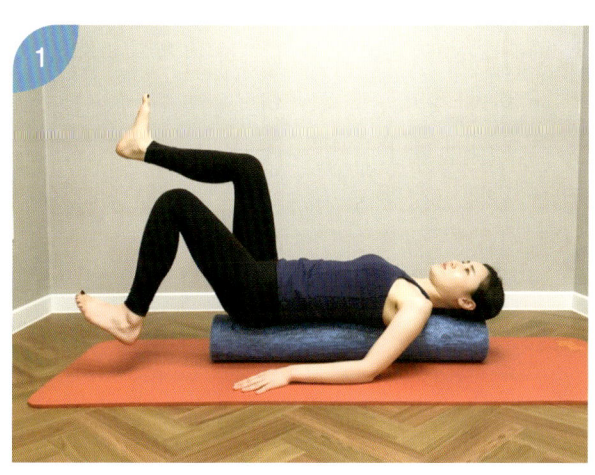

❶ **중급 동작1**(toe taps) 발을 땅에 대지 않고 펴서 다른 발을 가슴으로 당길 때 땅을 치는 동작이기 때문에 위 동작보다 약간 어렵다. 바닥을 치면서 지속적으로 호흡한다.

❷ **중급 동작2**(taps with Flexed Feet) 토 탭 동작과 같고, 발을 굽힌다는 점만이 다르다.

주의사항
- 어깨를 비롯한 상체에 힘이들어가 긴장되면 안된다.
- 귀와 어깨를 항상 멀리하고 어깨를 이완시킨 상태에서 진행한다.

main muscle
- transverse abdominis, xternal/internal oblique

assist muscle
- gluteus maximus

2 다잉 버그(dying bug)

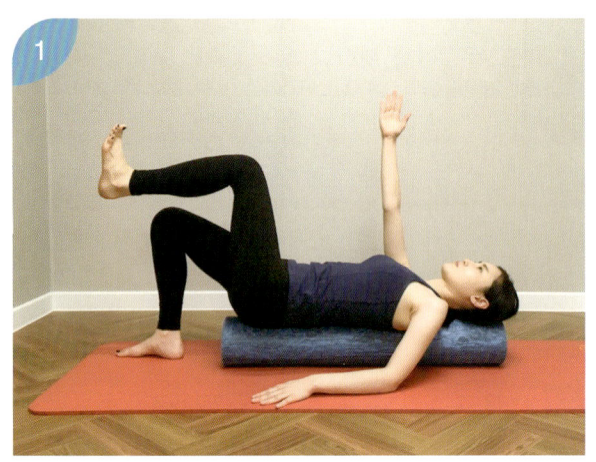

1 시작자세

머리부터 꼬리뼈까지 폼롤러에 등을 대고 눕는다. 우측 무릎은 90도로 굽힌 상태로 바닥에 놓고 좌측 다리는 직각으로 들어올린다. 오른팔을 위로 뻗는다. 왼팔은 옆에 내려놓고 손바닥은 아래로 향한다.

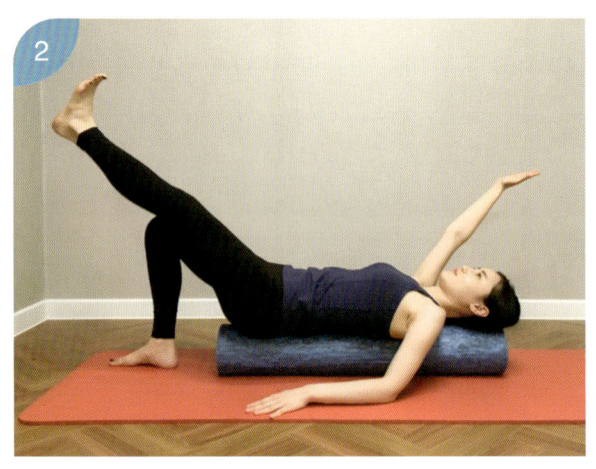

2 배꼽을 척추쪽으로 끌어당긴 상태에서 오른 팔은 뻗어 좌측 다리와 왼팔이 각각 다른 방향을 향하게 한다. 왼발뒤꿈치는 허공을 민다는 느낌으로 몸을 길게 편다.

팔다리를 중심으로 가져와 시작자세로 돌아간다.

주의사항	– 척추 전체가 폼롤러에 계속 닿아 있어야 한다.
main muscle	– transverse abdominis, external/internal oblique
assist muscle	– hip extensors(gluteus maximus, hamstring)

3 플랭크(plank)

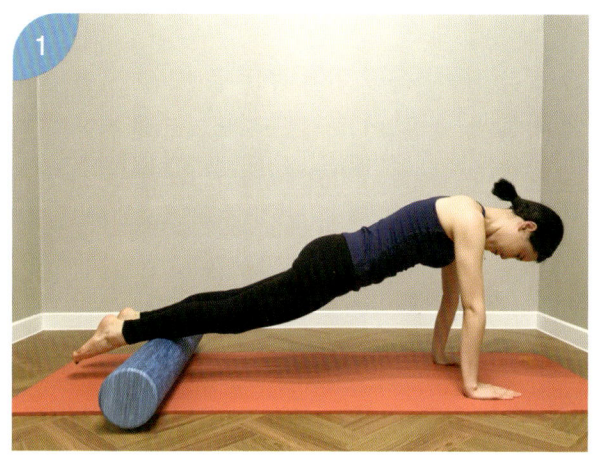

1 시작자세

정강이를 폼롤러 위에 놓는다. 팔은 어깨 넓이로 벌리고 손가락을 펴서 바닥을 짚는다. 등 근육으로 상체가 바닥에서 멀어지도록 누른다.
폼롤러를 앞뒤로 굴린다.

➕ 변형 동작

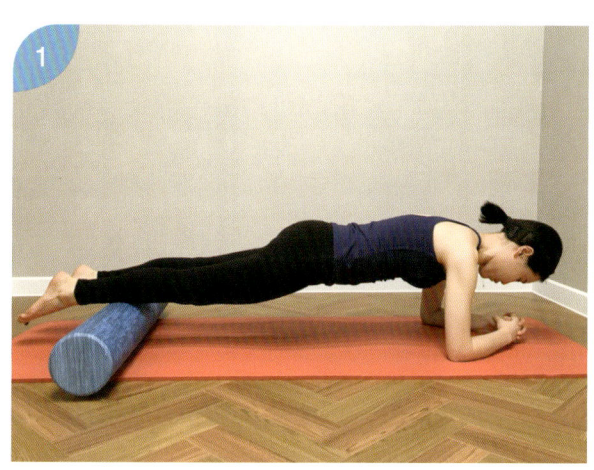

❶ **중급 동작** 손을 깍지 끼고 팔꿈치를 어깨 넓이로 벌려 바닥에 고정한다. 팔꿈치로 바닥을 누르고 등을 둥글게 해서 앞톱니근(serratus anterior)을 가동시킨다. 어깨 안정과 강화에 도움이 되며 손목에 이상이 있을 때 사용할 수 있는 동작이다. 폼롤러가 몸 중심에 가까울수록 힘이 덜 든다.

주의사항

- 몸 중심이 흔들거리지 않도록 자세를 안정시켜서 효율적인 동작이 되도록 한다(복부는 배꼽안으로 당기고 엉덩이를 조이며, 허벅지 안쪽을 함께 당긴다).

main muscle — transverse abdominis, external/internal oblique

assist muscle — hip extensors(gluteus maximus, hamstring)

4 푸쉬 업(push-up)

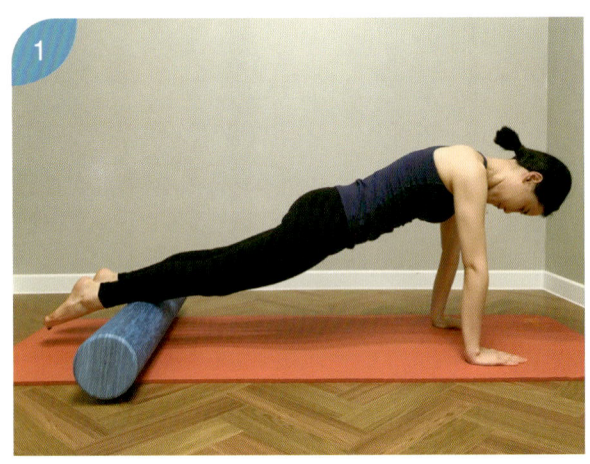

1 시작자세

정강이를 폼롤러 위에 놓는 플랭크 자세에서 시작한다. 팔은 어깨 넓이로 벌리고 손가락을 편 상태로 바닥을 지지한다. 등 근육으로 상체가 바닥에서 멀어지도록 누른다. 숨을 들이쉰다.

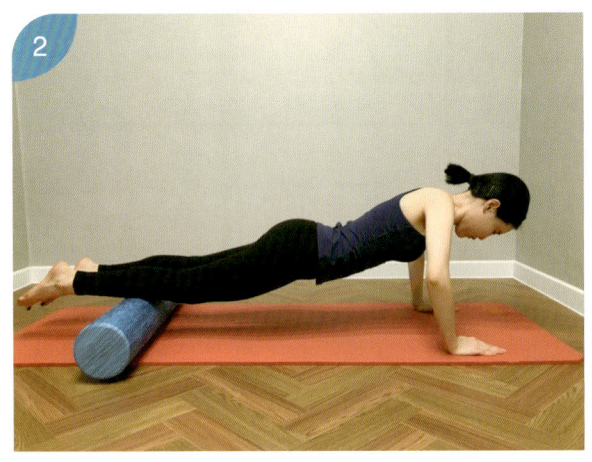

2 몸을 지면으로 내리고 팔꿈치를 옆으로 구부린다. 숨을 들이쉬면서 시작자세로 돌아간다.

✚ 변형 동작

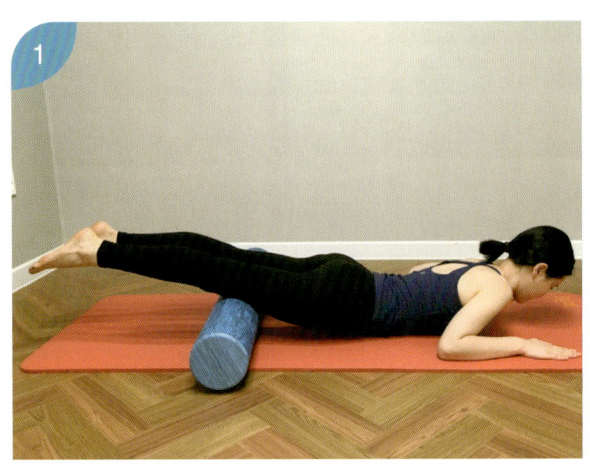

❶ **초급 동작**(push-up) 폼롤러가 몸 중심에 가까워지게 무릎 밑으로 당겨 놓고 시작한다.

Lesson ❷ 소도구

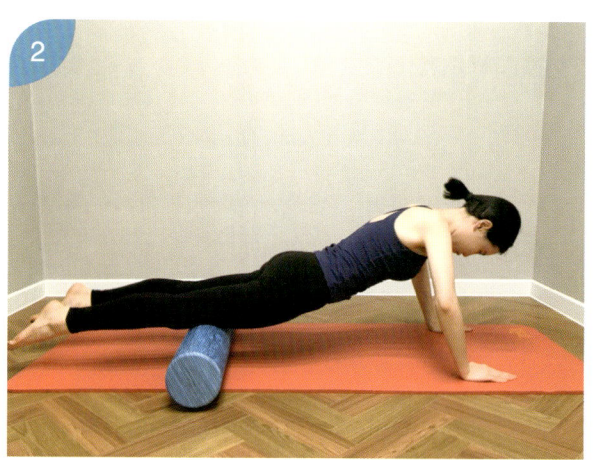

❷ **중급 동작**(triceps push-up) 팔꿈치를 몸 옆에 붙인다. 어깨를 펼 때 어깨가 앞으로 구르지 않도록 한다. 가슴을 펴서 어깨가 펴지도록 한다.

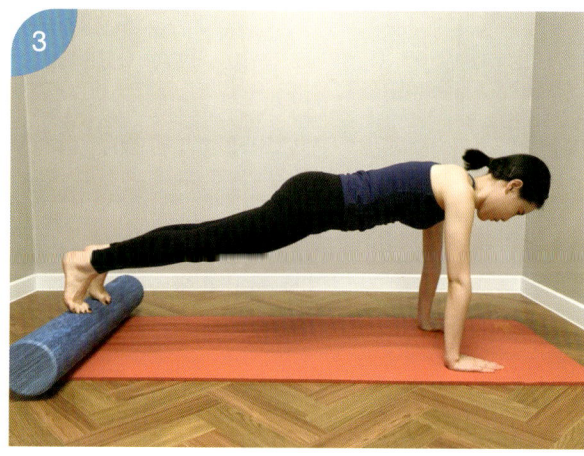

❸ **초고급 동작**(push-up) 발가락을 폼롤러 위에 얹고 발을 굽힌 자세로 한다.

주의사항

– 몸 중심이 흔들거리지 않도록 자세를 안정시켜서 효율적인 동작이 되도록 한다(복부는 배꼽안으로 당기고 엉덩이를 조이며, 허벅지 안쪽을 함께 당긴다).

main muscle
– transverse abdominis, external/internal oblique, triceps, biceps

assist muscle
– hip extensors(gluteus maximus, hamstring), knee extensors(quadriceps femoris)

5 폼롤러를 이용한 라운드 백(knee stretch round back)

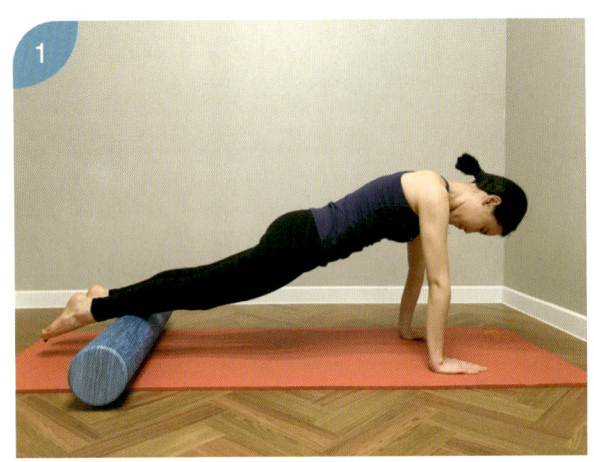

1 시작자세

정강이를 폼롤러 위에 놓는 플랭크 자세에서 시작한다. 팔을 어깨 넓이로 벌리고 손가락을 펴서 바닥을 짚는다. 등 근육으로 상체가 바닥에서 멀어지도록 누른다. 숨을 들이쉰다.

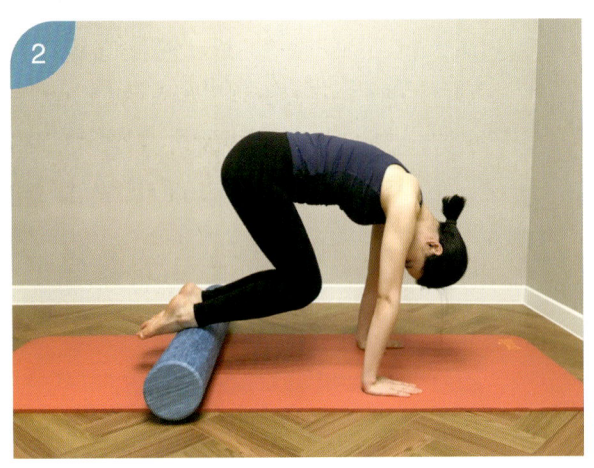

2 폼롤러를 굴려 팔 쪽으로 당기면서 척추 전체를 구부려 C곡선을 만든다.

다리를 펴면서 배꼽을 척추 쪽으로 당기고 폼롤러를 제자리로 보내면서 시작자세로 돌아간다.

Lession ❷ 소도구

➕ 변형 동작

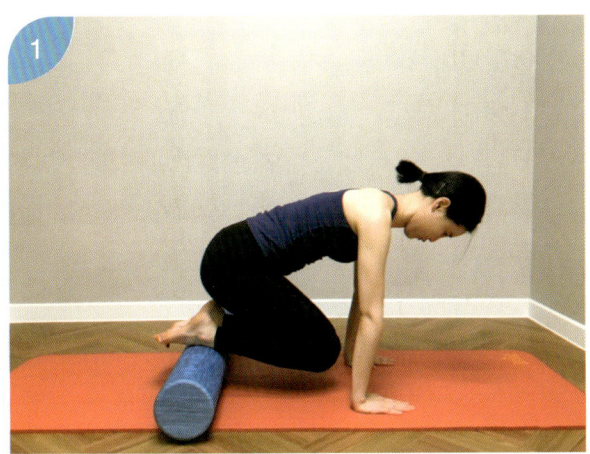

❶ 폼롤러를 이용한 플랫 백(knee stretch flat back)
폼롤러를 안으로 당길 때 배꼽을 척추 쪽으로 계속 당겨 몸통을 지탱한 상태로 척추를 중립에 놓고 꼬리뼈를 뒤로 보낸다.

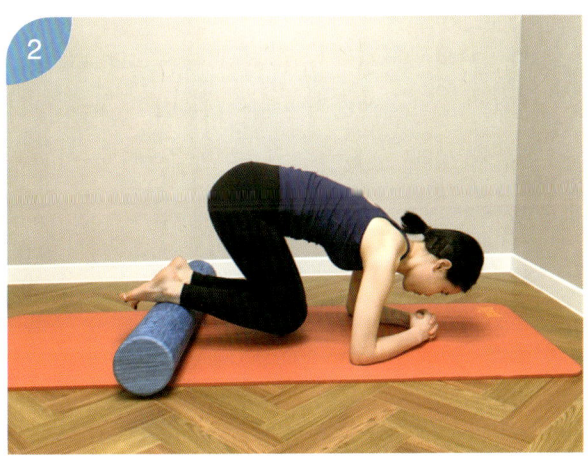

❷ 팔꿈치를 이용한 동작(knee stretch on elbows)
손목이 불편하면 손을 맞잡고 팔꿈치로 지탱한다. 폼롤러를 안으로 당길 때 팔뚝을 강하게 매트로 밀어서 등 근육을 작동시킨다

주의사항
- 몸 중심이 흔들거리지 않도록 자세를 안정시켜서 효율적인 동작이 되도록 한다.
- 다리를 적당하게 뻗어서 배근력을 이용하여 유지하도록 한다.
- 등 근육에 무리가 가면 동작을 작게 한다.

main muscle
- transverse abdominis, external/internal oblique, hip flexors(iliopsoas, rectus femoris, sartorius, TFL, pectineus)

assist muscle
- serratus anterior, latisstmus dorsi

6 잭나이프 플랭크(jackknife plank)

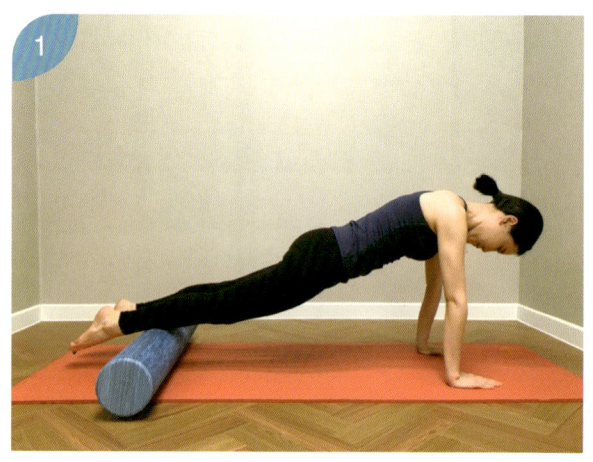

1 시작자세

정강이를 폼롤러 위에 놓는 플랭크 자세에서 시작한다. 팔을 어깨 넓이로 벌리고 손가락을 펴서 바닥을 짚는다. 등 근육으로 상체가 바닥에서 멀어지도록 누른다. 숨을 들이쉰다.

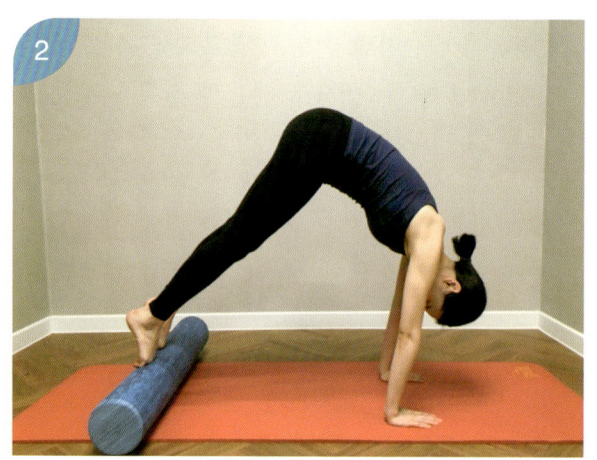

2 복부를 척추쪽으로 수축해서 몸을 반으로 접고 폼롤러를 팔쪽으로 당긴다. 머리와 목의 정렬이 척추와 함께 움직일수 있게 한다. 이때 시선은 무릎을 향해야 한다.
시작자세로 돌아간다.

➕ 변형 동작 •

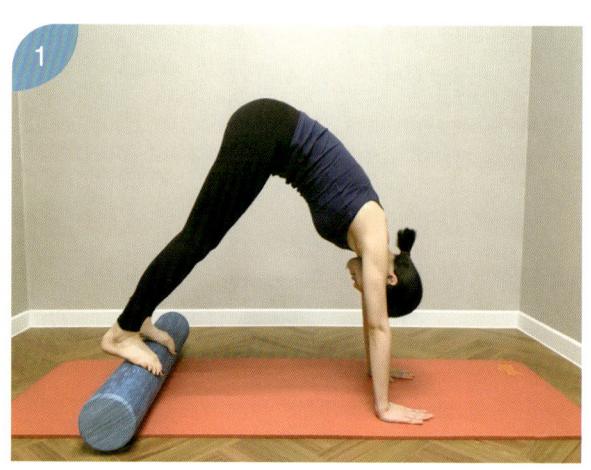

❶ ❷ ❸ 발로 서는 동작(jackknife plank to your feet)
상당한 복부 근육과 등 상부의 힘이 필요한 동작이다. 잭나이프 정점에서 폼롤러를 앞으로 계속 굴리면서 몸을 복부로부터 들어올리고 발 균형력을 높여 폼롤러 위에 선다. 그리고 척추를 하나씩 말아올리듯 몸을 똑바로 세운다.

Lession ❷ 소도구

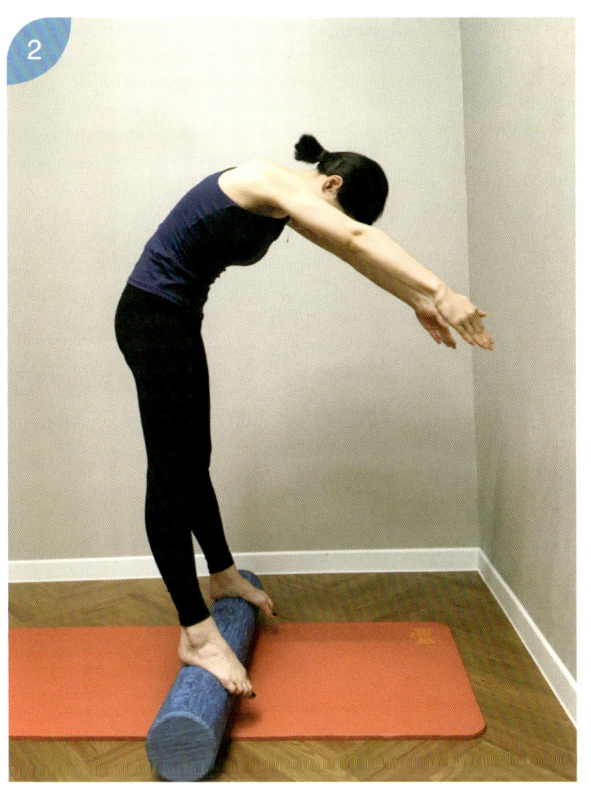

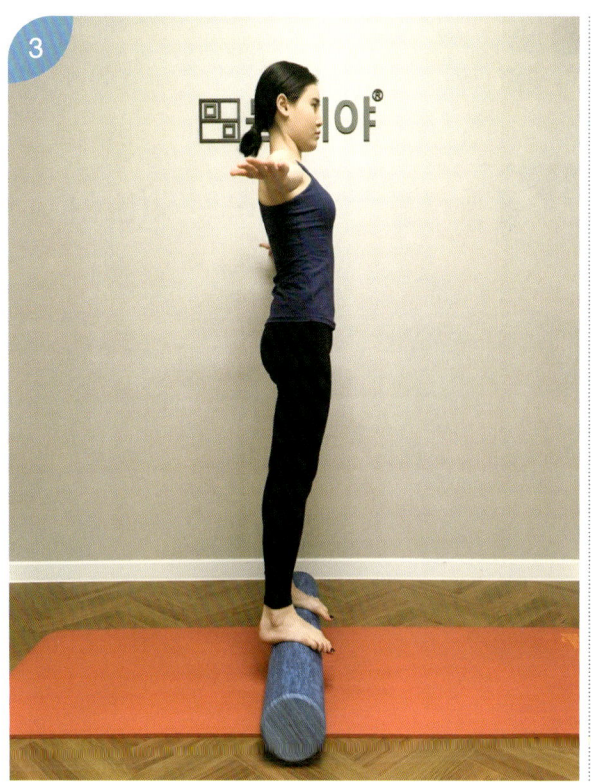

 주의사항
- 균형력이 필요하기 때문에 집중해서 동작을 수행한다.
- 복부를 척추 쪽으로 당겨주며 엉덩이를 조이고 허벅지 안쪽을 함께 당겨 안정된 자세를 유지한다.

main muscle
- transverse abdominis, external/internal oblique, hip flexors(iliopsoas, rectus femoris, sartorius, TFL, pectineus)

2 하지

1 폼롤러를 이용한 브릿지(bridge with feet on roller)

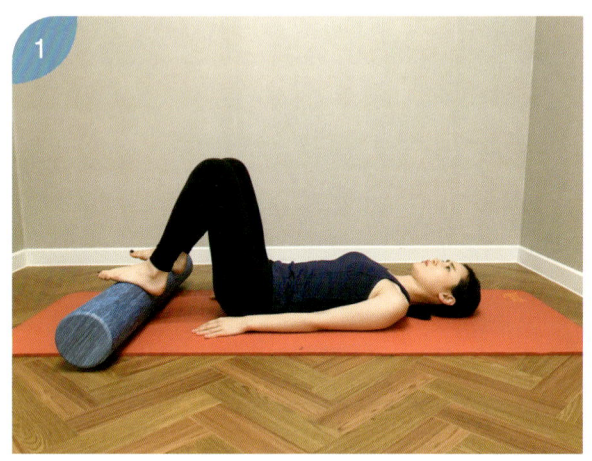

1 시작자세
무릎은 굽히고 발은 골반 넓이만큼 벌려서 폼롤러 위에 발을 얹는다. 팔은 옆에 내려놓고 손바닥은 아래를 향한다. 숨을 들이쉰다.

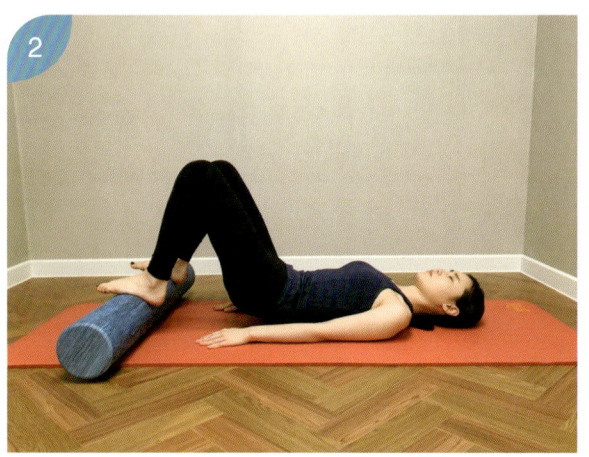

2 배꼽을 척추 쪽으로 당긴다. 꼬리뼈가 매트에서 떨어지도록 천천히 말아올려서 브릿지가 될 때까지 척추를 분절시킨다.

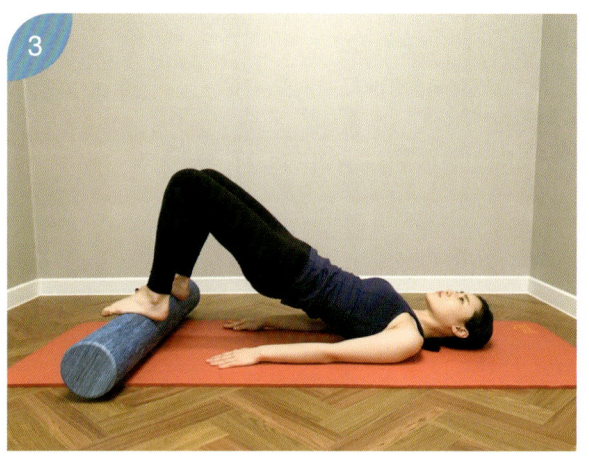

3 엉덩이를 충분히 들어올려서 어깨에서 무릎까지 곧은 사선이 되도록 한다. 숨을 한 번 크게 들이쉬는 동안 자세를 유지하고 내쉬면서 배꼽을 척추로 당기고 궁둥근을 조이면서 천천히 척추 분절에 따라 내린다.

Lession ❷ 소도구

➕ 변형 동작

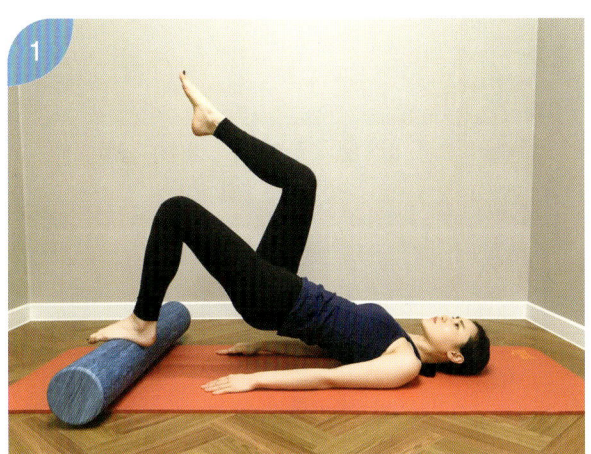

❶ **싱글 레그 브릿지**(single leg bridge) 브릿지 후에 숨을 내쉬고 한쪽 다리를 떼면서 무릎을 가슴 쪽으로 들어올린다. 이때 엉덩이는 안정적으로 유지해야 한다. 숨을 들이쉬면서 동작을 멈추고 숨을 내쉬면서 폼롤러에 다시 얹는다. 동작이 어려우면 몸을 낮춰서 한다.

주의사항
- 엉덩이를 들어올리고 내릴 때 폼롤러가 움직이지 않게 한다.
- 등이 아치모양이 될 정도로 높게 하지는 않는다.

main muscle
- anterior spinal stabilizer(transverse abdominis), shoulder extensors(latissimus dorsi, teres major, posterior deltoid), external/internal oblique, gluteus maximus

assist muscle
- knee extensors(quadriceps femoris), hip adductor, iliopsoas

2 통나무 굴리기(log roll)

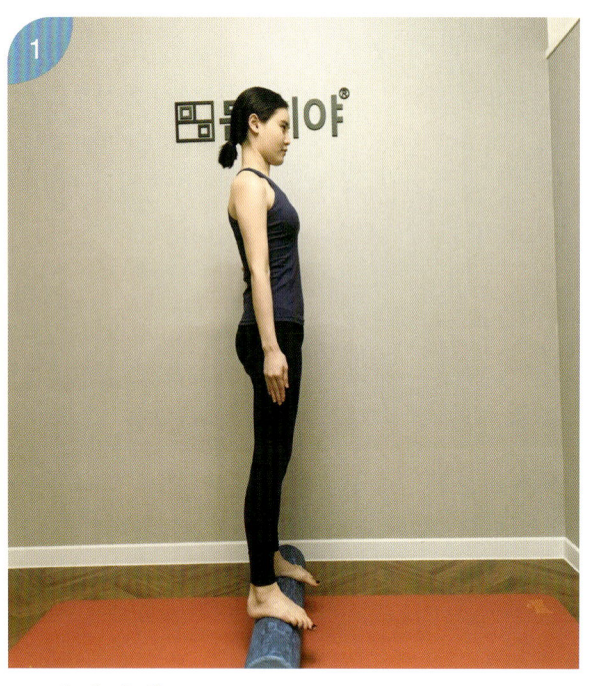

1 시작자세
폼롤러 위에 선다.

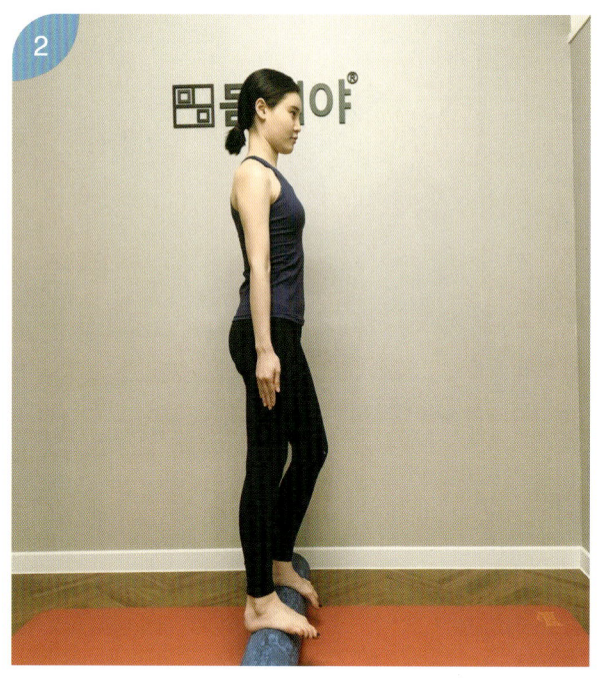

2 폼롤러를 굴려 일정거리가 될 때까지 작은 걸음으로 전진한다.

주의사항
- 부드러운 폼롤러로는 하지 않는다(폼롤러가 망가질 수 있다).
- 복부를 수축해서 균형을 유지한다.

main muscle
- ankle foot plantar flexors (gastrocnemius, soleus)

assist muscle
- transverse abdominis

3 어라운드 더 월드(around the world)

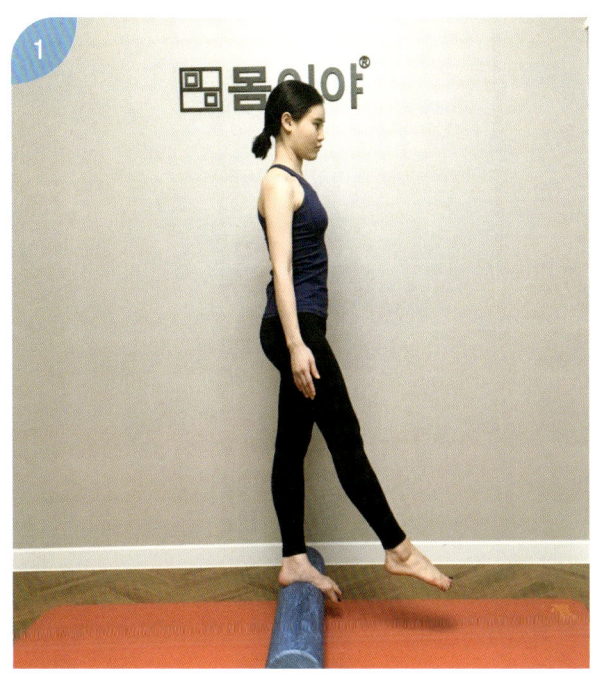

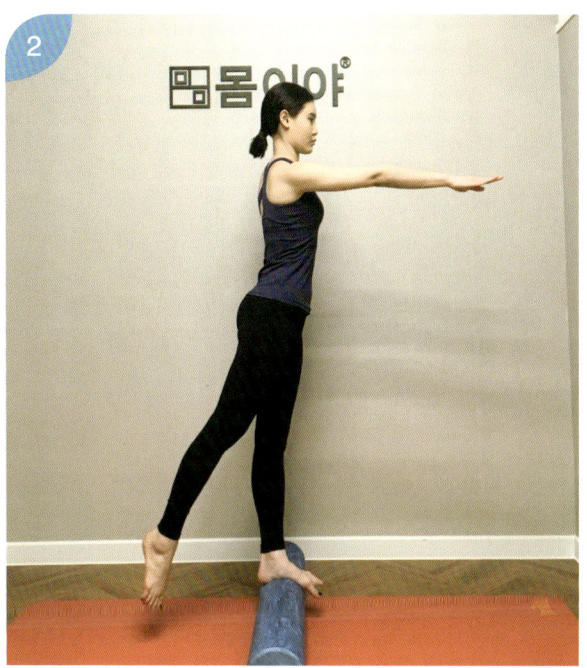

1 시작자세
한쪽 발로 폼롤러 위에 서고 다른 쪽 다리는 정면에 둔다. 지지대가 필요하면 벽에 의지한다.
3번 크게 호흡하는 동안 균형을 유지한다.

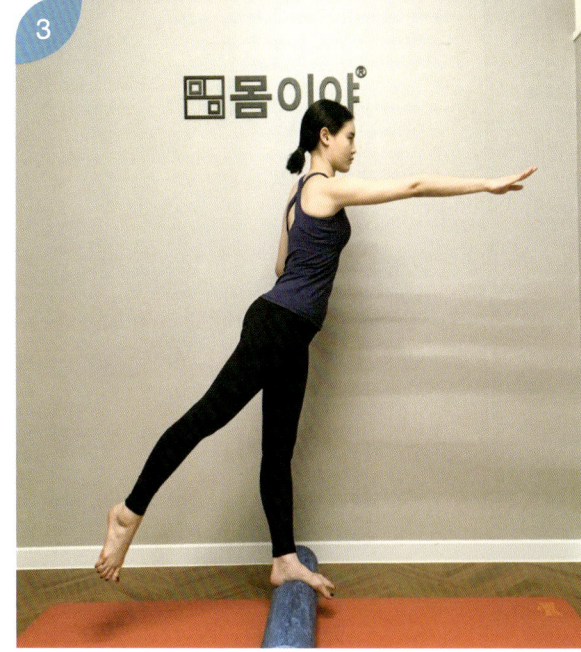

2~3 모든 방향에서 발을 자유롭게 움직이기 시작하며 발은 정면, 측면, 마지막으로는 아라베스크 자세가 되게 뒤로 뻗는다.

주의사항
- 부드러운 폼롤러로는 하지 않는다(폼롤러가 망가질 수 있다).
- 복부를 수축해서 균형을 유지한다.

main muscle
- ankle foot plantar flexors (gastrocnemius, soleus)

assist muscle
- transverse abdominis

4 힙 플렉서 스트레치를 이용한 척추 트위스트 (hip flexor stretch into spine twist)

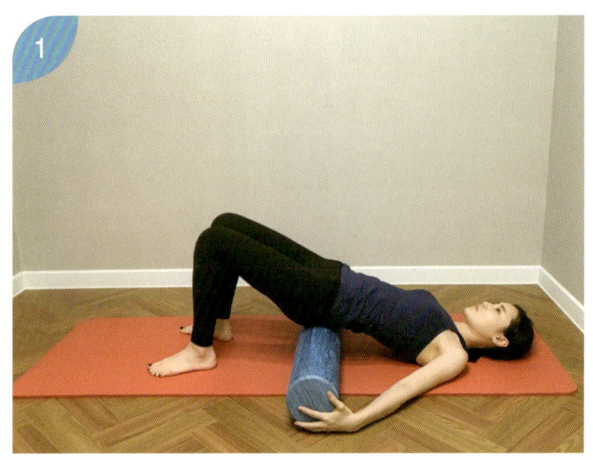

1 시작자세
등을 대고 누워서 무릎을 구부리고 발은 바닥에 평평하게 댄다. 엉덩이를 들어올리고 폼롤러를 엉치뼈 아래에 끼운다.

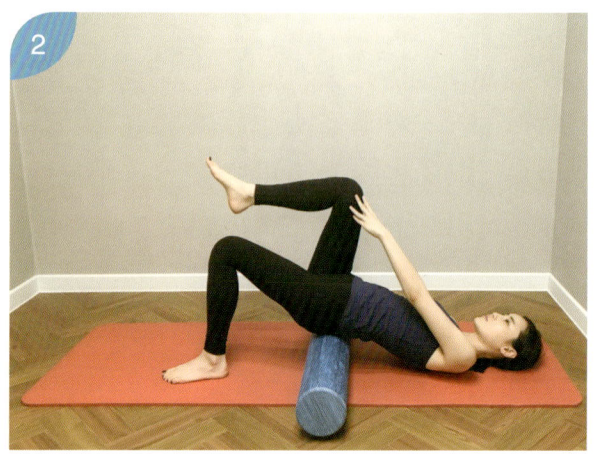

2 한쪽 무릎을 가슴으로 당기고 다른 쪽 다리는 정면의 매트 위로 뻗는다. 폼롤러를 가능한 엉치뼈 끝으로 보내어 골반이 걸쳐지게 한다. 이때 한쪽 손으로 폼롤러 끝을 잡고 다른 손으로는 무릎을 잡는다. 숨을 들이쉬면서 스트레칭 자세를 유지하고 내쉬면서 배꼽을 척추 쪽으로 당기고 확장된 쪽의 궁둥근을 조여 스트레치를 증가시킨다. 숨을 들이쉰다.

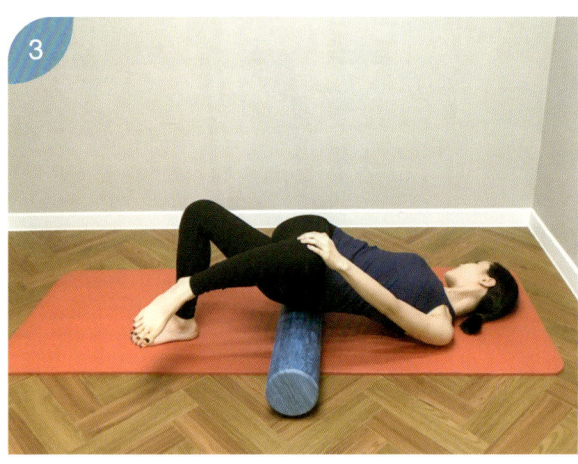

3 숨을 내쉬면서 배꼽을 척추 쪽으로 당기고 무릎을 굽혀서 몸 위로 최대한 교차시킨다. 이때 무릎이 바닥에 닿는 사람도 있다. 몇 차례 계속 호흡하고 반대편으로도 실시한다.

주의사항
- 등에 무리를 주지 않는다(등이 약한 경우 이 과정을 생략한다).
- 허리를 활 모양으로 하지 않는다.
- 배꼽을 척추 쪽으로 당기고 골반을 아래에 놓는다.

main muscle
- spinal rotators(external/internal oblique, erector spinae), gluteus medius

5 작은 발걸음(tiny steps)

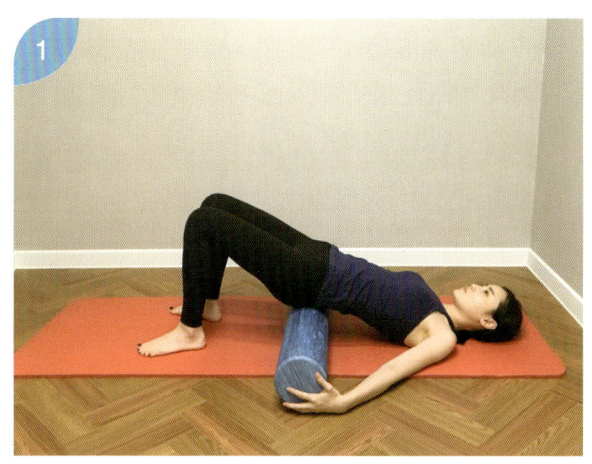

1 시작자세

폼롤러를 엉치뼈 아래에 놓고 등을 대고 눕는다. 양 무릎을 굽혀서 골반 넓이로 벌리고 발은 바닥에 평평하게 댄다. 폼롤러를 가능한 엉치뼈 끝으로 보내어 골반이 걸쳐지게 한다. 손으로 폼롤러 양 끝을 잡아 안정시킨다. 숨을 들이쉰다.

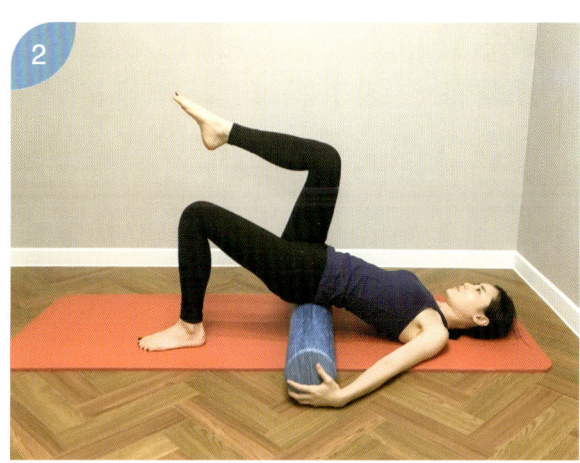

2 우측 무릎을 가슴 쪽으로 들어올리면서 배꼽을 척추 쪽으로 당긴다.

우측 발을 매트에 내려 시작자세로 돌아간다. 중심으로부터 동작을 조절한다.

변형 동작

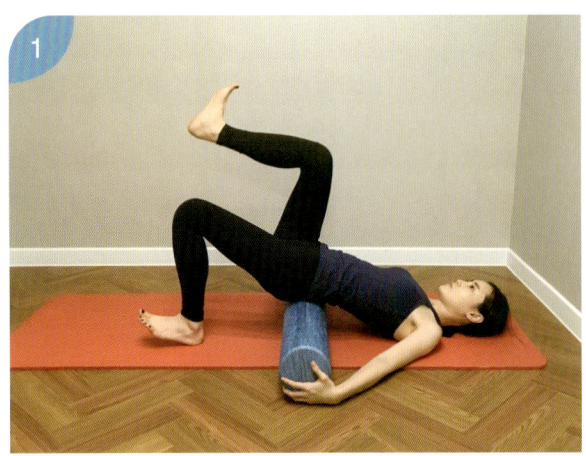

❶ **토 탭스**(toe taps) 지탱하던 발을 들어올리고 한쪽 발을 가슴으로 당길 때 다른 발은 발가락을 펴서 매트를 가볍게 치는 동작이다. 매트를 치는 동안 호흡을 계속 한다.

❷ **발을 굽힌 탭 동작**(taps with flexed feet) 토 탭스 동작과 같지만 발을 굽히고 발가락이 아닌 발꿈치로 매트를 친다.

주의사항
- 허리를 활처럼 하거나 엉덩이를 좌우로 움직이지 않는다.
- 상체를 긴장시키지 않는다. 목을 길게 유지하고 어깨는 이완시킨다.

main muscle
- hip flexors(iliopsoas, rectus femoris, sartorius, TFL, pectineus), hip extensors(gluteus maximus, hamstring), transverse abdominis

6 싱글 레그 써클(single leg circles)

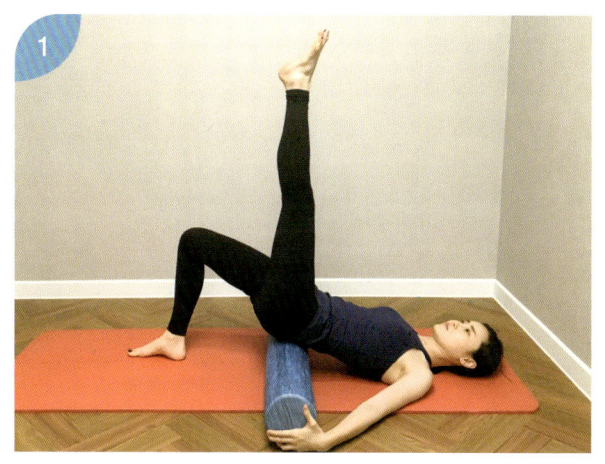

1 시작자세

폼롤러를 엉치뼈 아래에 놓고 등을 대고 눕는다. 우측 무릎을 굽힘하고 발은 바닥에 평평하게 댄다. 좌측 다리는 위로 뻗는다. 폼롤러를 가능한 엉치뼈 끝으로 보내어 골반이 걸쳐지게 한다. 손으로 폼롤러 양 끝을 잡아 안정시킨다. 숨을 들이쉰다.

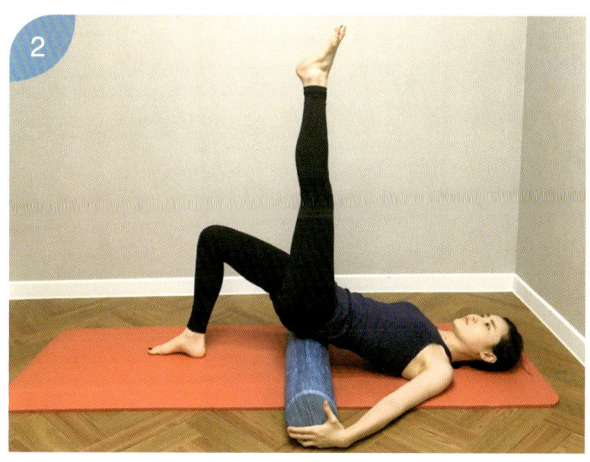

2 배꼽을 척추 쪽으로 당긴다. 들어 올린 다리는 안쪽으로 타원을 그리듯 내린다.

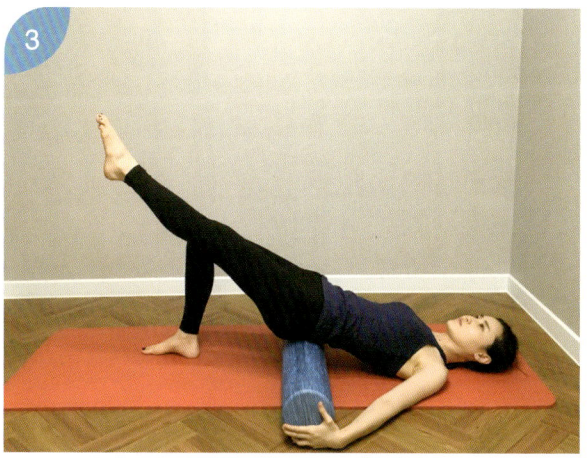

3 다리를 완전히 내리지 않고 그대로 이어서 바깥쪽으로 원을 그리면서 올린다. 숨을 들이쉬면서 올리는 동작을 강조한다.

변형 동작

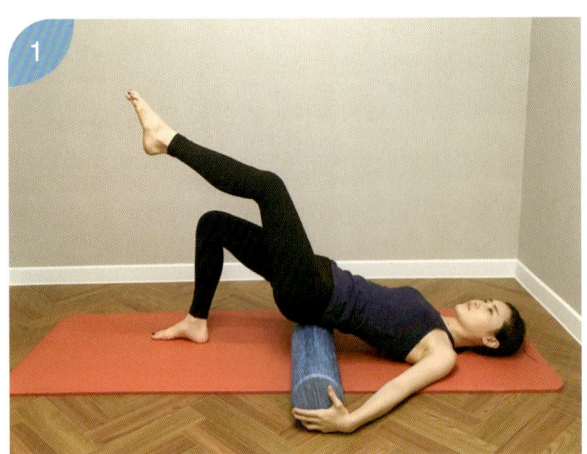

❶ 햄스트링이 경직된 경우에는 회전하는 다리를 약간 굽혀서 시도한다.

주의사항
- 복부를 조임으로써 몸통을 완전히 안정된 상태로 유지한다.
- 동작을 적당한 크기로 하여 조절 가능하도록 한다.

main muscle
- hip flexors(iliopsoas, rectus femoris, sartorius, TFL, pectineus)

assist muscle
- external/internal oblique, transverse abdominis, knee extensors(quadriceps femoris)

7 헬리콥터(helicopter)

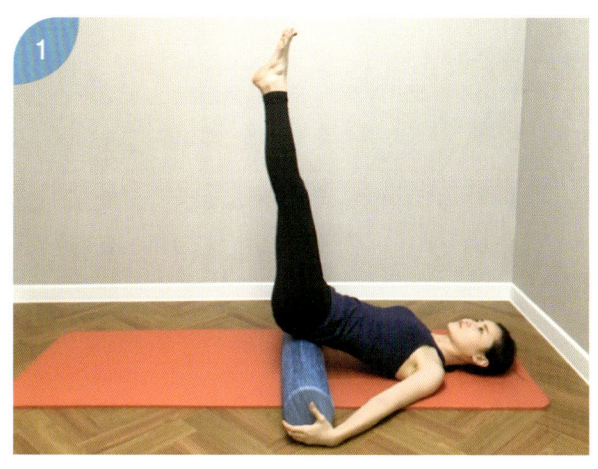

1 시작자세

폼롤러를 엉치뼈 아래에 놓고 등을 대고 눕는다. 양 다리를 필라테스 1번 자세로 위로 뻗고 엉덩이로부터 외회전시킨다. 폼롤러를 가능한 엉치뼈 끝으로 보내어 골반이 걸쳐지게 한다. 손으로 폼롤러 양 끝을 잡아 안정시킨다.

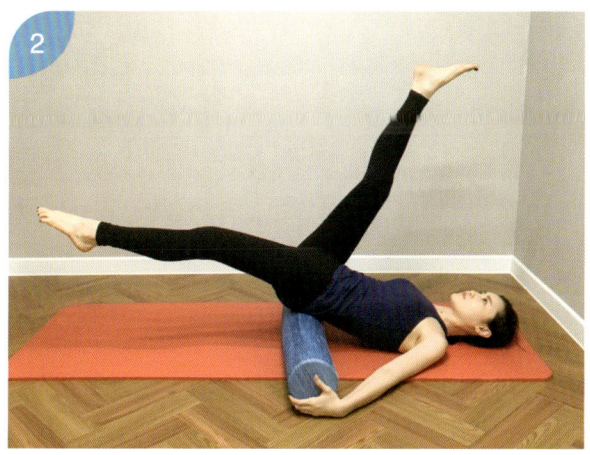

2 우측 다리는 머리 쪽으로 들어올리고 좌측 다리는 바닥 쪽으로 내린다.

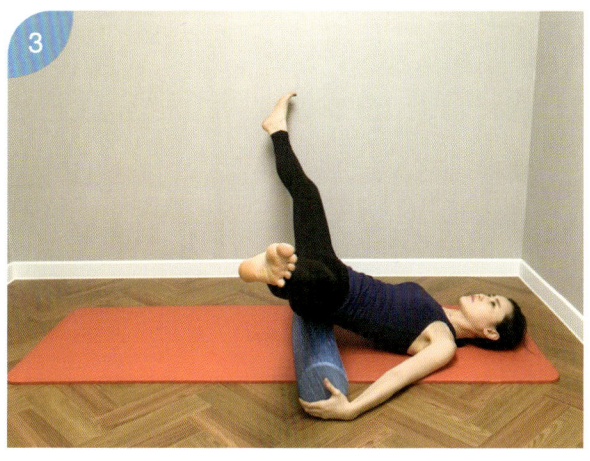

3 좌측 다리를 아래로 회전하며 옆으로 뻗고 우측 다리는 위로 회전하며 옆으로 뻗는다.

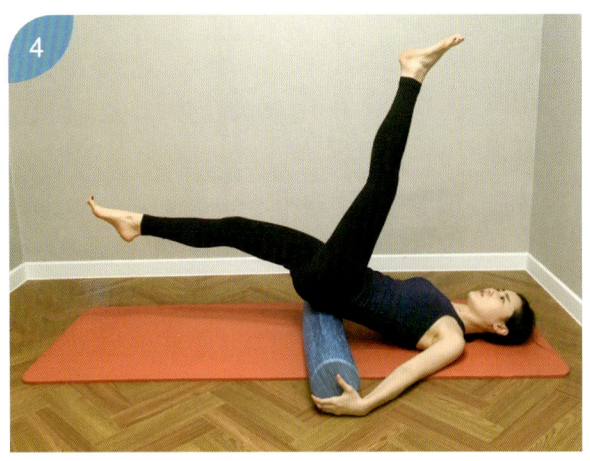

4 좌측 다리가 위로 원을 만들기 시작하면 우측 다리는 반대로, 아래로 원을 만들며 그 후에 중심선을 통해서 올라간다. 동작 후에는 항상 반대 방향으로 해준다.

주의사항
– 복부를 조임으로써 몸통을 완전히 안정된 상태로 유지한다.
– 다리를 적당하게 뻗어서 복부를 안으로 당길 수 있도록 한다.

main muscle
– hip flexors(iliopsoas, rectus femoris, sartorius, TFL, pectineus), hip extensors(gluteus maximus, hamstring), hip abductors(gluteus medius, gluteus minimus), hip adductors

assist muscle
– transverse abdominis, external/internal oblique

8 자전거 타기(bicycle)

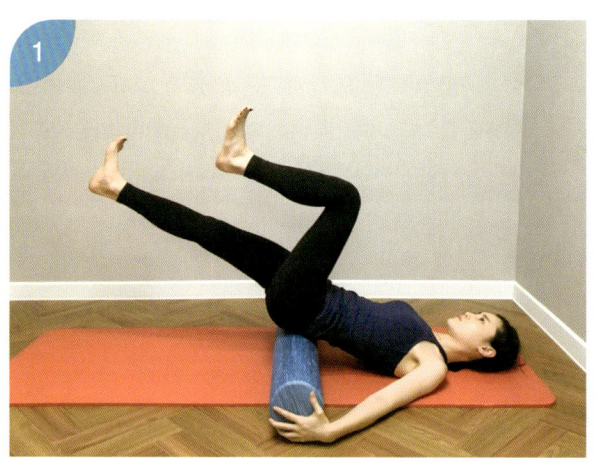

1 시작자세

폼롤러를 엉치뼈 아래에 두고 등을 대고 눕는다. 한쪽 무릎을 가슴을 향해서 굽힘하고 다른 다리는 앞으로 뻗는다. 골반이 아래에 있도록 한다. 폼롤러 양 끝을 손으로 잡아 안정시킨다.

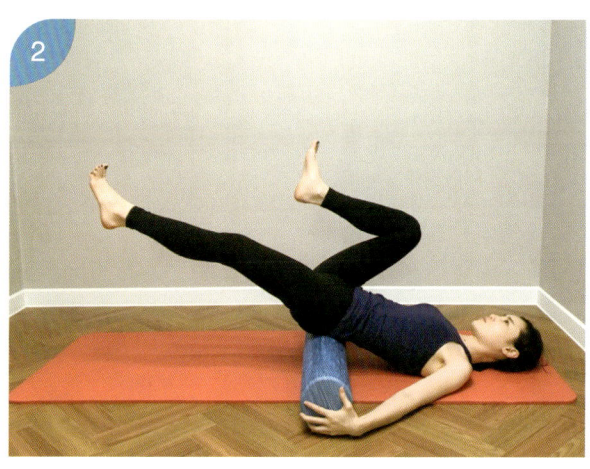

2 굽힌 다리는 전방으로 펴면서 다른쪽 다리는 가슴을 향해서 굽힌다.

주의사항
- 복부를 조임으로써 몸통을 완전히 안정된 상태로 유지한다.
- 다리를 적당하게 뻗어서 복부를 안으로 당길 수 있도록 한다.

main muscle
- hip flexors(iliopsoas, rectus femoris, sartorius, TFL, pectineus)

assist muscle
- knee flexors(hamstring), knee extensors(quadriceps femoris)

9 가위 동작(scissors)

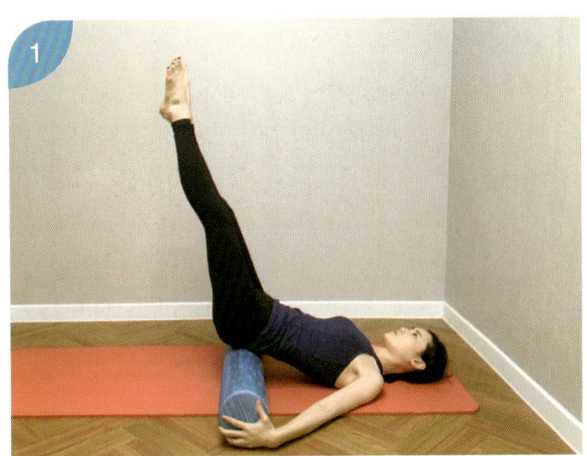

1 시작자세

폼롤러를 엉치뼈 아래에 두고 등을 대고 눕는다. 두 다리를 필라테스 1번 자세로 하여 위로 뻗고 엉덩이로부터 외회전시킨다. 골반이 아래에 있도록 한다. 폼롤러 양 끝을 손으로 잡아 안정시킨다. 숨을 들이쉰다.

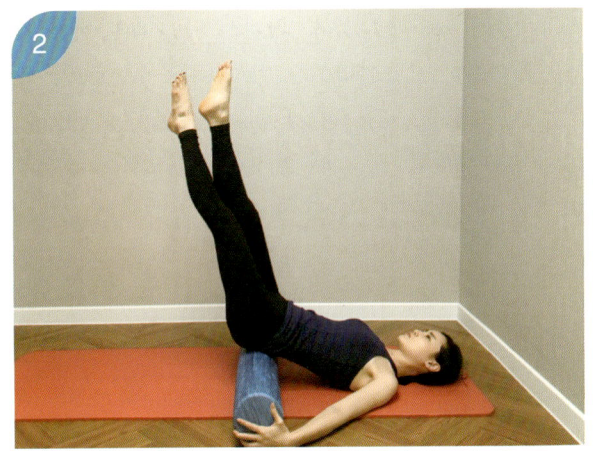
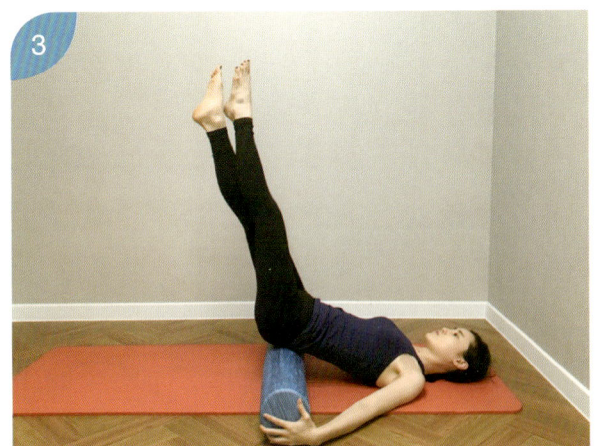

2~3 발을 작고 빠르게 교차시킨다. 숨을 들이쉬면서 다시 동작을 준비한다.

주의사항

- 복부를 조임으로써 몸통을 완전히 안정된 상태로 유지한다.
- 다리를 적당하게 뻗어서 복부를 안으로 당길 수 있도록 한다.

main muscle — transverse abdominis, external/internal oblique, hip flexors(iliopsoas, rectus femoris, sartorius, TFL, pectineus), hip abductors(gluteus medius, gluteus minimus), hip adductors

assist muscle — knee extensors(quadriceps femoris)

10 개구리 다리 자세(frog legs)

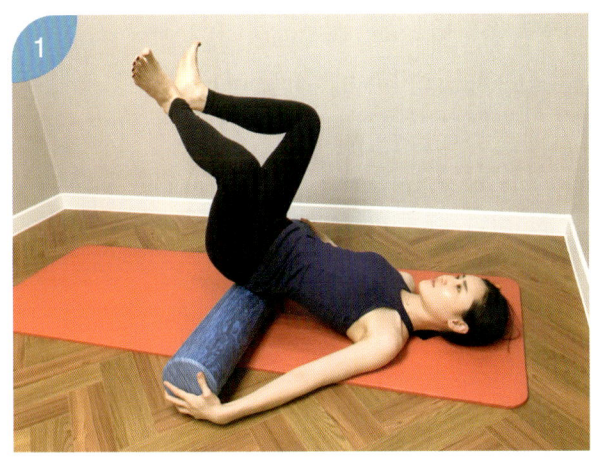

1 시작자세

폼롤러를 엉치뼈 아래에 두고 등을 대고 눕는다. 다리를 들어올려 개구리가 쪼그린 자세처럼 무릎을 굽혀 밖으로 벌리고 양 뒤꿈치를 서로 누른다. 골반이 아래에 있도록 한다. 폼롤러 양 끝을 손으로 잡아 안정시킨다. 숨을 들이쉰다.

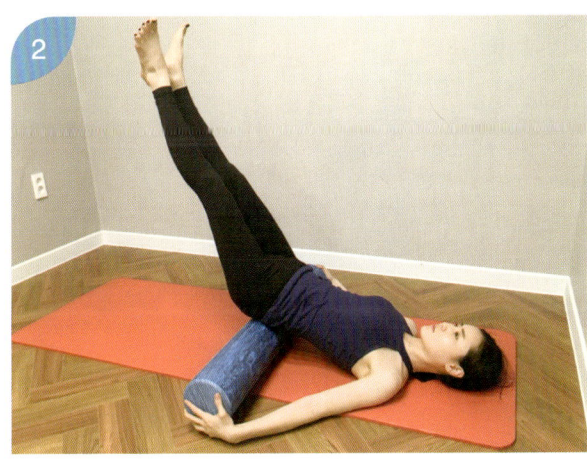

2 배꼽을 척추 쪽으로 당기고 양다리를 사선으로 펴며 다리를 뻗을 때 허벅지 안쪽을 함께 당긴다. 숨을 들이쉬고 시작자세로 돌아간다.

주의사항

- 복부를 조임으로써 몸통을 완전히 안정된 상태로 유지한다.
- 다리를 적당하게 뻗어서 복부를 안으로 당길 수 있도록 한다.

main muscle — transverse abdominis, external/internal oblique, hip adductors, gluteus maximus

assist muscle — hip flexors(iliopsoas, rectus femoris, sartorius, TFL, pectineus)

11 더블 레그 써클(double leg circles)

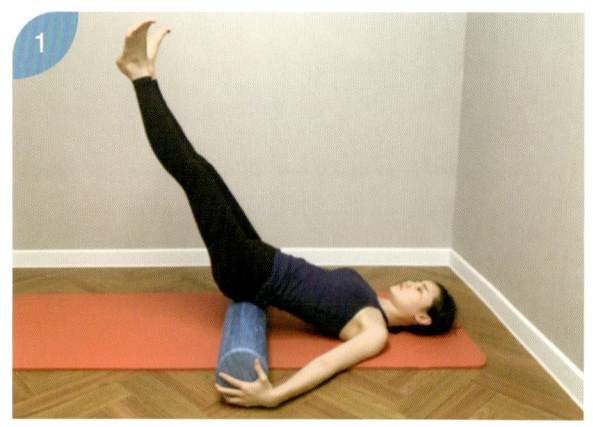

1 시작자세

폼롤러를 엉치뼈 아래에 두고 등을 대고 눕는다. 두 다리를 필라테스 1번 자세로 하여 위로 뻗고 엉덩이로부터 외회전시킨다. 골반이 아래에 있도록 한다. 폼롤러 양 끝을 손으로 잡아 안정시킨다. 숨을 들이쉰다.

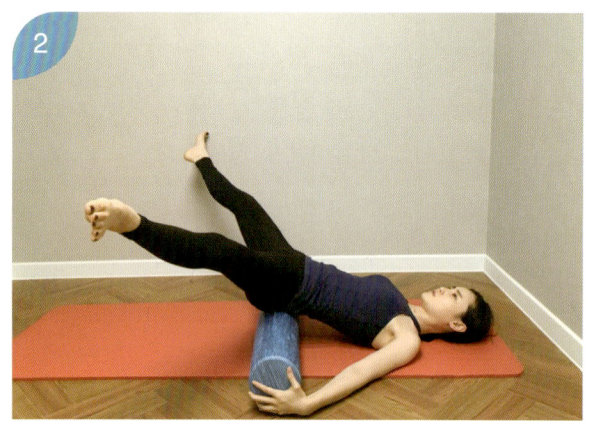

2 다리를 몸의 두 배 정도로 넓게 벌리고 아래로 회전시킨다. 이때 허벅지 안쪽을 함께 당긴다.

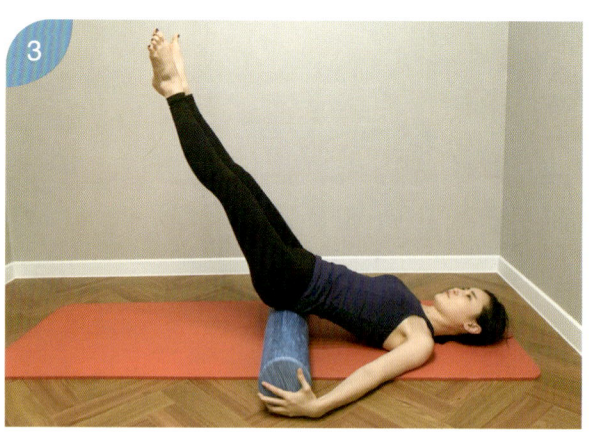

3 다리를 모아 시작자세로 돌아간다.

주의사항
- 복부를 조임으로써 몸통을 완전히 안정된 상태로 유지한다.
- 다리를 적당하게 뻗어서 복부를 안으로 당길 수 있도록 한다.

main muscle
- hip flexors(iliopsoas, rectus femoris, sartorius, TFL, pectineus), hip abductors(gluteus medius, gluteus minimus), hip adductors, transverse abdominis, external/internal oblique

assist muscle
- knee extensors(quadriceps femoris)

12 엉덩정강근막띠(장경인대) 이완(iliotibial band release)

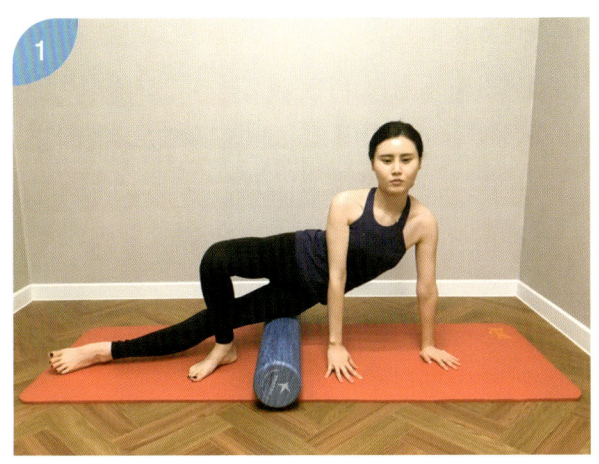

1 **시작자세**

   폼롤러 위에 엉덩이 옆부분을 대고 앉는다. 바닥의 다리는 펴서 발 측면이 매트에 닿도록 한다. 다른 쪽 다리는 발이 정면을 향하도록 구부린다. 팔은 곧게 뻗어 힘있게 바닥에 놓아 체중을 지탱한다.

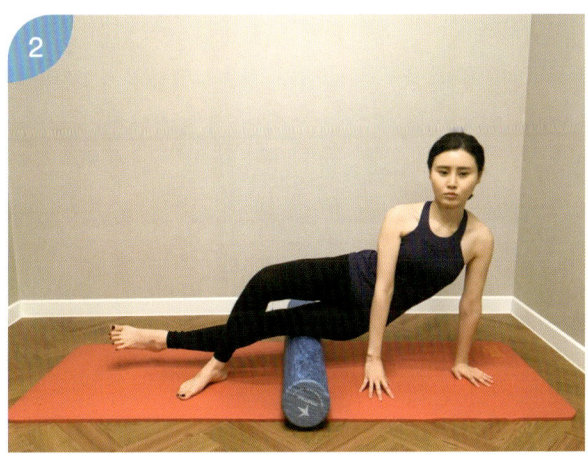

2 폼롤러를 다리 측면을 따라 위아래로 굴린다.

주의사항
- 무릎으로 굴리지 않는다.
- 팔힘을 이용해서 폼롤러를 누르는 다리 무게를 조절한다.

main muscle
- hip abductors(gluteus medius, gluteus minimus, TFL)

13 넙다리네갈래근(대퇴사두근) 이완 (quads release)

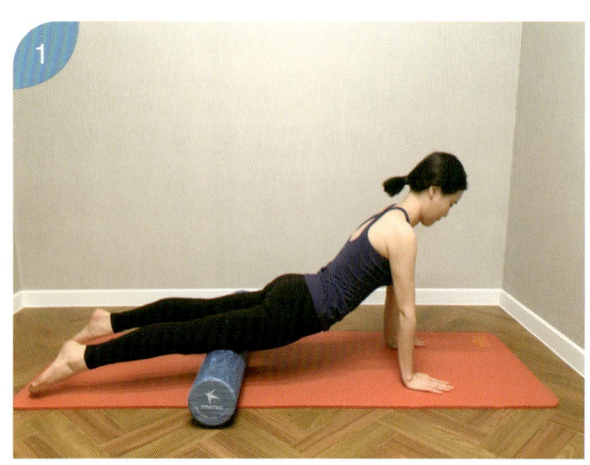

1 시작자세

허벅지를 폼롤러 위에 얹으면서 엎드린다. 팔로 몸 정면을 지탱하여 높은 백조 자세를 취한다. 이때 허리를 과도하게 펴지 않으며 대신 배꼽을 척추 쪽으로 당기고 부드럽게 둔근을 조여서 등을 지탱한다.

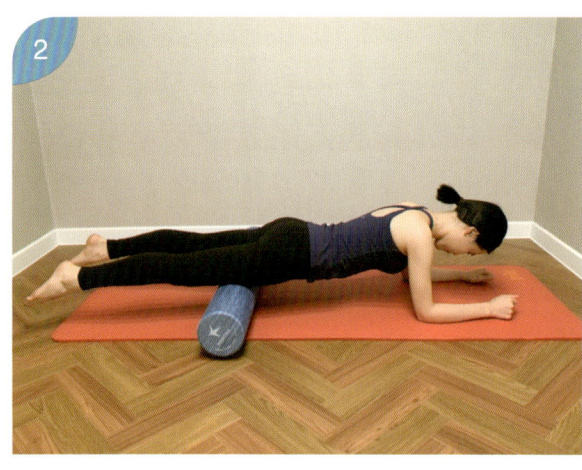

2 팔을 굽혀 팔꿈치를 매트에 내려 놓으면서 폼롤러를 허벅지 상부로 굴린다. 이때 팔꿈치가 어깨 옆으로 위치하도록 유지하여 어깨를 정렬한다.
시작자세로 돌아간다.

➕ 변형 동작

❶ 다리를 돌려서 허벅지 안쪽과 바깥쪽을 폼롤러에 댄다.

주의사항
- 척추선을 따라 머리를 유지한다.
- 무릎으로 굴리지 않는다.
- 팔을 펼 때 어깨를 귀로부터 멀리 유지한다.

main muscle
- core muscle
- diaphragm, trasversus abdominis, pelvic floor muscles, multifidus muscle

assist muscle
- external/internal oblique, transverse abdominis, serratus anterior

14 햄스트링 이완(hamstrings release)

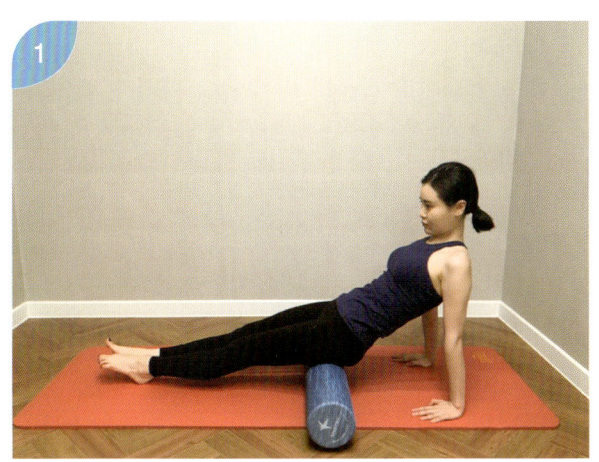

1 시작자세

허벅지를 폼롤러 위에 놓고 등을 사선으로 세운다. 이때 팔은 뒤에서 바닥을 짚어 지탱하고 손가락은 전방을 향한다. 숨을 들이쉰다.

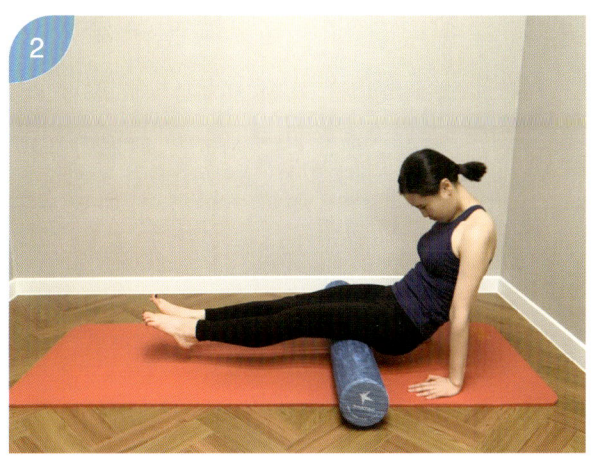

2 턱 밑으로 조이기 자세를 취하면서 등을 일으켜 세운다. 폼롤러가 무릎을 향해서 구르는 중간에 복부를 들어올리고 팔로 바닥을 밀어 몸을 접는다.

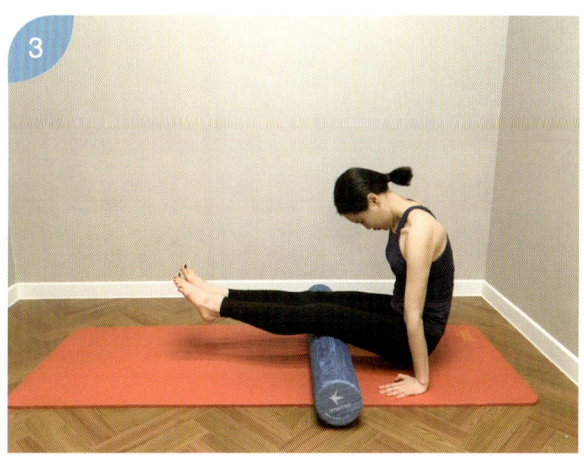

3 시작자세로 돌아간다.

주의사항
- 경직된 부위에 집중한다.

main muscle
- hamstring

assist muscle
- external/internal oblique, transverse abdominis, triceps

15 궁둥근, 회전근 이완(glutes and rotators release)

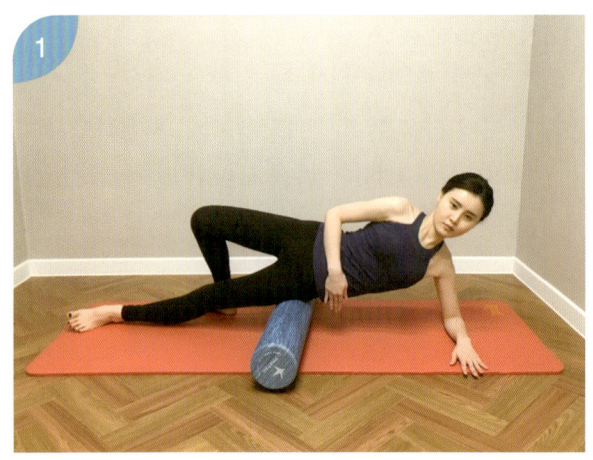

1 **시작자세**
  한쪽 엉덩이로 폼롤러 위에 앉아 다리를 편다. 다른 쪽 무릎은 굽힘하여 뒤로 젖히고 발은 바닥에 평평하게 놓는다.

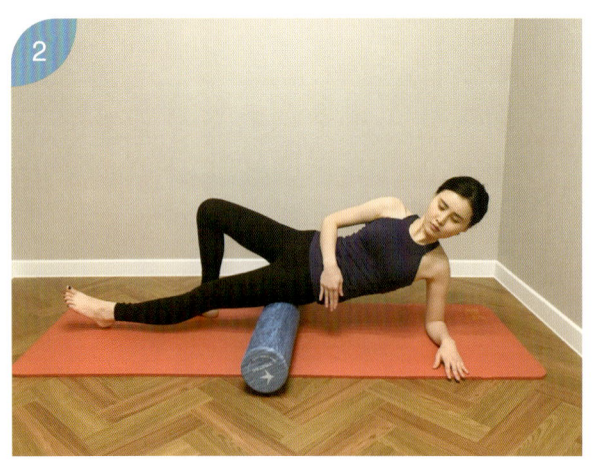

2 엉덩이 바깥쪽을 천천히 앞뒤로 굴리고 체중이 폼롤러에 갈 수 있도록 한다. 폼롤러를 엉덩이를 따라 척추방향으로 천천히 앞뒤로 굴리면서 주변의 다른 모든 궁둥근과 회전근을 이완시켜 자세를 교정한다.

주의사항 — 경직된 부위에 집중한다.

main muscle — gluteus maximus, gluteus medius

Lession ❷ 소도구

3 상지

1 옆으로 구르기(rolling from side to side)

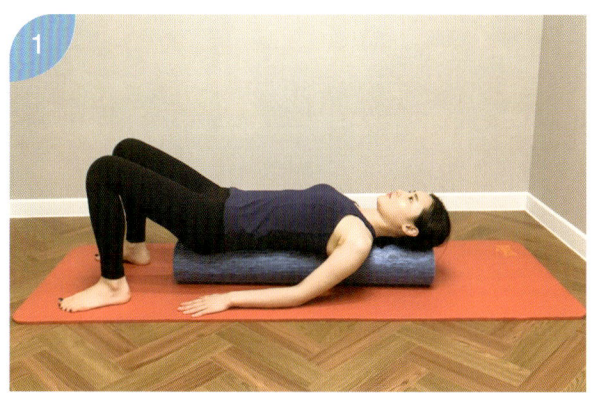

1 시작자세
머리부터 꼬리뼈까지 폼롤러 위에 닿도록 등을 대고 눕는다. 발을 엉덩이보다 조금 넓게 벌린다. 팔은 옆에 놓아 손바닥이 바닥을 향하도록 한다.

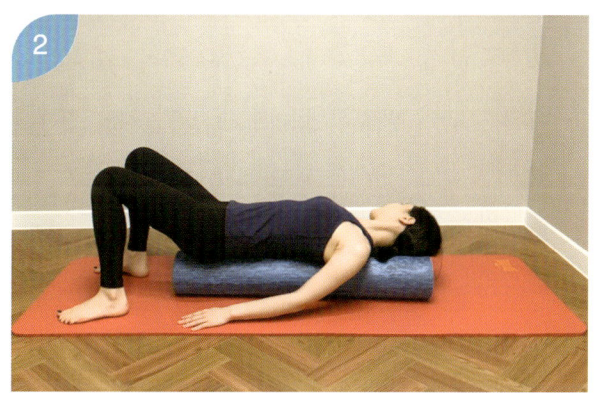

2 몸을 옆으로 굴린다. 이때 동작이 몸의 중심에서 시작되도록 하며 배꼽은 척추 쪽으로 당긴다.

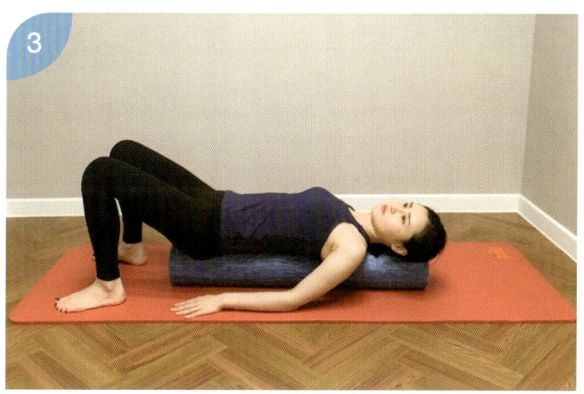

3 머리는 몸과 반대 방향을 바라보도록 한다.

주의사항
- 목을 이완시킨다. - 손과 발을 이용해서 동작을 더욱 안정시킨다.
- 너무 많이 움직이면 균형을 잃을 수 있다.

main muscle - posterior deltoid, triceps
assist muscle - transverse abdominis

1. 폼롤러 133

2 어깨 운동(shoulder slaps)

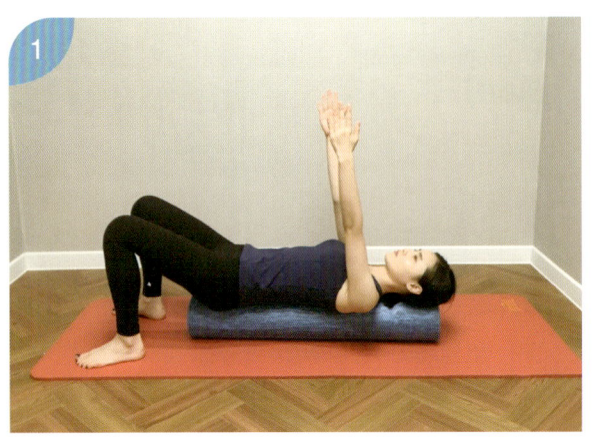

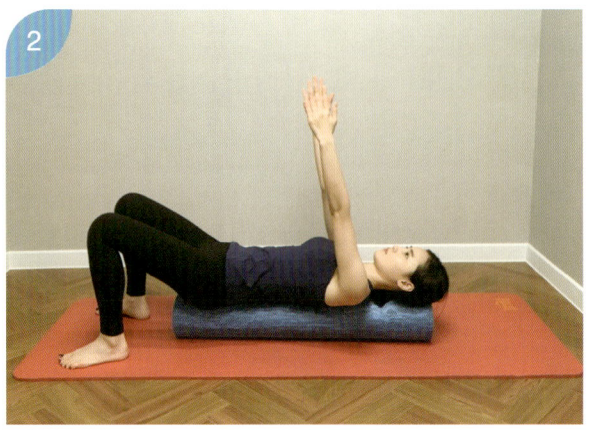

1 **시작자세**
머리부터 꼬리뼈까지 폼롤러 위에 닿도록 등을 대고 눕는다. 발을 엉덩이보다 조금 넓게 벌린다. 팔을 위로 뻗고 손바닥은 마주 본다.

2 손을 위로 쭉 뻗어 어깨뼈가 폼롤러에서 떨어지도록 한다.

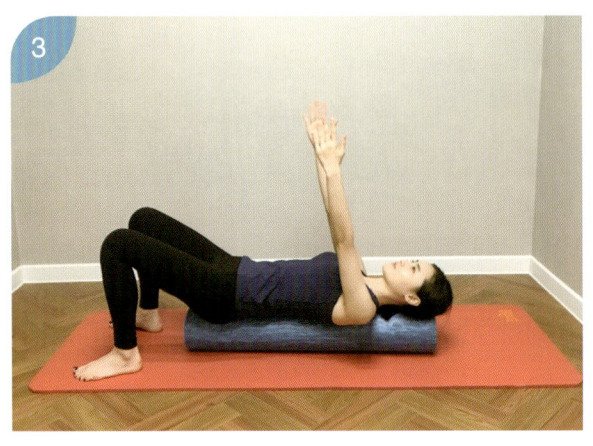

3 어깨 근육이 완전히 풀리도록 팔을 펴고 어깨뼈가 다시 내려오도록 한다. 마지막에는 어깨뼈를 천천히 내리면서 귀에서 멀어지도록 한다.

주의사항
- 숨을 내쉬면서 몸을 최대한 이완시켜서 어깨뼈와 팔이 무게를 싣고 떨어지도록 한다.
- 어깨뼈를 내릴 때 팔을 굽히지 않고 쭉 뻗어 강하게 유지한다.

main muscle — serratus anterior
assist muscle — transverse abdominis

Lesson ❷ 소도구

3 팔 내리기(arm reaches)

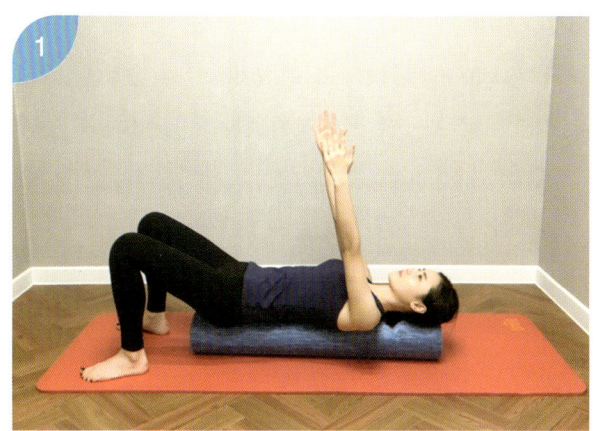

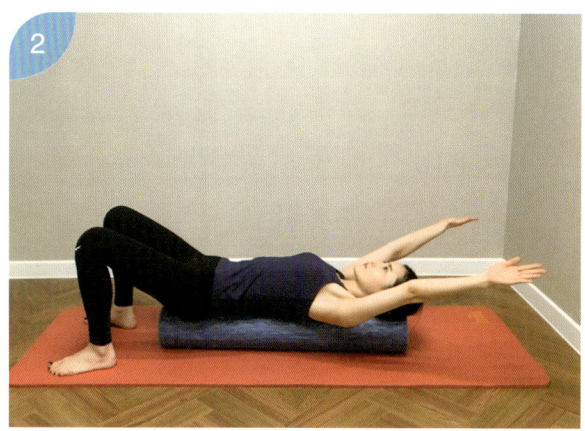

1 시작자세
머리부터 꼬리뼈까지 폼롤러 위에 닿도록 등을 대고 눕는다. 발을 엉덩이보다 조금 넓게 벌린다. 팔을 위로 뻗고 손바닥은 마주 본다. 숨을 들이쉰다.

2 처음 숨을 반쯤 들이쉰 상태에서 갈비뼈를 아래로 밀착시킨다고 생각하고 팔을 귀를 향해서 뒤로 뻗는다. 손바닥은 천장을 향한다. 등 전체를 폼롤러에 댄다(윗배를 이용해서 늑골을 아래로 유지하고 등 위쪽이 아치 모양이 되지 않게 한다).

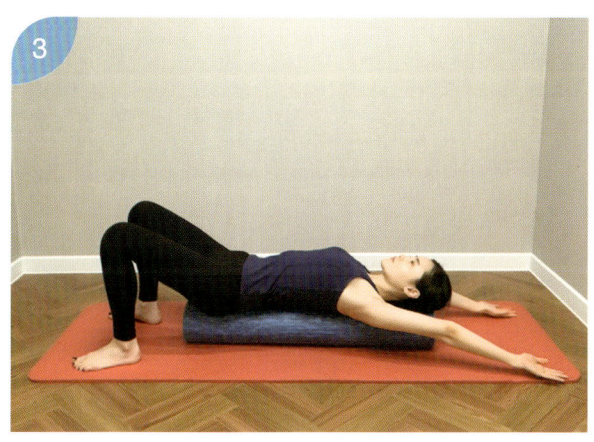

3 4회 반복 후 팔을 옆으로 뻗어서 내려놓는다.

➕ 변형 동작

❶ **써클을 이용한 동작**(arm reaches with circle) 누워서 무릎을 굽히고 발은 골반 넓이로 벌려서 평평하게 바닥에 댄다. 써클을 손 사이에 끼우고 위로 뻗는다. 팔을 귀 뒤로 뻗되 늑골이 안정될 수 있는 정도까지만 뻗어준다.

주의사항
- 동작을 시작할 때 어깨를 귀에서 멀어지게 하며 갈비뼈를 아래로 당겨서 몸통을 안정시킨다.
- 등 상부가 폼롤러에서 아치 모양으로 되지 않게 한다.

main muscle — shoulder flexors(anterior deltoid, pectoralis major)

4 치킨 윙스(chicken wings)

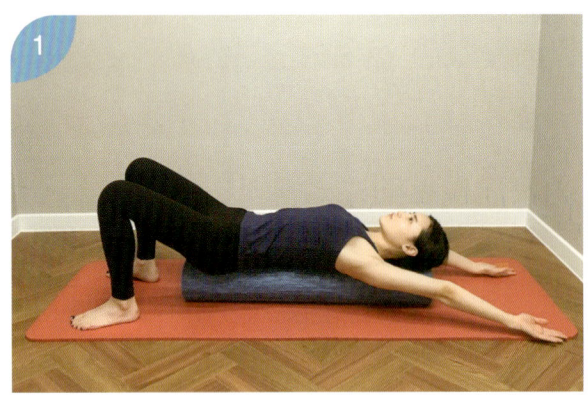

1 시작자세

머리부터 꼬리뼈까지 폼롤러 위에 닿도록 등을 대고 눕는다. 발을 엉덩이보다 조금 넓게 벌린다. 팔을 귀 옆에 놓고 매트에 댄 채 뒤로 뻗는다. 손바닥은 위로 향한다. 숨을 들이쉰다.

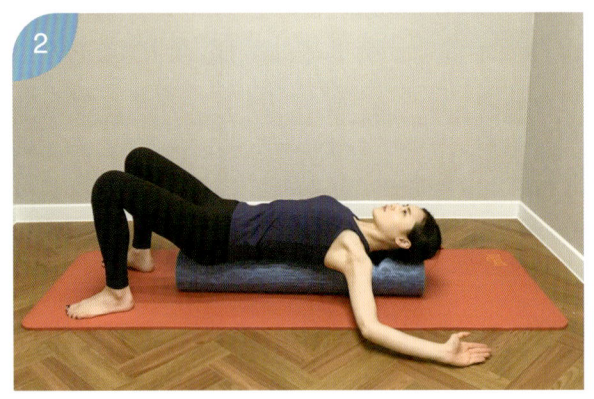

2 팔꿈치를 천천히 굽히기 시작하면서 뒷주머니를 향하듯 아래로 당긴다. 팔꿈치를 약 90도로 유지하면서 바닥에 닿도록 한다. 팔꿈치가 바닥에 닿지 않지 않을 경우 최대한 편안하게 뒤에 놓는다.

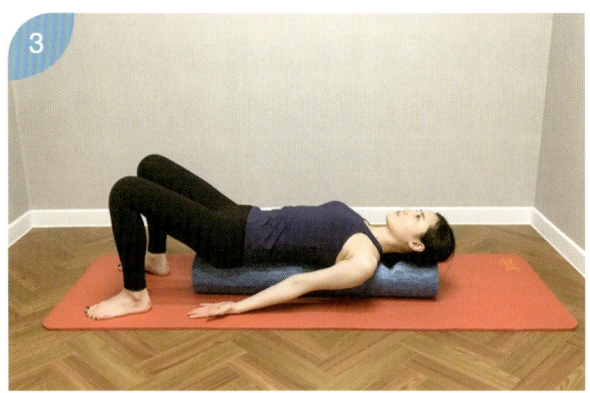

3 팔꿈치를 최대한 아래로 당긴 후에는 팔을 천천히 펴서 옆에 내려놓는다. 바로 '엔젤 인 더 스노우'로 이어진다.

주의사항
- 호흡하면서 스트레칭한다.
- 몸이 많이 경직된 상태이면 폼롤러에서 떨어지도록 가슴을 일으켜 세운다.

main muscle
- shoulder flexors(anterior deltoid, pectoralis major)
  shoulder horizontal abductors (infraspinatus, teres minor, posterior deltoid, middle deltoid, teres major, latissimus dorsi)

assist muscle
- core muscle –diaphragm, trasversus abdominis, pelvic floor muscles, multifidus muscle

5 엔젤 인 더 스노우(angles in the snow)

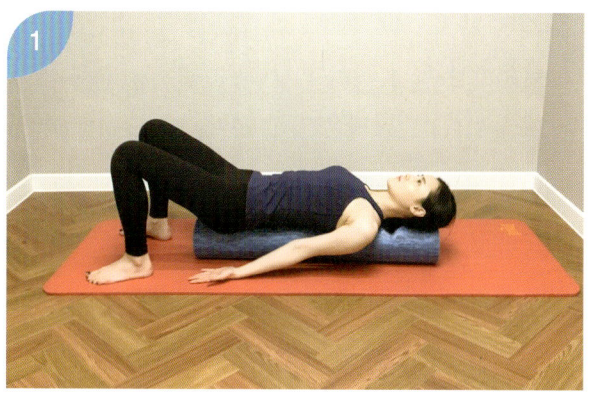

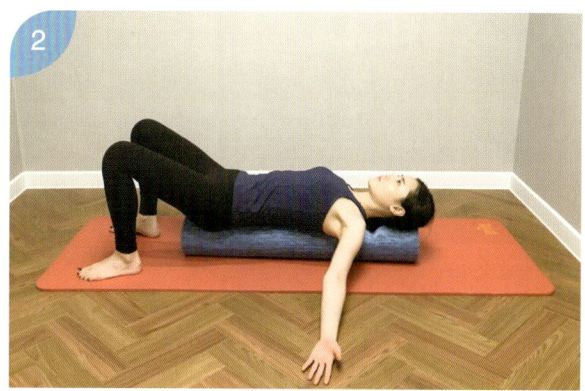

1 시작자세

머리부터 꼬리뼈까지 폼롤러 위에 닿도록 등을 대고 눕는다. 발을 엉덩이보다 조금 넓게 벌린다. 팔을 옆에 내려놓고 손바닥은 위로 향한다. 숨을 들이쉰다.

2 숨을 내쉬고 팔을 바닥을 따라 천천히 끌기 시작하면서 어깨골을 등 아래로 당긴다. 계속 심호흡을 하면서 팔이 몸과 T자 모양이 되도록 개방한다.

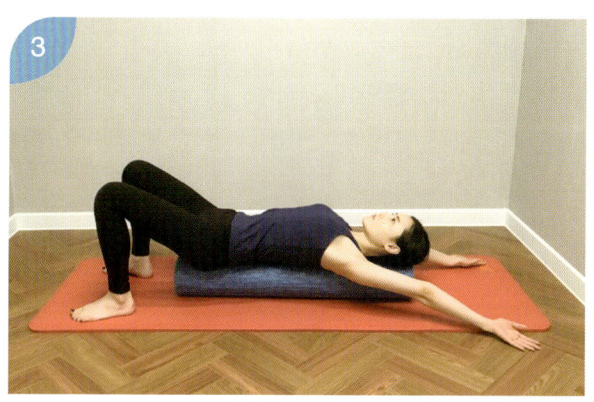

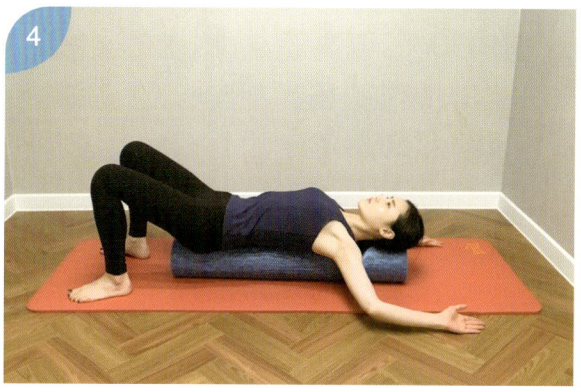

3 팔을 귀 옆에서 멈추면 천사 날개 모양이 된다.

4 '치킨 윙스'동작을 한다. 팔을 내려서 시작자세로 돌아간다.

주의사항	– 어깨를 귀로부터 멀리 한다.
main muscle	– pectoralis
assist muscle	– transverse abdominis

1.폼롤러

6 스완(swan)

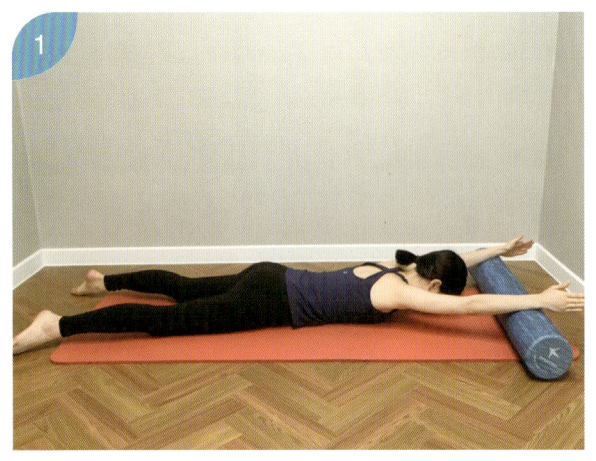

1 시작자세

엎드려서 팔을 머리 위로 하고 팔뚝은 폼롤러 위에 놓는다. 손바닥은 마주 본다. 머리는 매트에서 약간 떨어지고 눈은 아래를 본다. 숨을 들이쉰다.

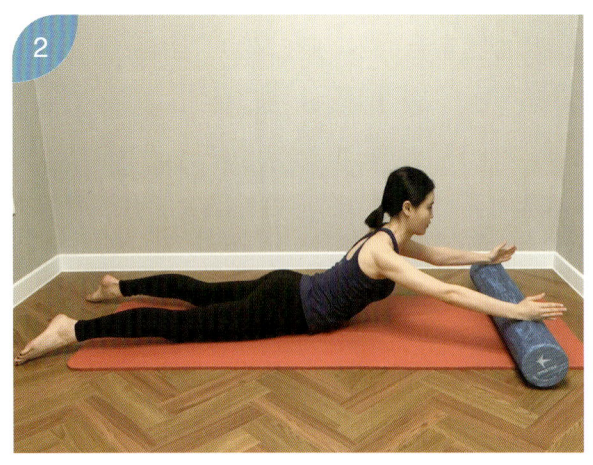

2 어깨뼈를 천천히 등으로 당겨서 폼롤러를 약간 몸 쪽으로 굴리고 머리, 목, 등 상부를 척추 신전 또는 백조 자세로 들어올릴 때 배꼽은 척추 쪽으로 당긴다. 엉치뼈를 매트 쪽으로 늘임으로써 부드럽게 궁둥근이 연관되게 한다.
동작을 천천히 반대로 하여 폼롤러가 자신에게서 멀어지도록 굴린다.

주의사항
- 복부를 안으로 당겨서 허리를 보호한다.
- 몸을 지나치게 높게 올려 허리에 부담을 주지 않는다.
- 머리는 척추의 자연스런 선을 따라 유지해야 한다.

main muscle
- latissimus dorsi

assist muscle
- latissimus dorsi

7 목 이완(neck release)

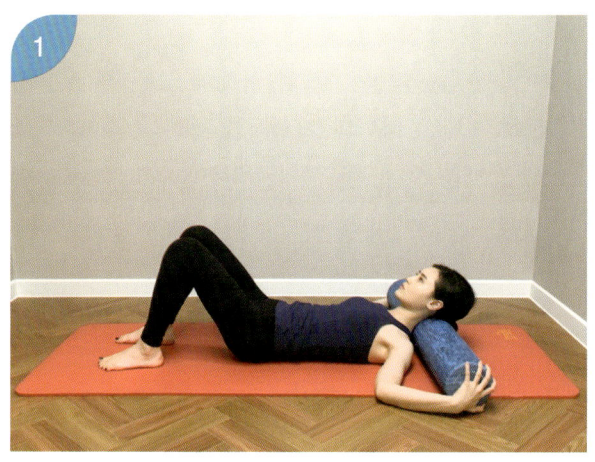

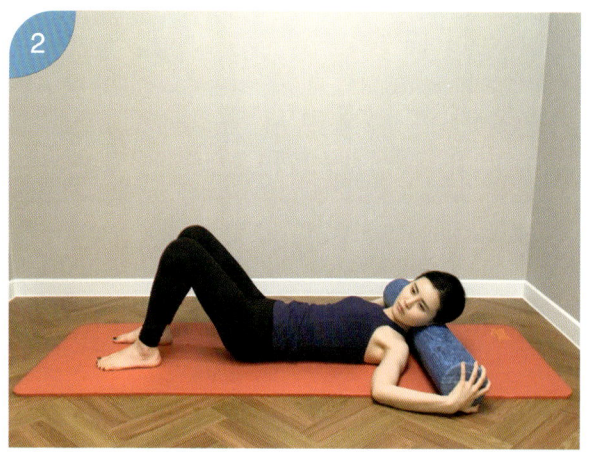

1 시작자세
누워서 폼롤러를 목 아래에 놓는다. 무릎을 구부리고 발은 바닥과 평평하게 놓는다. 폼롤러 양 끝을 손으로 잡는다.

2 머리를 천천히 양 옆으로 굴린다.

➕ 변형 동작

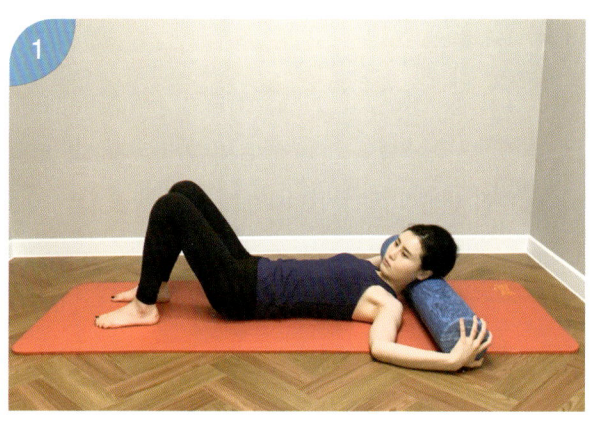

❶ 머리를 돌렸을 때 턱을 같은 방향의 가슴으로 당겨서 등세모근(승모근)스트레칭을 강화할 수 있다.

주의사항
- 폼롤러를 위아래로 움직여서 경직된 부위를 찾는다.
- 머리 무게를 이용해서 목이 이완되도록 한다.

main muscle – upper trapezius

8 등 상부 이완(upper back release)

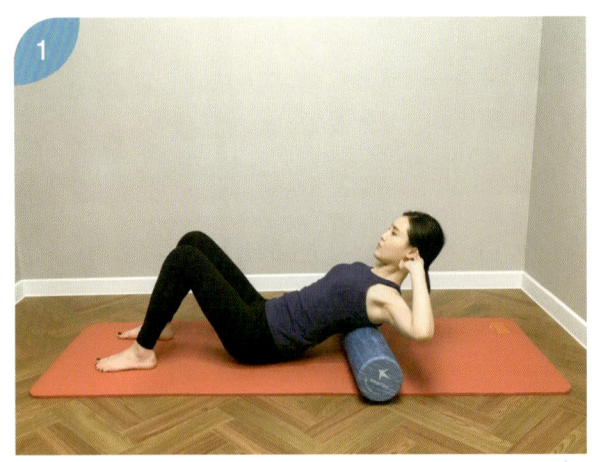

1 시작자세
누워서 폼롤러를 어깨뼈 아래에 놓는다. 무릎을 굽히고 발은 바닥과 평평하게 놓는다. 머리 뒤에서 깍지를 낀다. 엉덩이를 매트에 놓고 숨을 들이쉰다.

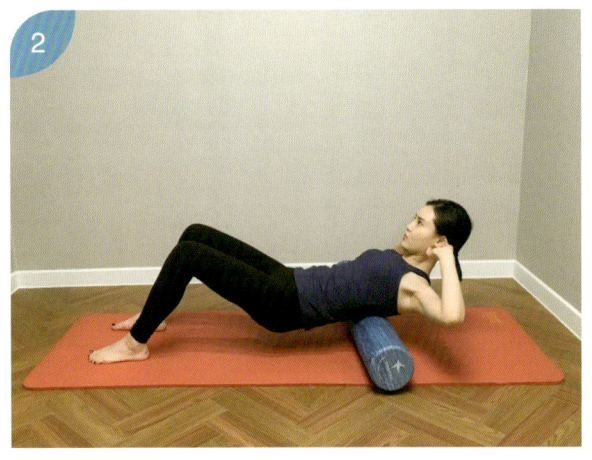

2 발바닥에 힘을 주고 엉덩이를 들어올린다.

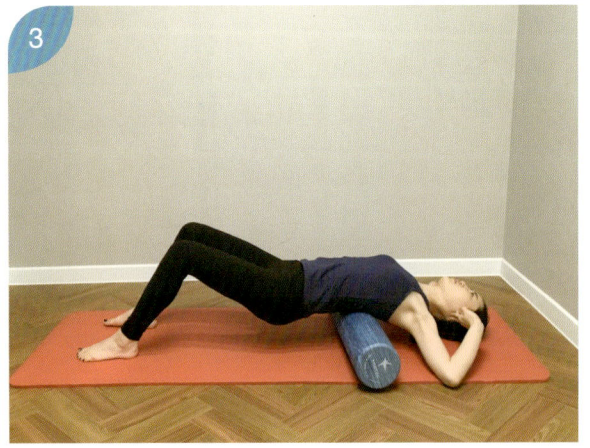

3 등을 활 모양으로 하여 가슴과 팔꿈치를 펴고 등 근육이 이완되도록 한다.

Lession ❷ 소도구

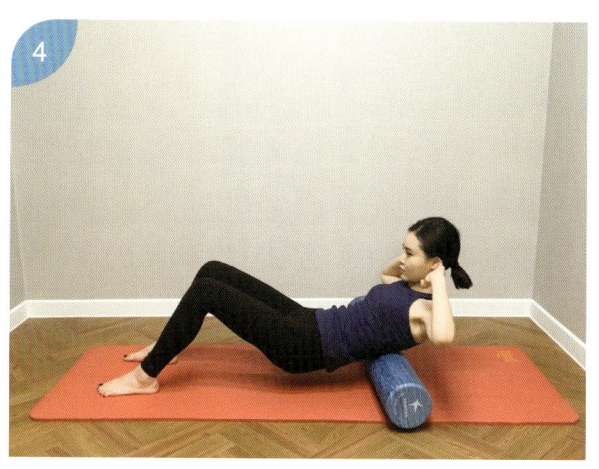

4 천천히 앞으로 숙여서 머리가 앞으로 오도록 하고 등 상부로는 C곡선을 만든다.

➕ 변형 동작 •

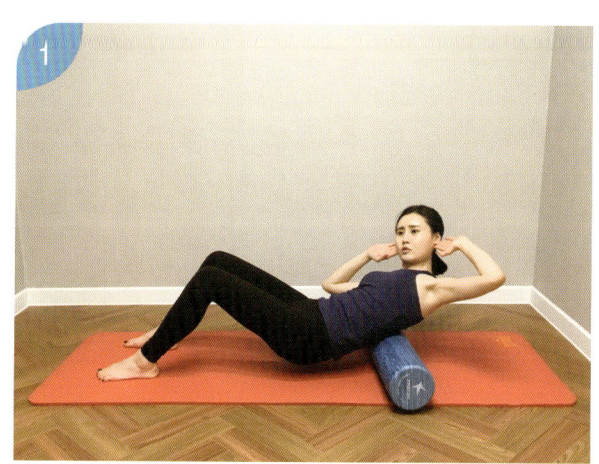

❶ **셀프 마시지**(self-massage) 폼롤러를 밑에 두고 등 상부를 따라 앞뒤로 굴린다. 척추를 펴고 굽히면서 자신에게 맞게 마사지할 수 있다. 한쪽 팔꿈치를 같은 쪽 엉덩이 쪽으로 당겨서 아치 모양으로 한다. 그렇게 하면 반대편 어깨뼈가 펴지고 깊은 근육도 이완된다.

주의사항
- 손으로 머리를 지탱해서 뒤로 넘어가지 않도록 한다.
- 엉덩이를 들어올리고 복부를 안으로 당겨서 유지한다.

main muscle
- shoulder flexors(anterior deltoid, pectoralis major)
  shoulder abductors(middle deltoid, supraspinatus, anterior middle, pectoralis major)

assist muscle
- spinal flexors(rectus abdominis, external/internal oblique)

02 짐볼

1 복부

1 콕식 컬스 (coccyx curls)

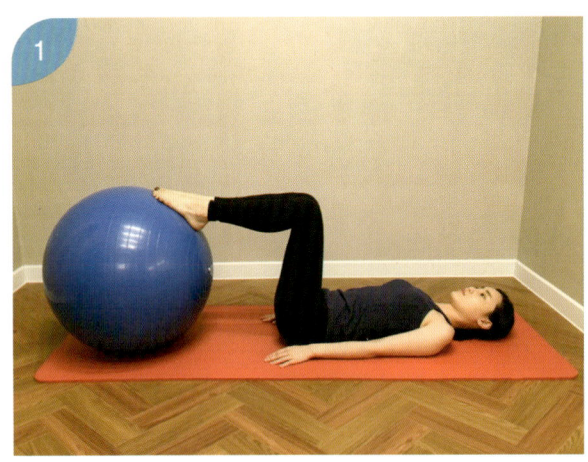

1 시작자세
바닥에 등을 대고 누워 무릎을 굽힌 채로 발을 볼 위에 얹는다. 숨을 들이쉰다.

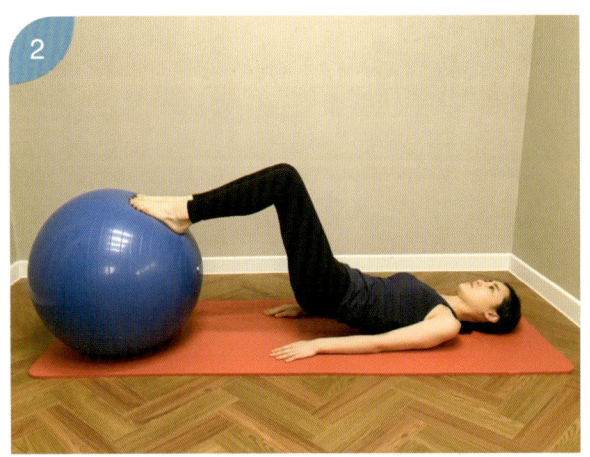

2 등을 바닥에 붙인 채로 배꼽을 척추 쪽으로 당겼다가 척추 뼈가 한번에 한 마디씩 움직이듯이 천천히 엉덩이부터 들어올린다. 이때 숨은 계속 들이쉰다.

Lesson ❷ 소도구

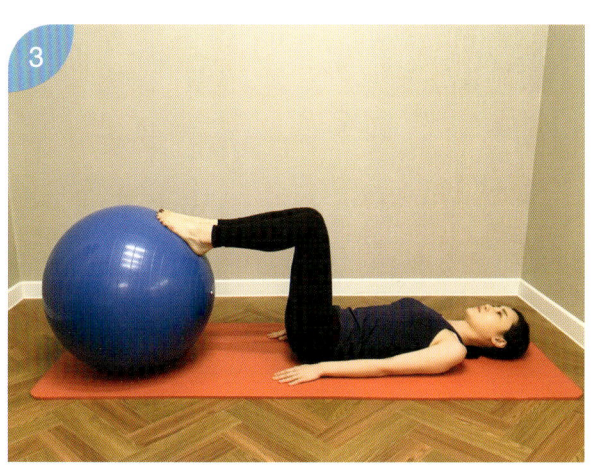

3 다시 천천히 시작자세로 돌아간다. 이때도 척추 뼈가 한번에 한 마디씩 펴지듯이 등을 펴서 완전히 척추 중립 자세로 돌아간다.

주의사항
- 척추 움직임을 엉덩이로 하는 것이 아니라 복부로 조절해야 한다.
- 엉덩이 근육을 이용하여 동작 수행이 가능하지만, 엉덩이 부위를 위한 목적의 동작은 아니다.
- 등이 휠 정도로 지나치게 들어올려서는 안 된다.
- 등 하부를 들어 올렸다가 다시 내리는 과정 정체에서 심복부 수축을 느껴야 한다.
- 복부 근육을 볼록하게 내밀지 말고 안으로 당기면서 수축한다.

main muscle
- diaphragm, trasversus abdominis, pelvic floor muscles, multifidus muscle

2 상복부 컬스(upper abdomical curls)

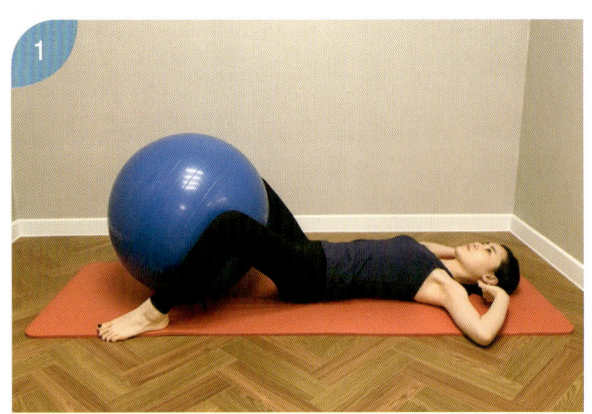

1 시작자세

바닥에 등을 대고 누워 양손을 머리 뒤로 하여 가볍게 깍지를 낀다. 볼은 다리 사이에 고정하여 가볍게 양쪽 허벅지로 조인다. 숨을 들이쉰다.

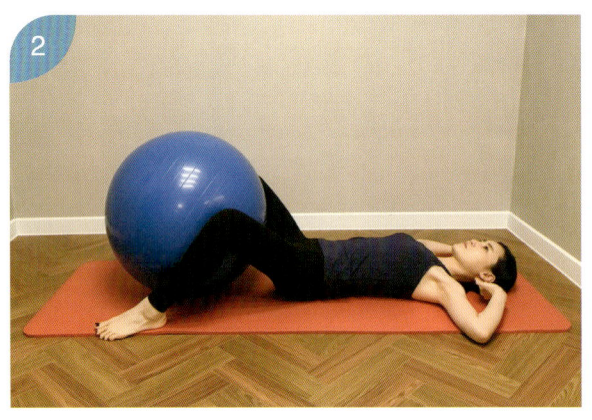

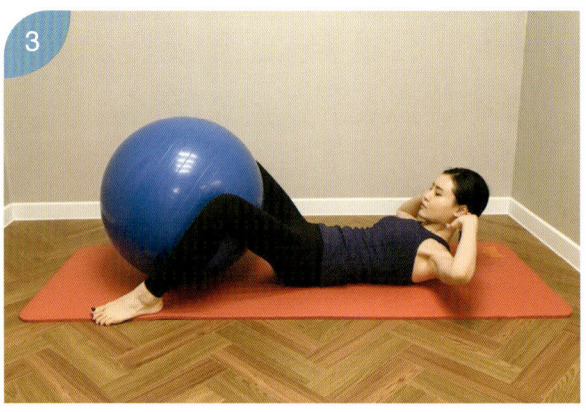

2 허벅지로 볼을 단단히 조이면서 복부를 수축시킴과 동시에 바닥으로부터 머리를 들어올리며 턱과 가슴을 가까이 당겨준다. 복부 수축은 어깨뼈가 바닥으로부터 올라올 때 까지 계속한다.

3 천천히 호흡 조절을 통해 시작자세로 돌아간다.

주의사항
- 동작을 진행하는 동안 복부의 수축을 풀지 않는다.
- 배를 부풀리지 않도록 머리를 들어올릴 때 자신의 복부를 확인한다.
- 근골격계의 목 부상이 있거나 질환이 있는 사람이 불편함이 느껴지면 동작을 하지 않는다.

main muscle — spinal flexors(rectus abdominis, external/internal oblique)

assist muscle — anterior spinal stabilizer(transverse abdominis), hil adductors

Lesson ❷ 소도구

3 100회 숨쉬기(hundred)

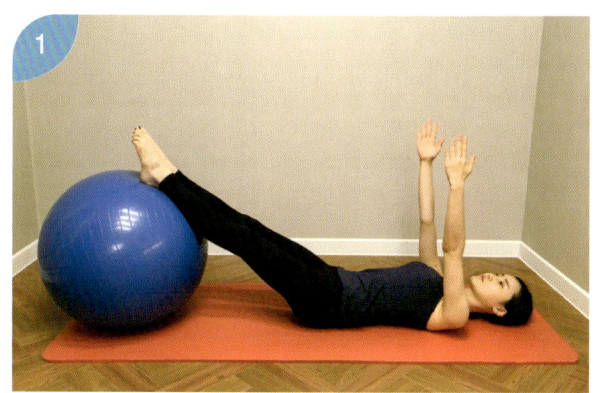

1 시작자세

등을 대고 누운 다음 팔은 하늘쪽으로 뻗고 다리는 쭉편 상태에서 종아리를 볼 위에 얹는다. 숨을 들이쉰다.

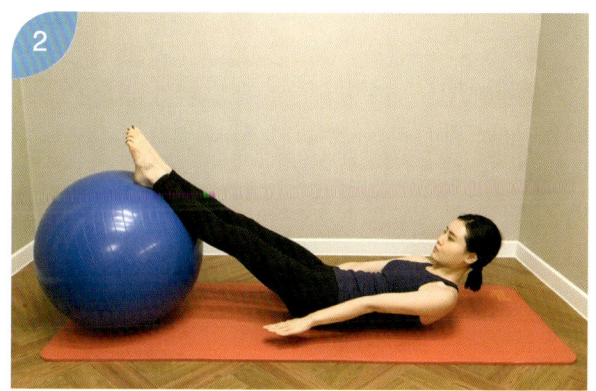

2 머리와 어깨를 들어올려 복부를 수축해 주고 양팔을 바닥으로 가져간다. 다음 양팔을 바닥으로 살짝 두드리는 동작을 실시하되 호흡으로 복부 수축을 조절하며 실시한다. 5회를 바닥으로 두드린 다음 날숨으로 길게 내쉬는 것을 반복한다.

➕ 변형 동작

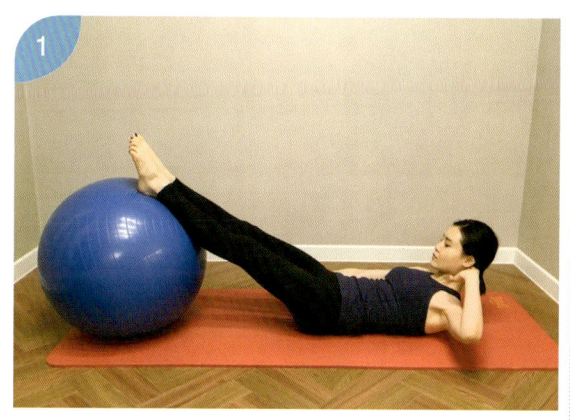

❶ 자세에 부담이 느껴질 때는 한손으로 머리를 받치고 한손으로만 두드리는 동작을 실시한다.

주의사항

- 복부를 수축한 상태를 유지한다.
- 머리를 올린 자세에서는 어깨뼈가 바닥에 닿지 않도록 등 자세를 유지한다.
- 팔의 움직임은 가슴이 아닌 등으로 부터 영향을 받는 느낌이 들어야 한다.
- 어깨 등세모근(승모근)의 과도한 수축이 느껴지면 안 되며, 최대한 복부 근력으로 버틸려고 노력한다.

main muscle — spinal flexors(rectus abdominis, external/internal oblique), hip flexors (iliopsoas, rectus femoris, sartorius, TFL, pectineus)

assist muscle — anterior spinal stabilizer(transverse abdominis)

4 개구리 다리(forg legs)

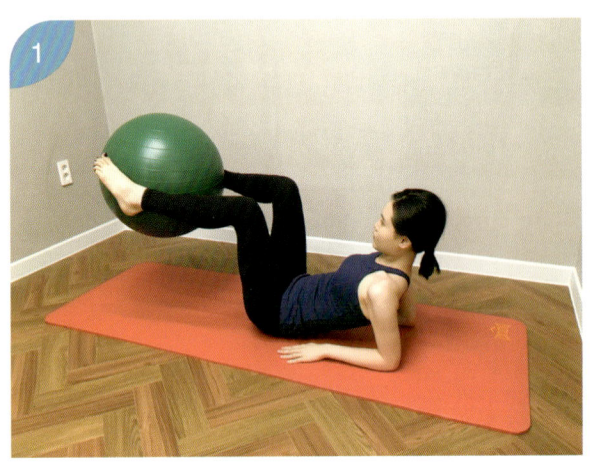

1 시작자세

팔꿈치로 바닥을 지탱하고 다리를 들어올려 양발목 사이에 볼을 고정한다. 이때 다리 자세는 개구리처럼 무릎을 굽히고 발끝이 바깥을 향하게 한다. 숨을 들이쉰다.

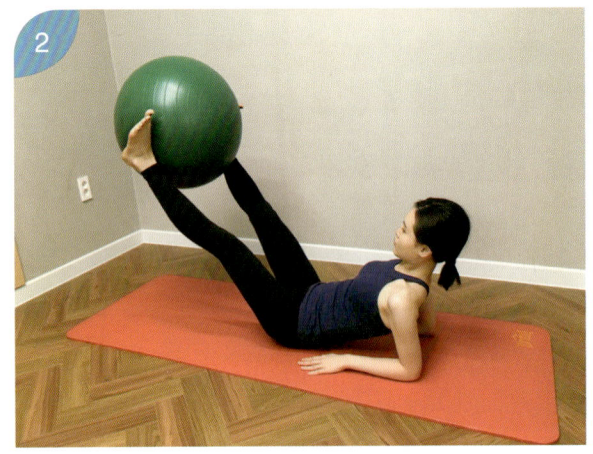

2 다리를 뻗는다. 이때 복부는 반드시 척추 쪽으로 집어넣어야 하며, 허리가 항상 바닥에 고정되어 있어야 한다. 뻗은 다리의 높이가 낮을수록 복부 핵심 근육 강화를 위한 강도가 높아진다.

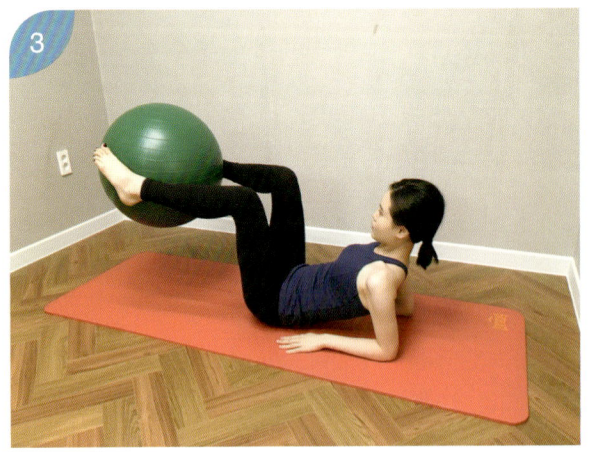

3 시작자세로 돌아간다.

Lesson ❷ 소도구

➕ 변형 동작

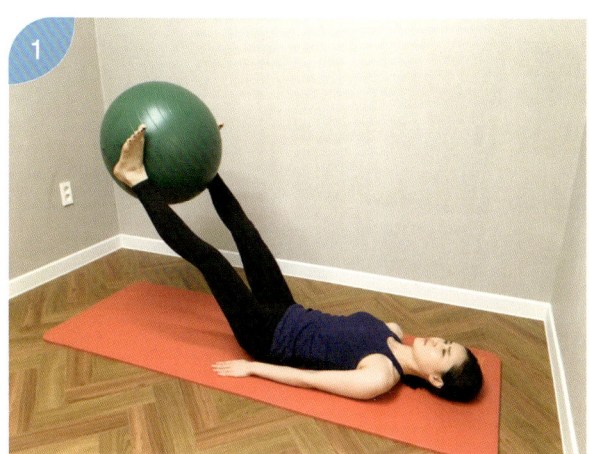

❶ **고급 자세** 머리와 등을 바닥에 완전히 붙이고 팔을 양옆으로 뻗은 상태에서 위의 개구리 다리 동작을 시도한다. 이 변형 동작은 자세를 고정하기가 더 어렵기 때문에 복부에 더 많은 운동이 된다.

주의사항
- 복부는 항상 수축 상태를 유지한다.
- 허리와 바닥 사이에 공간이 생기지 않도록 유의한다.
- 복부 근육이 아닌 허리의 긴장감이 많이 느껴질 경우에는 볼 없이 진행한다.

main muscle
- hip flexors(iliopsoas, rectus femoris, sartorius, TFL, pectineus), hip extensors(gluteus maximus, hamstring), external/internal oblique

assist muscle
- anterior spinal stabilizer(transverse abdominis)

2.짐볼

5 몸 굴리기(rolling like a ball)

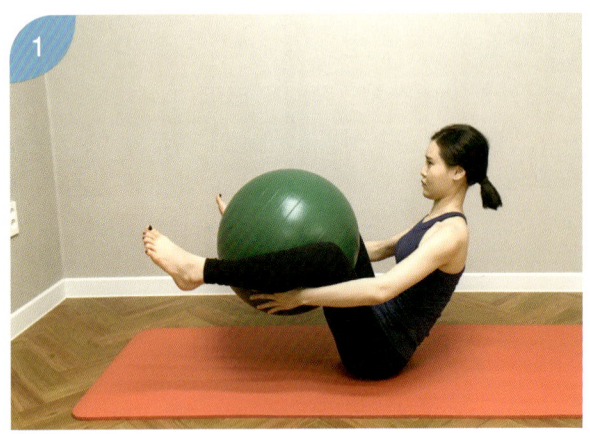

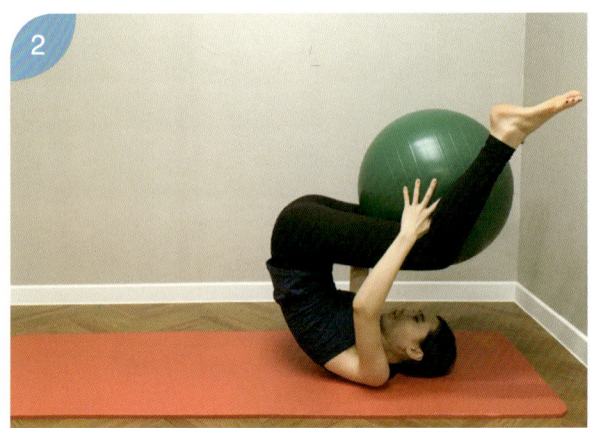

1 시작자세
바닥에 앉아 다리로 볼을 감싼다. 볼을 견고하게 잡을 수 있도록 발목을 안으로 당기고 양손으로도 볼을 잡아준다.

2 어깨가 바닥에 닿을 때까지 몸을 뒤로 굴린다. 단 볼을 그대로 다리 안에 고정시킨 채 몸을 굴려야 한다.

3 다시 몸을 앞으로 굴려 균형을 잡는다.

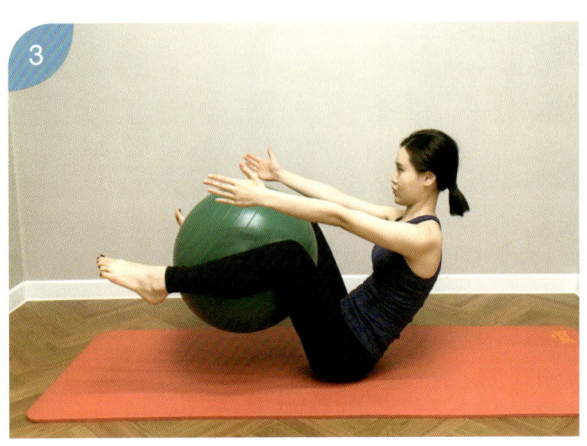

➕ 변형 동작

❶ 손은 사용하지 않은 채 다리만을 이용하여 볼을 고정하고 구르기 동작을 시도한다.

주의사항
- 목까지 몸을 굴리면 안 되며, 어깨까지 닿도록 하여 균형을 잡는다.
- 바닥에 허리가 닿을 때 복부의 긴장을 풀면 안 된다.
- 바닥에서 '쿵' 소리가 나게 몸을 굴리면 안 된다.
- 척추뼈 마디 하나하나가 차례로 바닥에 닿아야 한다.

main muscle — external/internal oblique, transverse abdominis
assist muscle — serratus anterior, hip adductors

6 롤 업(roll up)

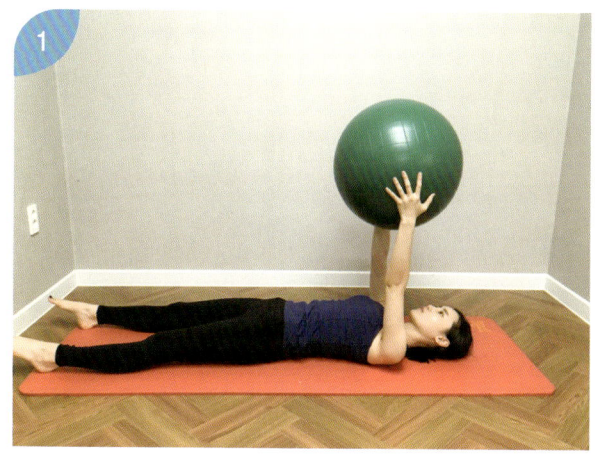

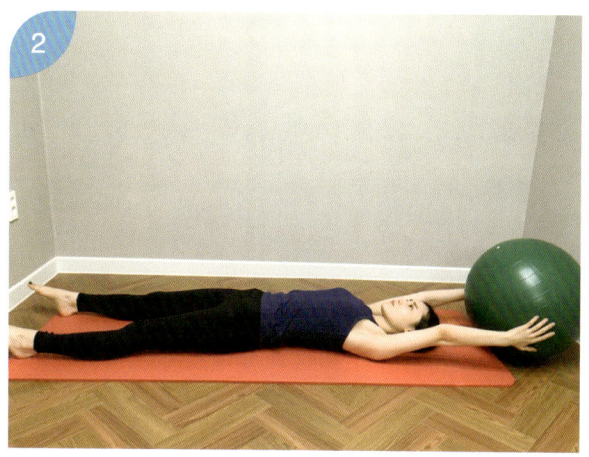

1 시작자세

바닥에 누운 다음 팔을 하늘쪽으로 뻗어 볼을 들어올린다. 두 다리를 모아서 쭉 뻗는다. 이때 허벅지를 조여 필라테스의 1번 자세가 되게 하고 발끝을 약간 바깥쪽으로 향하게 한다. 숨을 들이쉰다.

2 볼을 잡은 팔을 머리 위 바닥쪽으로 가져간다. 이때 갈비뼈를 복부에 밀착시켜 등 상부가 바닥으로부터 뜨지 않게 한다. 팔은 등 상부를 바닥에 고정할 수 있을 정도까지만 뻗도록 한다.

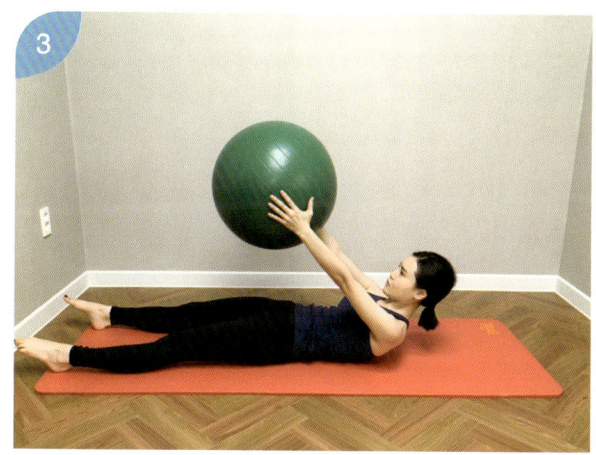

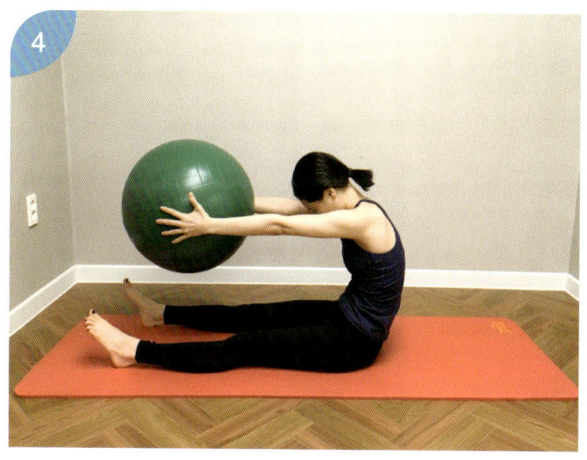

3 볼을 잡은 팔과 함께 상체를 들어올리기 시작한다. 상체를 말아올릴 수 있도록 등을 바닥으로부터 뗄 때 턱 밑으로 감귤 조이기를 하는 것과 동시에 허벅지 안쪽과 엉덩이를 함께 조여준다.

4 척추에 의한 C곡선이 완성되면 볼을 앞으로 내민다. 숨을 들이쉬면서 이 자세를 유지한다.

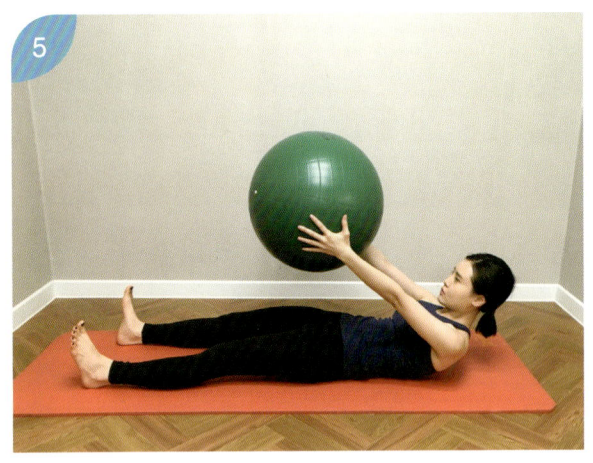
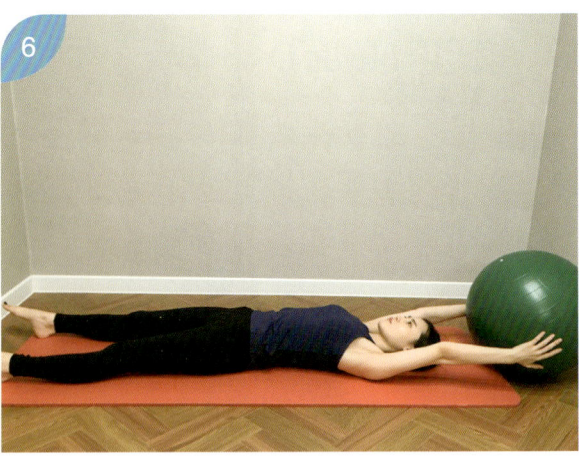

5 다시 척추뼈가 한 마디씩 펴지도록 몸을 내린다. 이 때 복부를 집어넣고 허벅지 안쪽과 엉덩이를 조여줌으로써 복부의 힘을 이용한다. 균형을 유지할 수 있을 정도까지 볼을 앞쪽으로 든다.

6 손끝부터 발끝까지 완전히 뻗은 자세로 다시 돌아간다. 숨을 들이쉬며 다시 반복한다.

➕ 변형 동작

❶ 위의 롤 업 동작을 좀 더 쉽게 하려면 무릎을 접어 발바닥으로 바닥을 누른다.
❷ 반대로 롤 업 동작을 더 효과적으로 하려면 상체를 들어올릴 때 항상 팔을 귀 옆에 붙여준다.

주의사항
– 발이 뜨지 않도록 하며, 필요하다면 무릎을 접은 자세로 실행한다.

main muscle
– spinal flexors(rectus abdominis, external/internal oblique)

assist muscle
– anterior spinal stabilizer(transverse abdominis, spinal extensors), hip flexors(iliopsoas, rectus femoris, sartorius, TFL, pectineus), hip extensors(gluteus maximus, hamstring)

Lesson ❷ 소도구

7 싱글 레그 스트레치(single leg stretch)

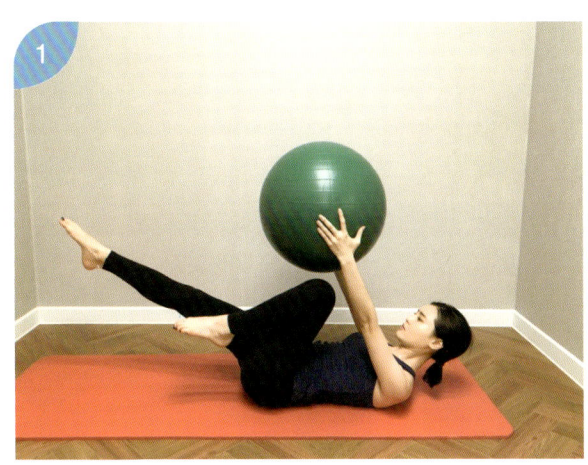

1 **시작자세**

바닥으로부터 등 상부를 말아올려 복부에 힘이 들어가는 자세를 만들면서 볼을 하늘 쪽으로 들어올린다.

왼쪽 무릎은 가슴 앞으로 접고, 오른쪽 다리는 바닥으로부터 45도 정도 경사지게 뻗는다.

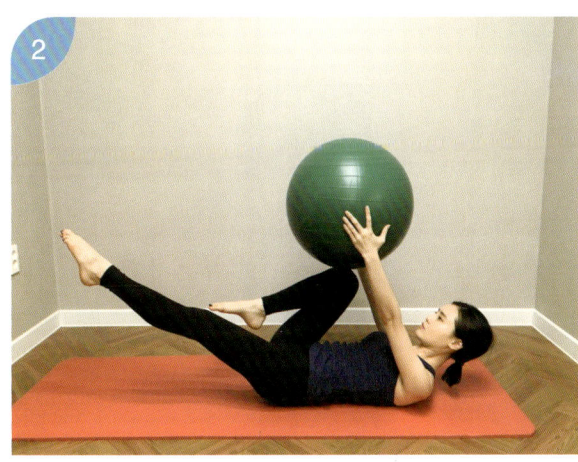

2 복부에 힘이 들어가는 자세를 유지한 채 허리를 바닥에 평평하게 붙이고 양쪽 다리 자세만 서로 바꾼다.

주의사항
- 허리를 바닥에 평평하게 고정시켜야 한다. 고정하기 힘든 경우 뻗은 다리의 높이를 올린다.

main muscle
- spinal flexors(rectus abdominis, external/internal oblique)

assist muscle
- anterior spinal stabilizer(transverse abdominis), hip flexors(iliopsoas, rectus femoris, sartorius, TFL, pectineus) & hip extensors(gluteus maximus, hamstring), knee extensors(quadriceps femoris), serratus anterior

8 더블 레그(double leg stretch)

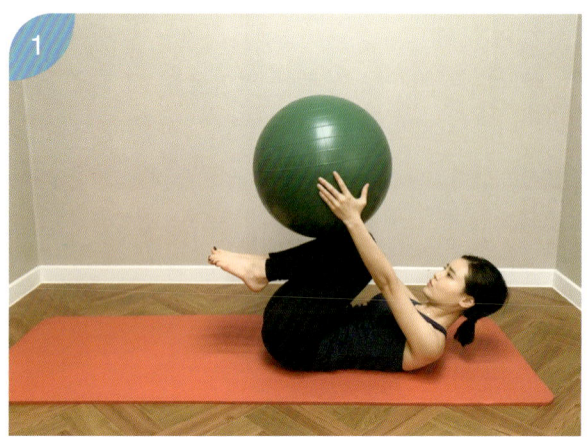

1 **시작자세**
  등을 대고 누워 무릎을 가슴 앞으로 접고 볼을 무릎 위에 조정한다. 숨을 들이쉰다.

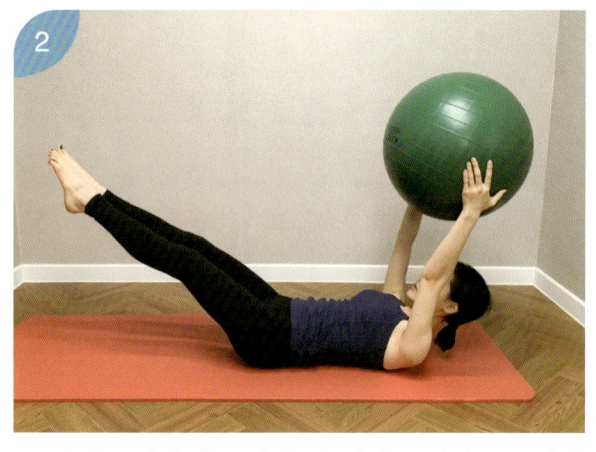

2 허리를 바닥에 고정한 채 다리를 사선으로 뻗어 올리고 볼을 귀 뒤로 가져간다.

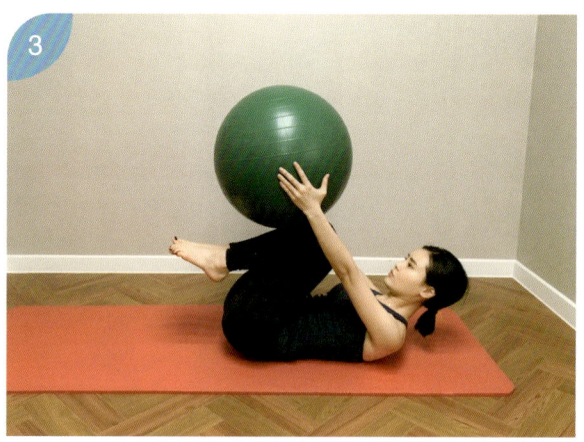

3 시작자세로 돌아간다.

주의사항
- 팔을 귀 쪽으로 가져가면서 머리를 뒤로 내리지 않도록 한다.

main muscle
- iliopsoas, external/internal oblique

assist muscle
- quadriceps, serratus anterior

9 데드 행 폴드(dead hang fold)

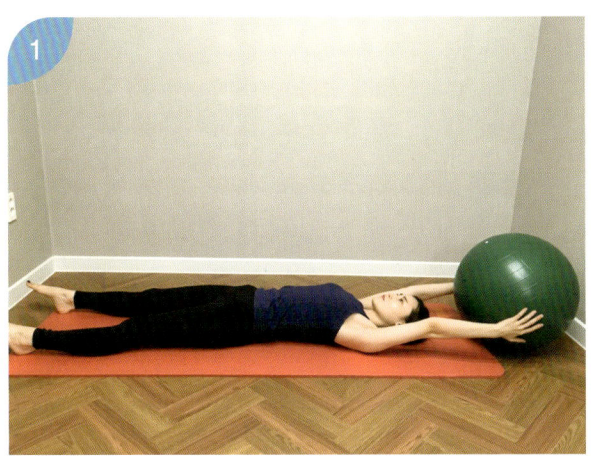

1 시작자세
   등을 대고 바닥에 누워 볼을 잡은 팔과 다리(필라테스 1번 자세)를 쭉 뻗어 몸을 일자로 만든다. 숨을 들이쉰다.

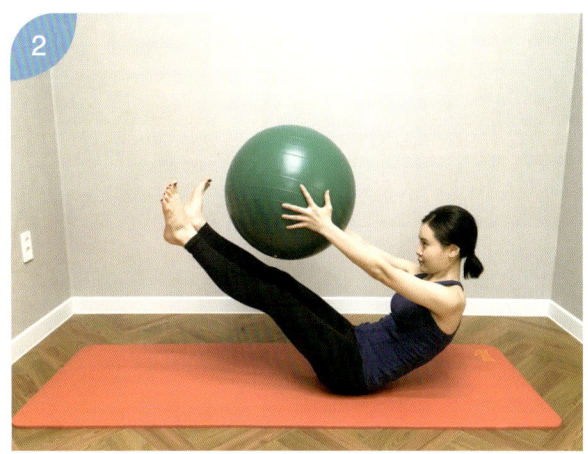

2 복부 수축과 함께 골반을 굽힘하여 상체와 다리를 모두 들어올린다. 몸이 반쯤 굽히도록 팔과 다리를 모두 하늘을 향해 들어올린다.

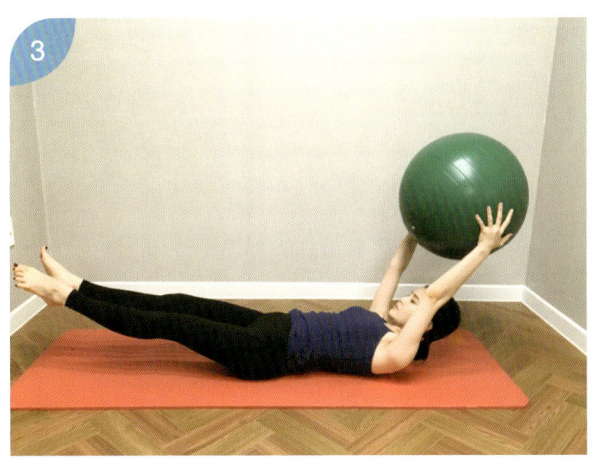

3 굽힘하였던 몸을 다시 편다. 상체와 다리를 바닥에 내릴 때 팔은 항상 귀 옆에 고정시킨다. 팔로 고정한 볼과 다리가 바닥에 닿기 전까지 가능한 낮게 내린다.

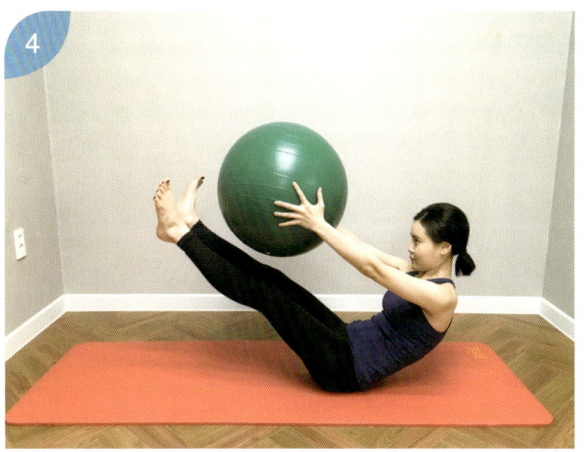

4 다시 몸을 반쯤 굽힘하여 올린다. 이 동작을 두 번 더 실행한다.

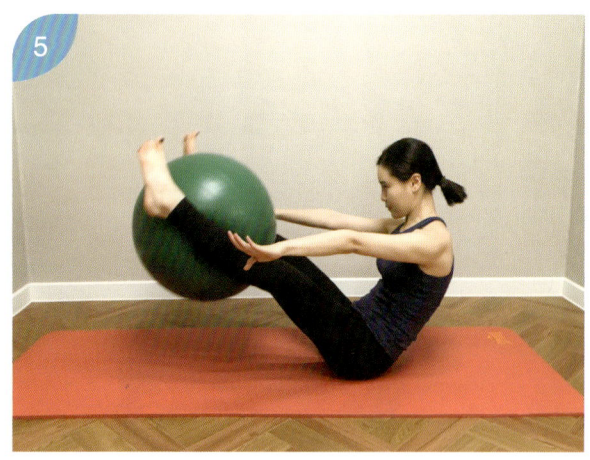

5 상체와 다리를 최대한 굽힘하여 올린 순간 손에 있는 볼을 발목 사이로 옮긴다.

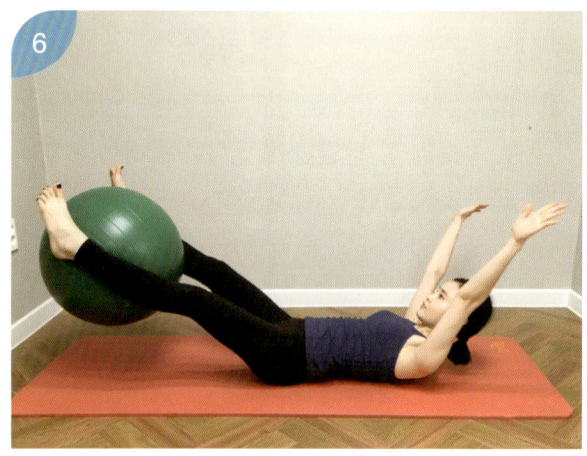

6 굽힘하였던 몸을 편다. 상체와 다리를 바닥에 내릴 때 팔은 항상 귀 옆에 고정시킨다. 팔로 고정한 볼과 다리가 바닥에 닿기 전까지 가능한 낮게 내린다.

주의사항

- 허리에 긴장이 느껴질 경우는 볼 없이 실행한다.
- 다리를 내릴 때 허리를 바닥에 평평하게 고정할 수 있을 정도까지만 낮게 내린다. 등이 아치 모양을 만들지 않도록 바닥에 고정시킨다.

main muscle
- spinal flexors(rectus abdominis, external/internal oblique), hip flexors(iliopsoas, rectus femoris, sartorius, TFL, pectineus)

assist muscle
- serratus anterior, anterior spinal stabilizer(transverse abdominis), knee extensors(quadriceps femoris), hip adductors

10 크리스 크로스(criss cross)

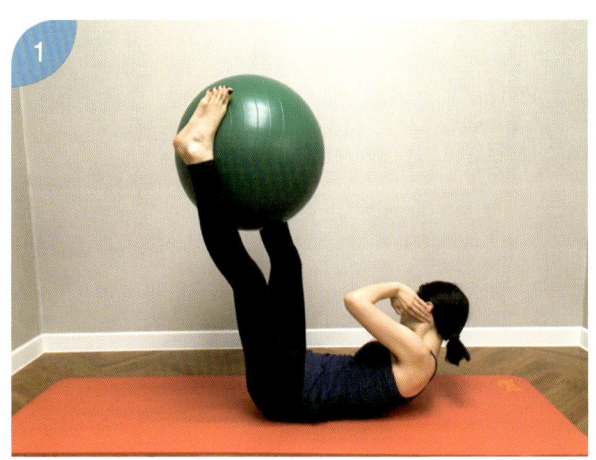

1 시작자세

누워서 볼을 발목 사이에 고정하고 다리를 위로 뻗는다. 손은 머리 뒤로 깍지를 끼우고 몸을 필라테스 복부 자세로 말아올린다. 숨을 들이쉰다.
볼을 다리 사이에서 회전시킬 때 한쪽 팔꿈치를 반대편 무릎 쪽으로 가져간다.

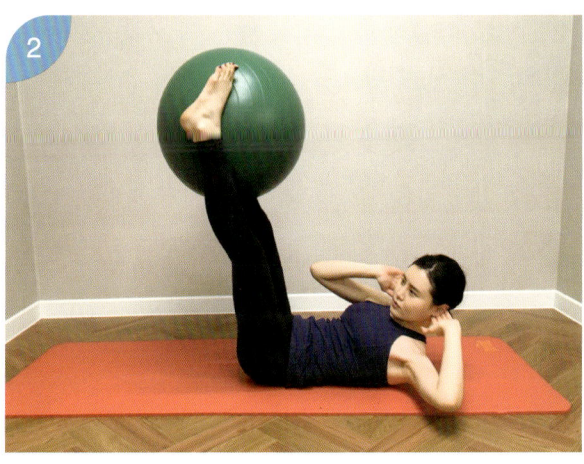

2 반대편으로 반복한다.

주의사항
- 복부에 힘이 들어가는 자세로부터 등 상부가 내려가지 않게 한다.
- 팔꿈치를 넓게 해서 팔이 아닌 몸통을 비튼다.
- 등 위쪽이 경직되면 말아올리는 동작이 제한된다.

main muscle
- spinal flexors(rectus abdominis, external/internal oblique), anterior spinal stabilizer(transverse abdominis)

assist muscle
- anterior spinal stabilizer(transverse abdominis), hip flexors(iliopsoas, rectus femoris, sartorius, TFL, pectineus) & hip extensors(gluteus maximus, hamstring), knee extensors(quadriceps femoris)

11 롤 오버(rollover)

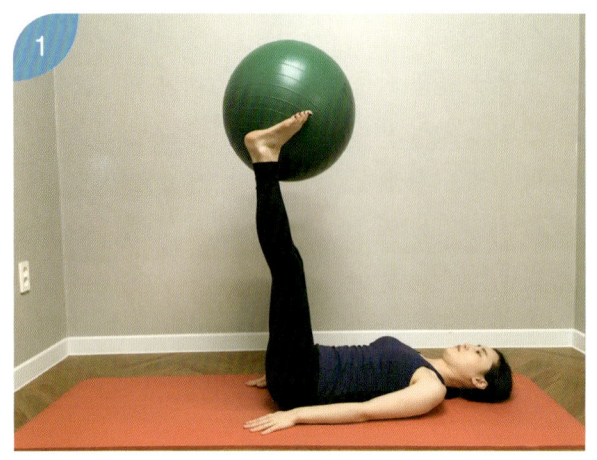

1 시작자세
누워서 발목에 볼을 끼우고 다리를 위로 뻗는다. 팔을 옆에 놓고 손바닥은 아래를 향한다. 숨을 들이쉰다.

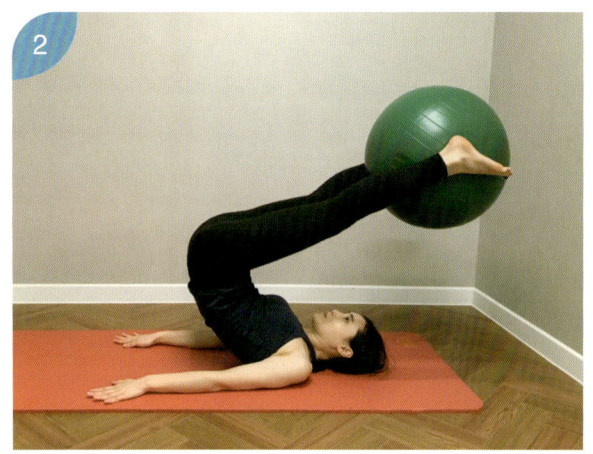

2 볼을 들어올려 머리 위로 넘길 때 복부를 척추 쪽으로 끌어당긴다.

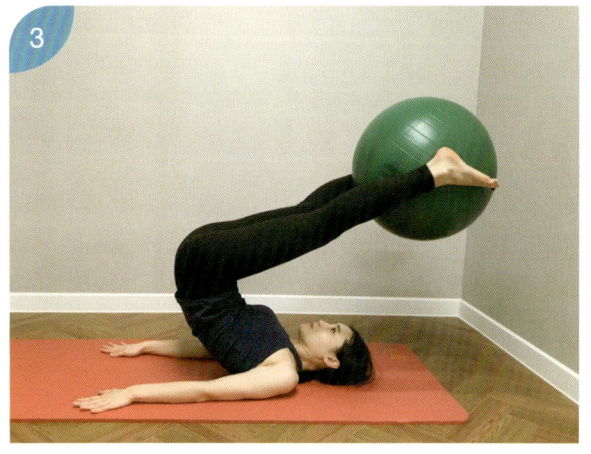

3 어깨뼈 사이로 균형을 잡으면서 볼을 끼운 다리를 머리 위의 벽 쪽으로 뻗는다. 이때 팔로 바닥을 누르면 동작을 조절할 수 있다.

Lession ❷ 소도구

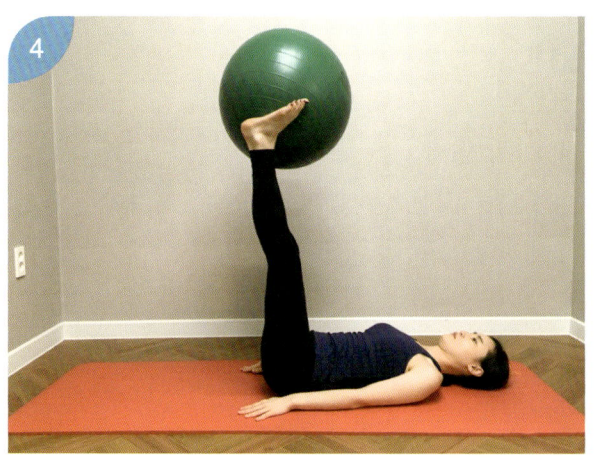

4 척추뼈가 한 마디씩 뒤로 펴지는 동안 뒤꿈치를 뒤로 길게 뻗으면서 발목을 굽힌다.

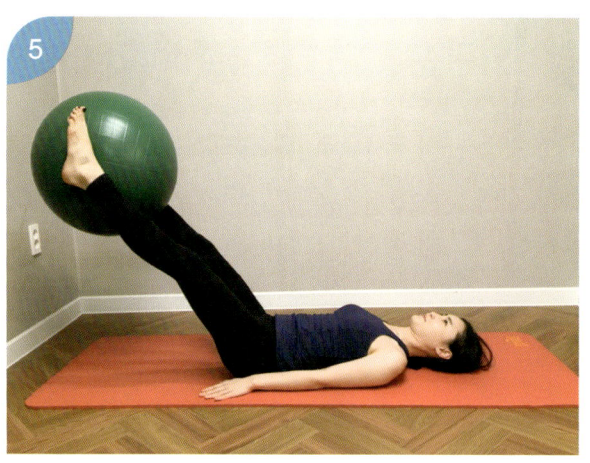

5 엉덩이가 바닥에 닿을 때까지 복부를 척추 쪽으로 당겨 동작을 조절한다. 숨을 들이쉬고 반복한다.

➕ 변형 동작 •

❶ **초고급 동작** 복부 단련을 위해서 다시 뒤로 굽힘하기 전에 볼을 아래로 내린다. 이때 허리를 평평하게 바닥에 댈 수 있는 범위까지만 내린다.

주의사항
- 팔을 아래로 눌러서 동작을 조절하고 어깨를 안정적으로 등 아래로 내린다.
- 목 위로 말아올리지 않는다.

main muscle
- (spinal flexors)rectus abdominis, external/internal oblique(hip flexors) iliopsoas, rectus femoris, sartorius, TFL, pectineus

assist muscle
- anterior spinal stabilizer(transverse abdominis), hip extensors(gluteus maximus, hamstring) & abductors & adductors

12 어라운드 더 월드(around the world)

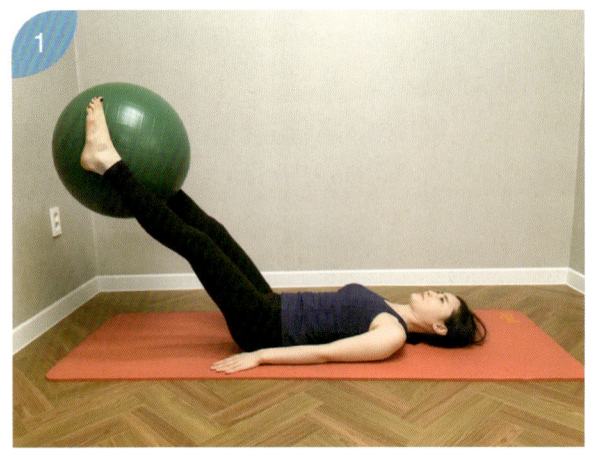

1 시작자세

다리를 사선으로 뻗어올리고 그 사이에 공을 고정하고 누워 팔은 옆에 놓는다. 손바닥은 아래를 향한다. 복부를 척추 쪽으로 당기고 등을 바닥과 평평하게 한다. 숨을 들이쉰다.

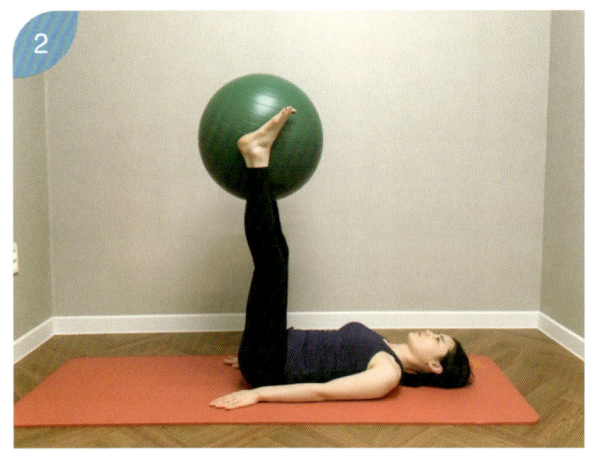
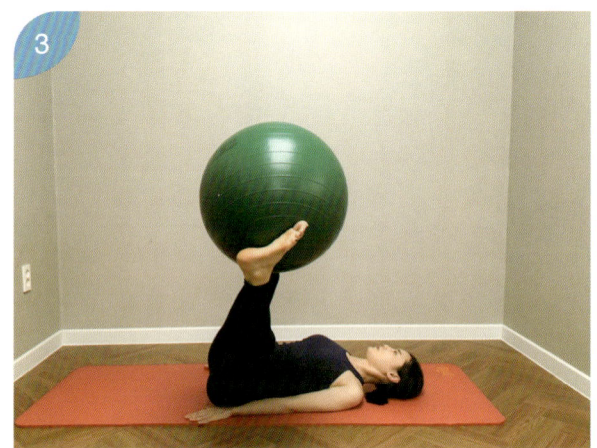

2~3 엉덩이를 좌측으로 들어올리면서 볼로 크게 원을 그리기 시작한다.

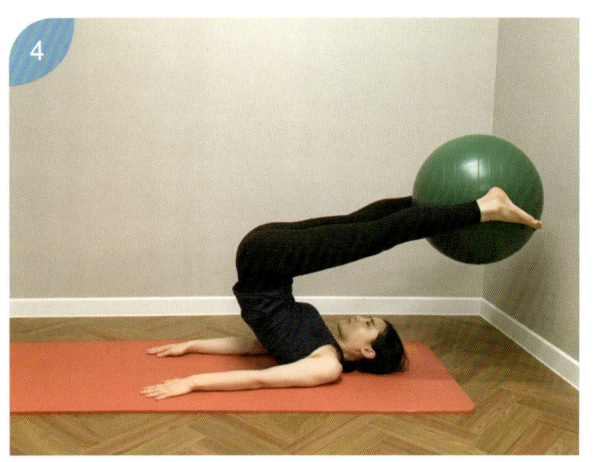

4 볼을 들어올려 머리 위로 넘기면서 계속 원을 그린다.

Lession ❷ 소도구

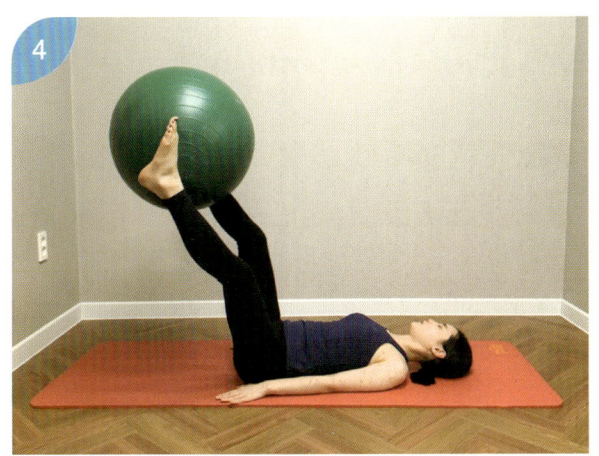

4 원을 계속 그리면서 우측으로 향한다.

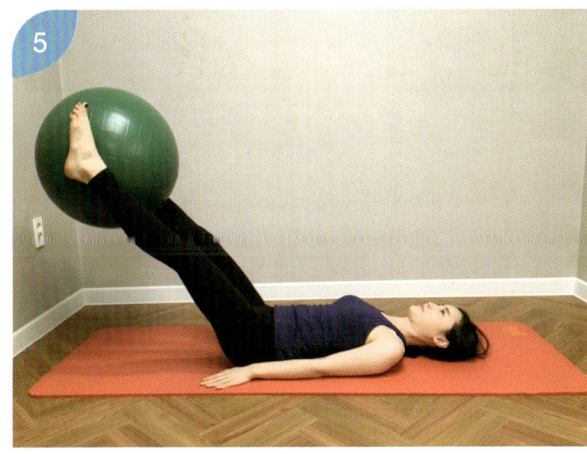

5 시작자세에서 마친다. 숨을 들이쉬고 방향을 바꾼다.

주의사항
- 목 위로 굴러가지 않게 한다.
- 배꼽을 척추 쪽으로 당긴다.

main muscle
- spinal flexors(rectus abdominis, external/internal oblique), hip flexors(iliopsoas, rectus femoris, sartorius, TFL, pectineus)

assist muscle
- anterior spinal stabilizer(transverse abdominis), spinal extensors & posterior rotators(erector spinal), Hip extensors(gluteus maximus, hamstring), knee extensors(quadriceps femoris), ankle goot plantar flexors(gastrocnemius, soleus), shoulder extensors(latissimus dorsi, teres major, posterior deltoid)

13 힌지 컬 롤다운(hinge curl roll down)

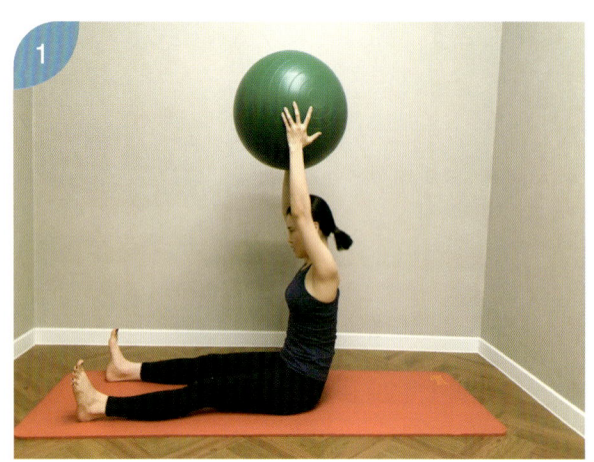

1 시작자세
다리를 엉덩이 넓이로 뻗어 앞에 놓고 발을 고정시킨다. 볼을 손 사이에 끼우고 팔은 위로 뻗는다.

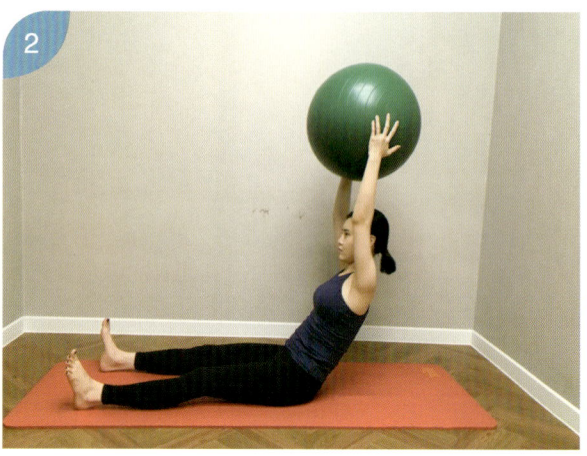

2 등을 펴고 뒤로 누울 때 배를 들어올리면서 수축시킨다.

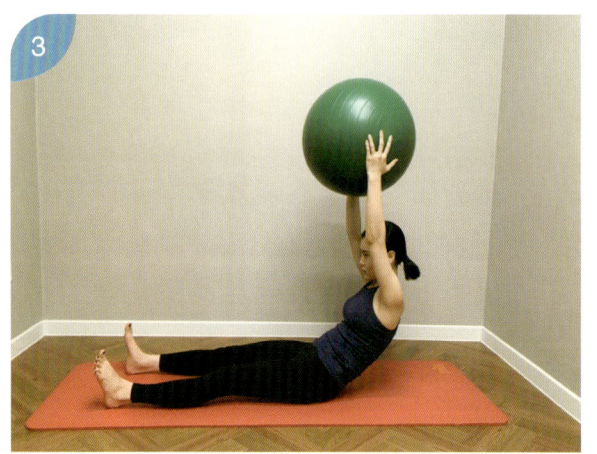

3 복부를 척추 쪽으로 당긴다. 팔을 위로 뻗을 때 골반을 아래로 넣어 허리를 C자 모양으로 만들면서 척추뼈를 한 마디씩 말아 내린다.

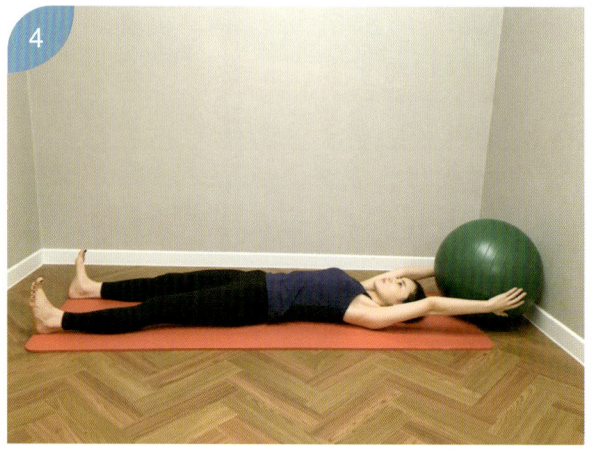

4 볼을 든 팔을 머리 위로 뻗으면서 등을 평평하게 하여 마친다.

Lesson ❷ 소도구

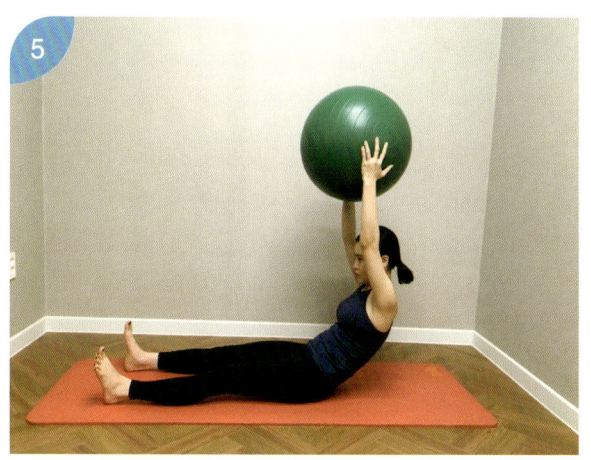

5 볼을 위로 들어올린다. 머리를 들어올리기 위해 턱 밑으로 감귤 조이기를 하고 볼을 위로 뻗으면서 몸을 말아올리기 시작한다.

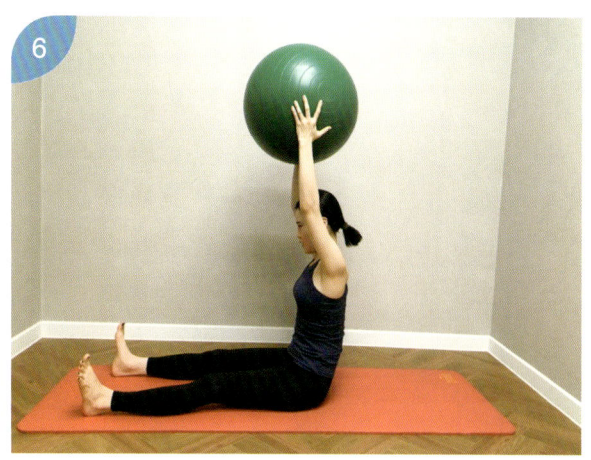

6 볼을 위로 뻗으면서 척추를 쌓아 올린다. 숨을 내쉬고 반복한다.

➕ 변형 동작 •

❶ 무릎을 굽히고 올라오면 좀 더 쉽게 할 수 있다.

주의사항
— 무릎을 굽힘하고 올라오면 좀 더 쉽게 할 수 있다.

main muscle
— rectus abdominis, iliopsoas

assist muscle
— hip extensors(gluteus maximus, hamstring), knee extensors(quadriceps femoris), external/internal oblique

2.짐볼 161

14 클래식 브릿지(classic bridge)

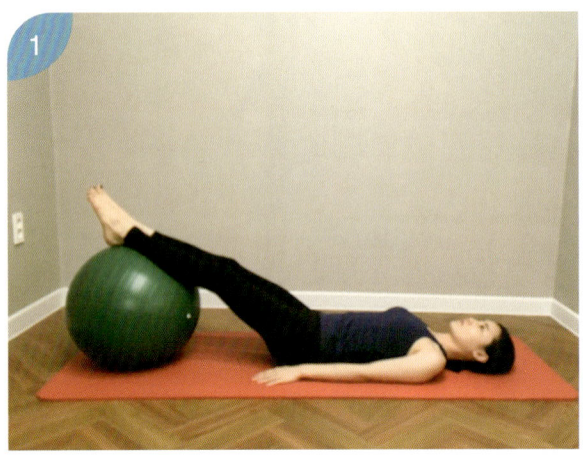

1 시작자세
누워서 다리를 펴 볼 위에 놓고 팔은 옆으로 내려 손바닥을 아래로 향하게 한다. 숨을 들이쉰다.

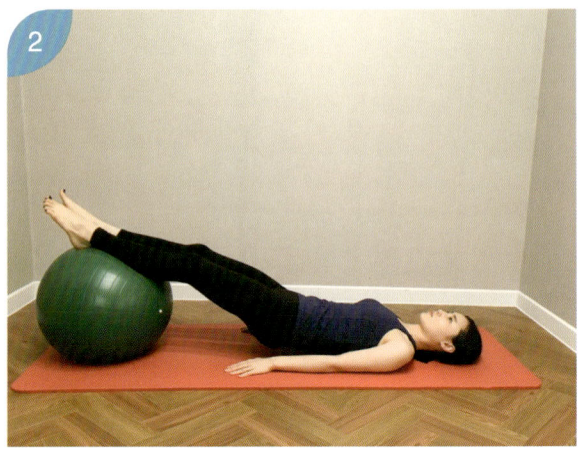

2 복부를 척추 쪽으로 당기고 엉덩이와 다리가 일직선이 될 때까지 꼬리뼈에서부터 척추뼈를 한 마디씩 말아올린다.

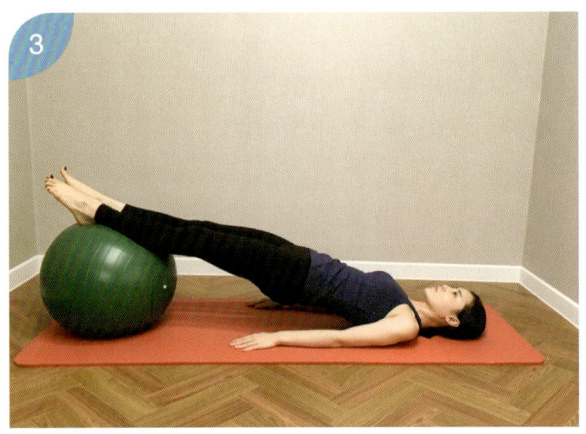

3 그 상태를 유지한다. 척추를 하나씩 연결하면서 바닥으로 말아 내린다. 숨을 들이쉬고 반복한다.

주의사항
- 등이 아치 모양이 되지 않도록 하며, 어깨부터 발끝까지 펴서 엉덩이와 몸이 일직선이 되도록 한다.

main muscle
- anterior spinal stabilizer(transverse abdominis), shoulder extensors(latissimus dorsi, teres major, posterior deltoid), external/internal oblique, gluteus maximus, knee extensors(quadriceps femoris)

assist muscle
- hip adductor, iliopsoas

15 원 레그 오프(one leg off)

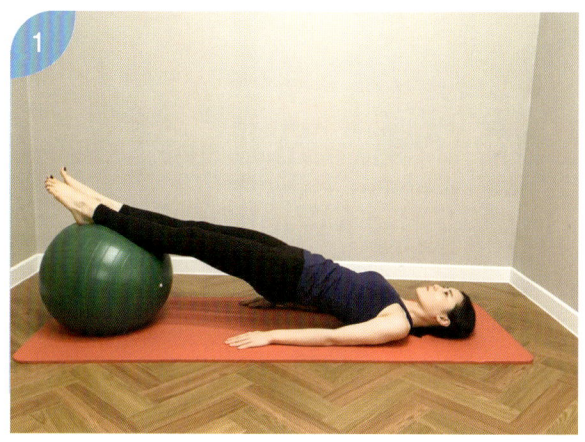

1 시작자세
두 다리를 이용한 브릿지 자세에서 숨을 들이쉬고 시작한다.

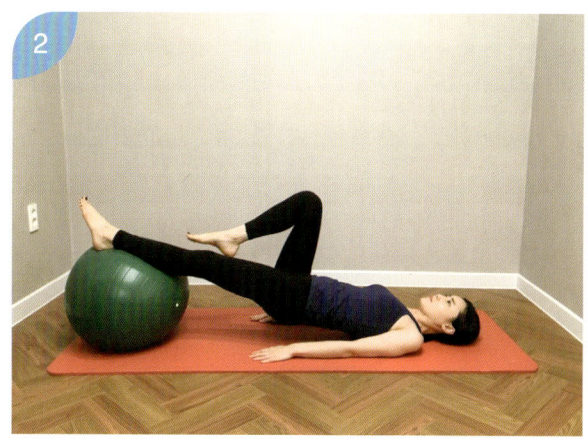

2 우측 다리를 굽혀 위로 들어올린다.

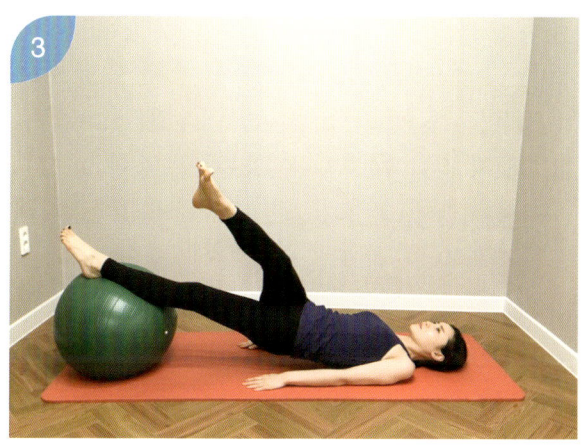

3 숨을 멈추고 내쉬면서 발가락을 하늘로 뻗는 것처럼 나머지 엉덩이를 들어올린다고 생각한다. 다리를 볼 위에 다시 놓고 반대편으로도 실시한다.

➕ 변형 동작

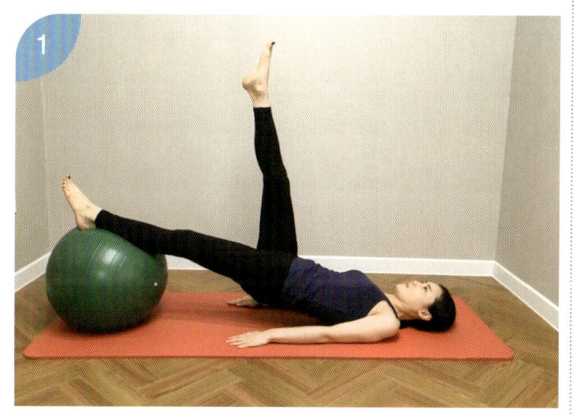

❶ 엉덩이를 비틀어 다리를 뻗은 후 다시 볼 위로 돌아올 수 있다. 다리를 바꿔서 한다.

---

main muscle
- anterior spinal stabilizer(transverse abdominis), shoulder extensors(latissimus dorsi, teres major, posterior deltoid), external/internal oblique, gluteus maximus, knee extensors(quadriceps femoris)

assist muscle
- hip adductor, hip abductors(gluteus medius, gluteus minimus)

16 무릎을 굽힘한 브릿지(bent knee)

무릎 안정화와 햄스트링을 위한 운동

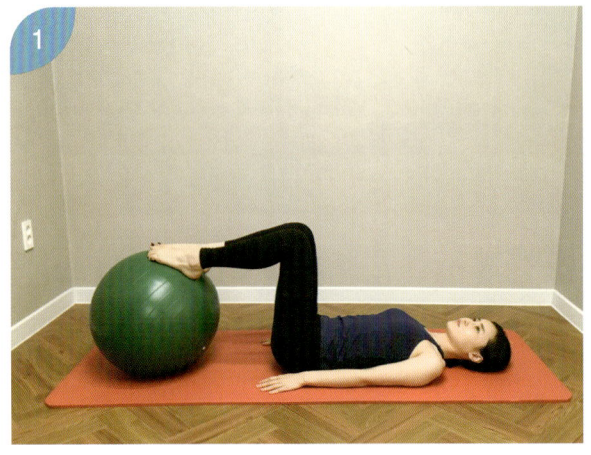

1 시작자세
 발을 볼 위에 올려놓고 무릎을 많이 굽힌다. 숨을 들이쉰다.

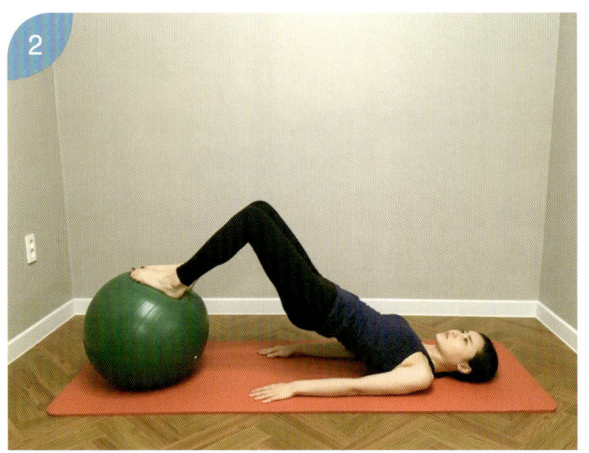

2 복부를 척추 쪽으로 수축시킨다. 볼을 몸아래에 안정시키고 척추뼈를 한 마디씩 말아올린다.

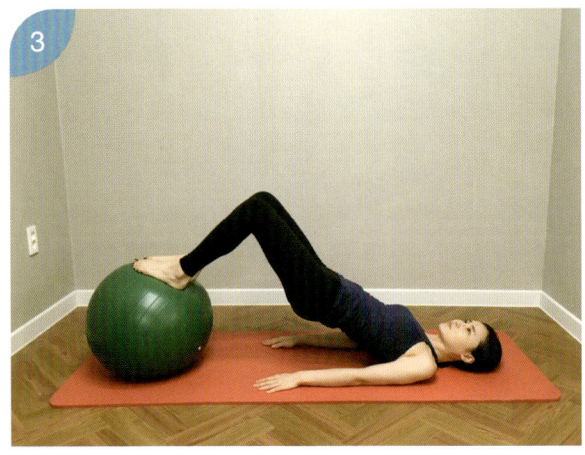

3 브릿지 정점에서 크게 심호흡하는 동안 그 상태를 유지한다.
 시작자세로 돌아간다. 숨을 들이쉬고 반복한다.

main muscle
- anterior spinal stabilizer(transverse abdominis), shoulder extensors(latissimus dorsi, teres major, posterior deltoid), external/internal oblique, gluteus maximus

assist muscle
- knee extensors(quadriceps femoris), hip adductor, iliopsoas

17 세미 써클 (semi circle)

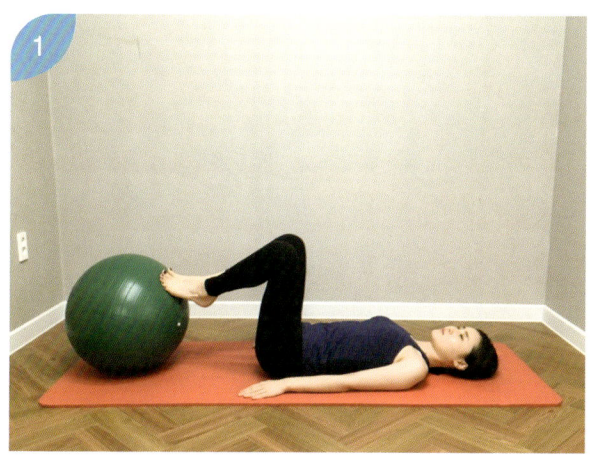

1 시작자세

누워서 팔은 몸 옆에 놓고 다리는 무릎을 굽혀 엉덩이보다 약간 더 넓게 벌려 개구리 웅크린 자세를 한다. 발의 둥근 부분을 볼 위에 놓고 뒤꿈치는 볼에서 떼어 함께 조인다. 숨을 들이쉰다.

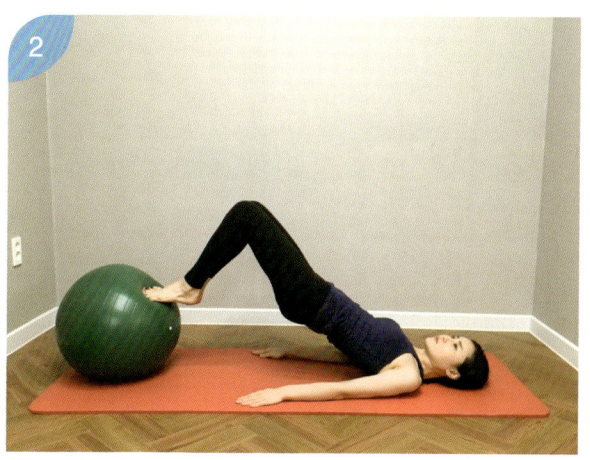

2 복부를 척추 쪽으로 당기고 엉덩이가 허벅지와 일직선이 될 때까지 엉덩이를 말아올린다. 어깨부터 엉덩이까지 몸통 전체가 일직선이 되어야 한다. 발꿈치를 볼에서 들어올려 함께 조인다. 무릎은 엉덩이보다 좀 더 젖혀져야 한다. 한 번 심호흡하는 동안 이 자세를 유지한다.

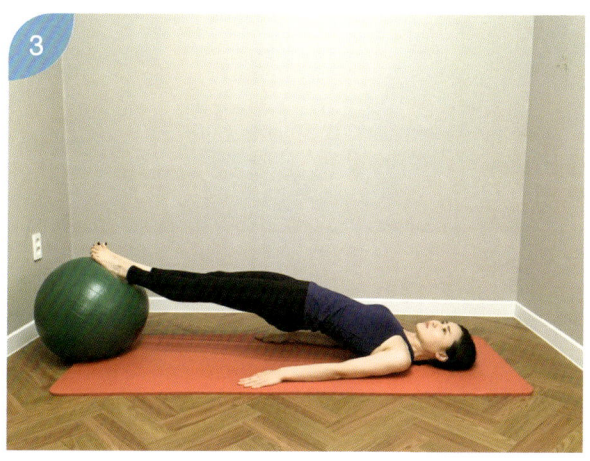

3 엉덩이는 브릿지 자세를 유지하며 다리를 편다.

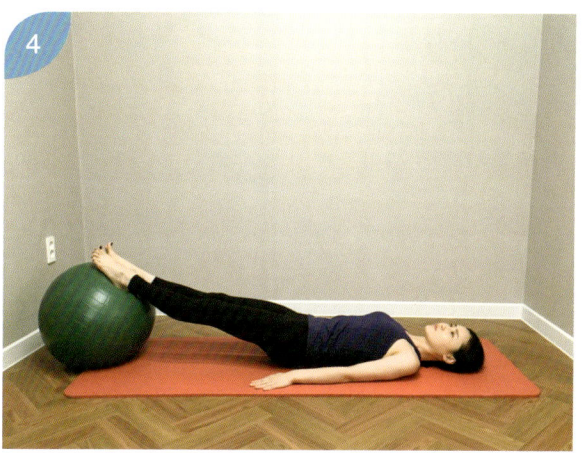

4 등이 바닥과 평평해질 때까지 척추뼈 한 마디씩 말아내린다. 숨을 들이쉰다.

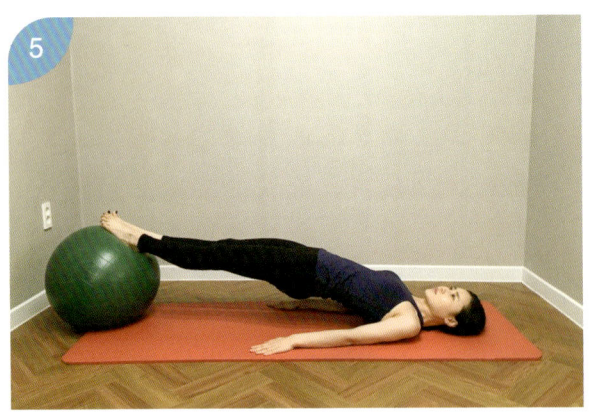

5 다리를 편 상태에서 꼬리뼈로 다시 브릿지를 만든다.

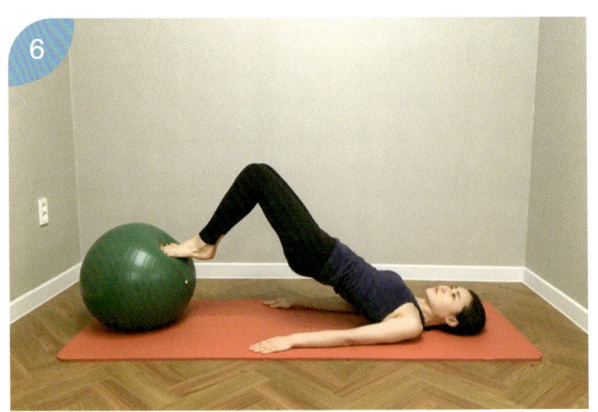

6 엉덩이를 들어 올린 채로 볼을 몸쪽으로 당기면서 무릎을 굽혀 개구리 웅크린 자세로 돌아간다. 이때 발꿈치를 볼에서 들어올려 함께 조인다.

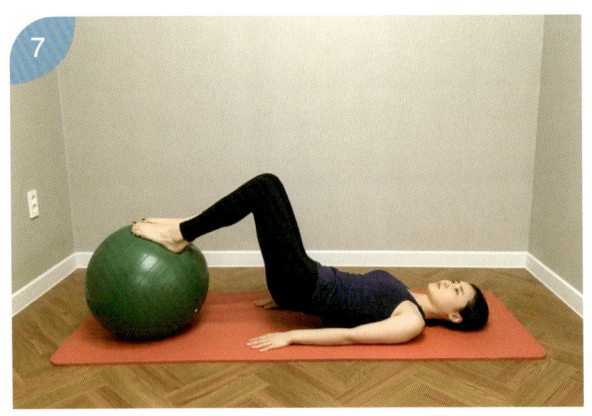

7 시작자세로 돌아오면서 척추뼈를 한 마디씩 말아내린다.

➕ 변형 동작

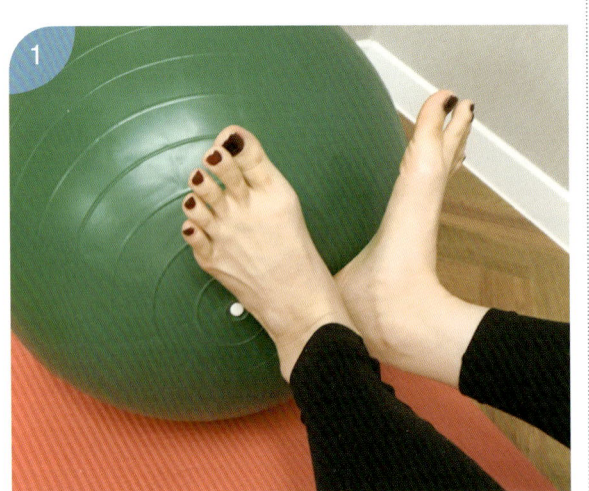

❶ 필라테스 1번 자세에서 동일한 동작을 하지만 뒤꿈치를 내려서 볼 위에 댄다.

주의사항	—	등을 아치 모양으로 하지 말고 배와 엉덩이를 조인다.
main muscle	—	anterior spinal stabilizer(transverse abdominis), shoulder extensors(latissimus dorsi, teres major, posterior deltoid), external/internal oblique, gluteus maximus
assist muscle	—	knee extensors(quadriceps femoris), hip adductor, hip flexors(iliopsoas, rectus femoris, sartorius, TFL, pectineus)

18 컨트롤 백(control back)

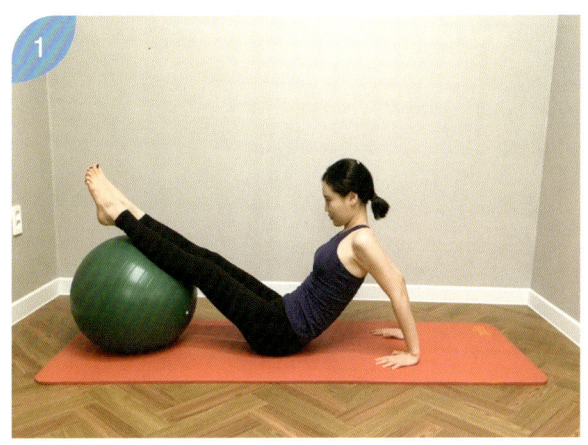

1 시작자세
   손을 상체 뒤로 짚고 손가락을 펴서 앞을 향하게 한다. 이때 볼은 종아리 아래에 둔다.

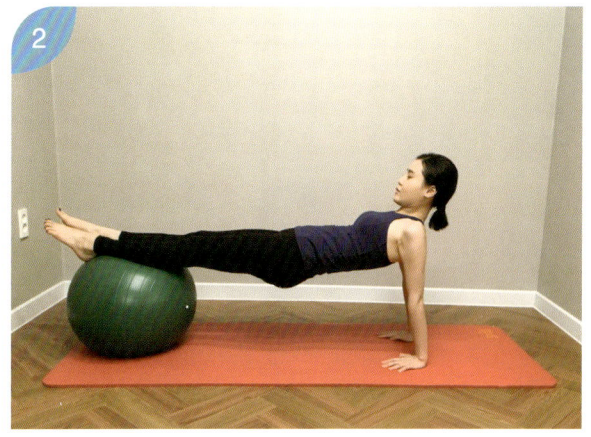

2 엉덩이를 들어올릴 때 팔과 다리를 펴서 몸 전체를 일직선(테이블탑 자세)으로 만든다.

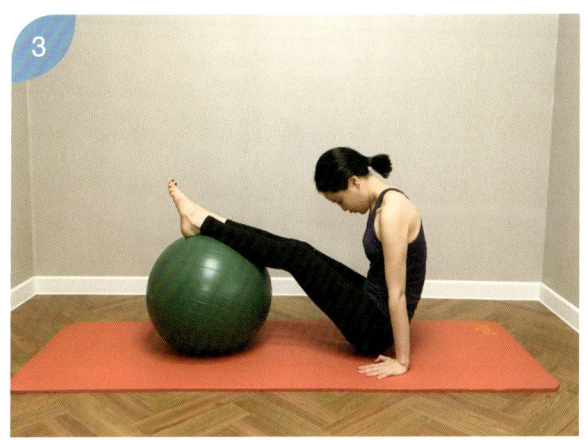

3 볼을 몸 쪽으로 당겨 몸을 반으로 접으면서 복부를 안으로 당긴다.

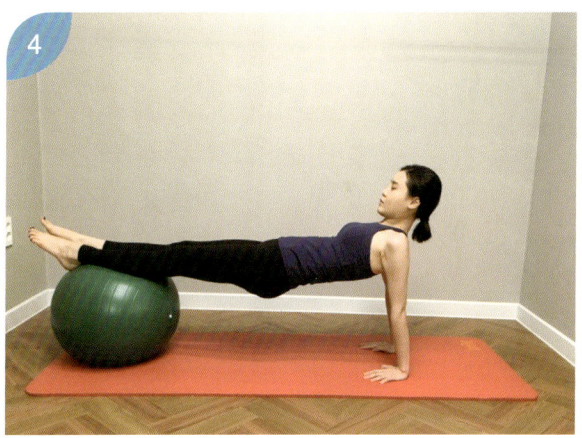

4 엉덩이를 조여 들어올리면서 테이블탑 자세로 돌아간다. 숨을 내쉬고 반복한다.

주의사항
- 손가락을 펴서 바닥에 지탱하여 손목의 압박을 줄인다.

main muscle — posterior deltoid, gluteus maximus, transverse abdominis

assist muscle — knee extensors(quadriceps femoris)

19 컨트롤 백(원 레그 오프, control back one leg off)

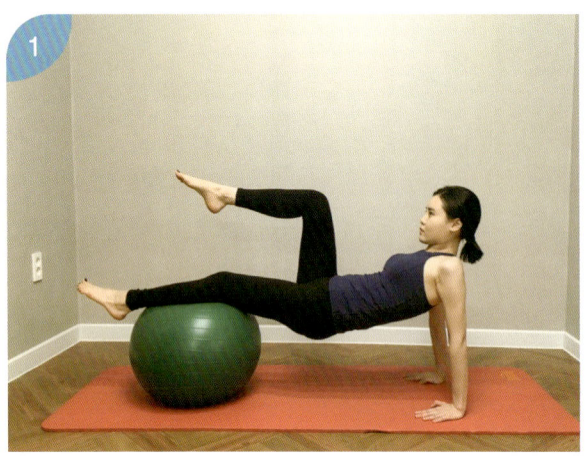

1 **시작자세**
테이블탑 자세에서 시작한다. 무릎을 위로 구부린다.

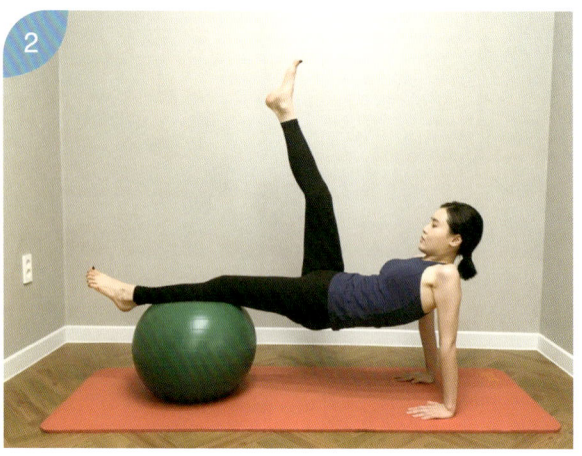

2 다리를 쭉 펴서 위로 찬다.

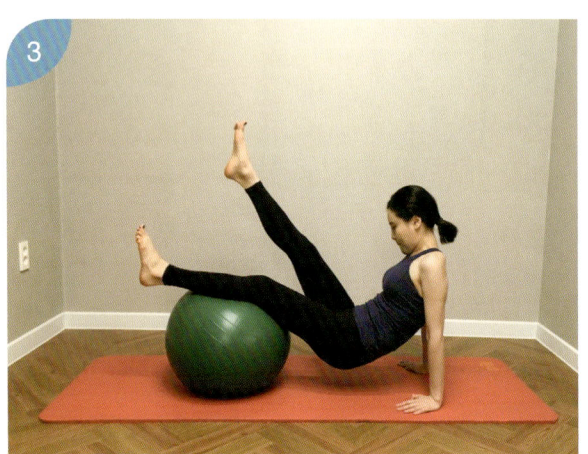

3 위 다리를 가능한 높게 유지하면서 등을 뾰족하게 말아올린다.

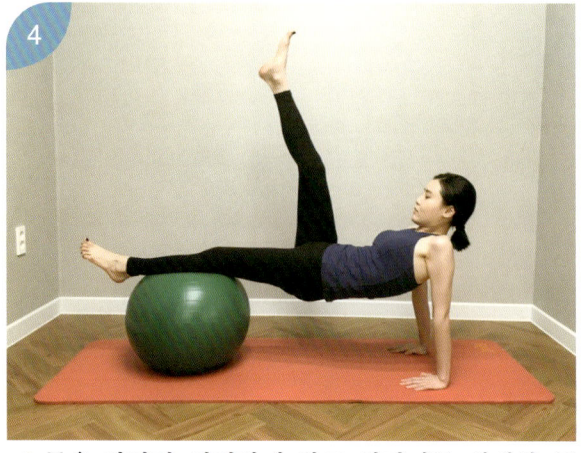

4 몸을 바닥과 평평하게 하고 엉덩이를 최대한 들어올리면서 다시 다리를 높게 뻗는다. 양쪽 다리를 번갈아서 실시한다.

주의사항	– 손가락을 펴서 바닥에 지탱하여 손목의 압박을 줄인다.
main muscle	– posterior deltoid, gluteus maximus, transverse abdominis
assist muscle	– knee extensors(quadriceps femoris), hip adductors

20 기본 플랭크(basic plank)

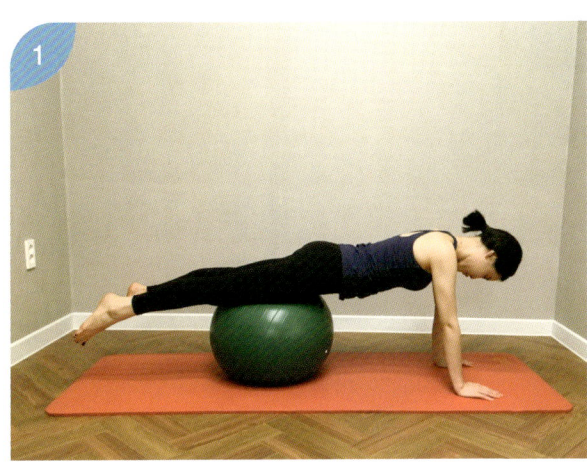

1 시작자세

볼 위에 무릎이 오도록 엎드리고 손은 정면 바닥을 짚는다. 플랭크 자세를 취하면서 천천히 손을 짚고 앞으로 간다. 어깨에서 발끝까지 몸 전체가 일직선이어야 한다. 발은 펴고 허벅지 안쪽으로부터 함께 당겨져야 하며 팔을 굽힘하지 않고 손가락이 앞을 향하게 한다.

계속 호흡하면서 팔로 5회씩 작은 동작으로 볼을 앞뒤로 굴린다. 이때 플랭크 동작을 계속 유지한다. 복부를 안으로 수축하고 엉덩이를 조절한다. 앞뒤로 최대 6인치까지 움직인다.

주의사항
- 복부를 안으로 수축하고 엉덩이를 조인다.
- 허리가 불편하면 동작을 작게 한다. 핵심 근육이 강화된 후에 동작을 크게 한다.
- 팔을 굽힐 때 머리를 떨구지 않는다.

main muscle
- serratus anterior, rectus abdominis, external/internal oblique, transverse abdominis

assist muscle
- gluteus maximus

21 잭나이프(jack knife)

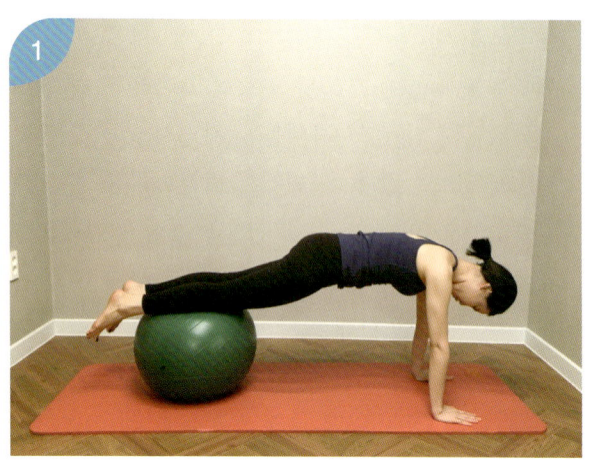

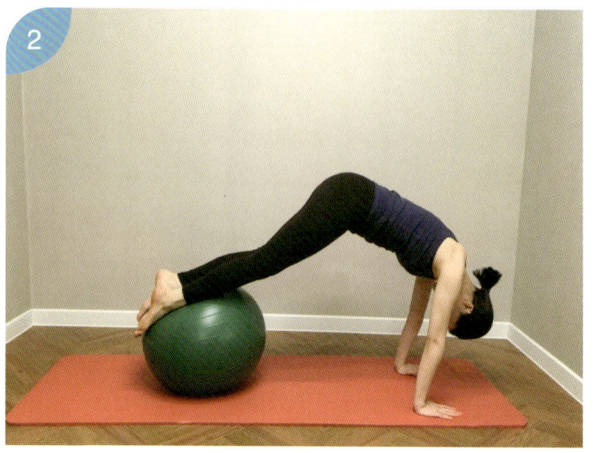

1 시작자세
볼 위에 무릎이 오도록 플랭크 자세를 취한다. 숨을 들이쉰다.

2 다리를 펴고 몸 쪽으로 공을 당긴다.

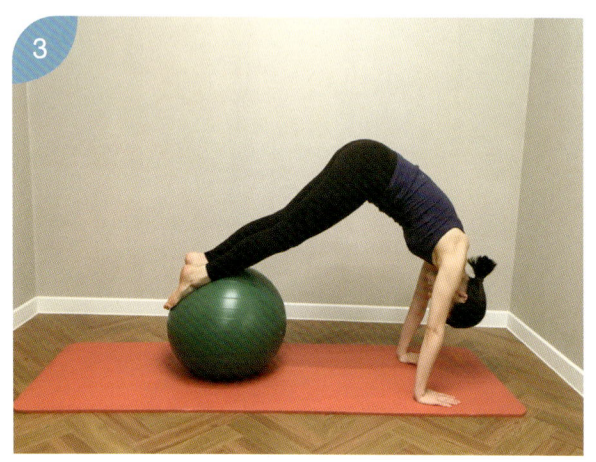

3 복부를 안으로 수축하면서 몸을 창처럼 접는다. 이때 다리를 완전히 편다. 시작자세로 돌아간다.

main muscle
- spinal flexors(rectus abdominis, external/internal oblique), hip flexors(iliopsoas, rectus femoris, sartorius, TFL, pectineus), spinal extensors(erector spinae, semi-deep spinals), hip extensors(gluteus maximus, hamstring)

assist muscle
- anterior spinal stabilizer(transverse abdominis), hip adductors, knee extensors(quadriceps femoris)

22 원 레그 오프(컨트롤 프론트, one leg off; control front)

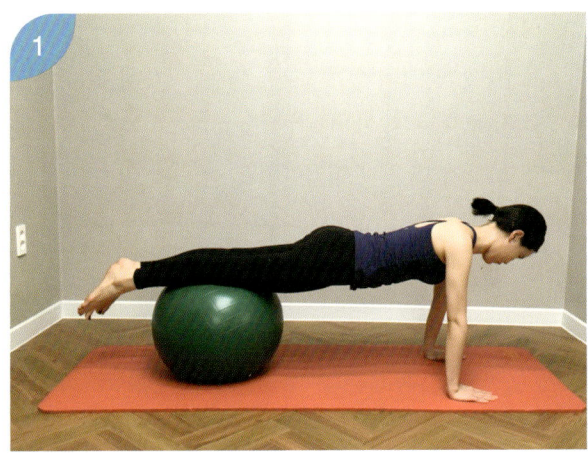

1 시작자세
호흡을 계속하면서 플랭크 자세에서 시작한다.

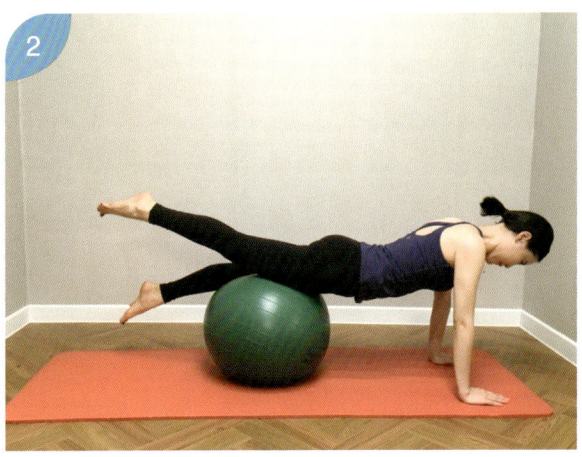

2 발가락을 펴면서 한쪽다리를 들어올리고 볼을 앞으로 약간 굴린다.

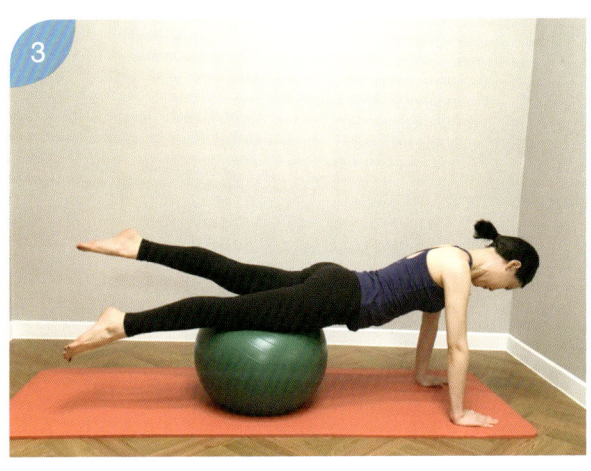

3 제자리로 굴리면서 발목을 굽힌다. 같은 방법으로 앞뒤로 3회 반복해서 굴리고 발을 바꾼다.

main muscle
- transverse abdominis, knee extensors quadriceps femoris), hip extensors(gluteus maximus, hamstring)

assist muscle
- serratus anterior

23 힙 트위스트(hip twist)

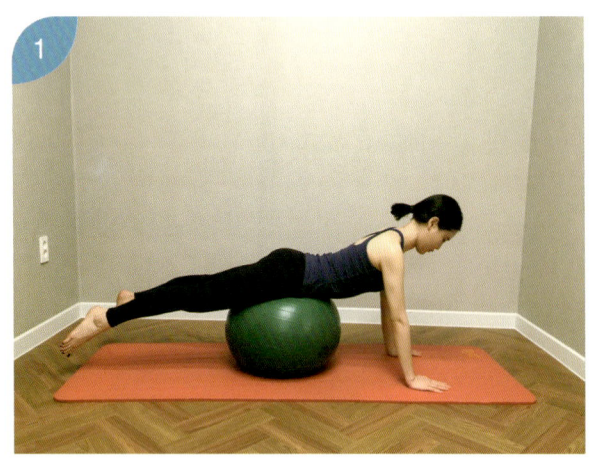

1 시작자세

볼 위에 엉덩이가 오도록 플랭크 자세를 취하고 손은 앞으로 뻗어 바닥에 놓는다. 이때 손가락을 펴고 팔에 단단히 힘을 준다. 숨을 들이쉰다.

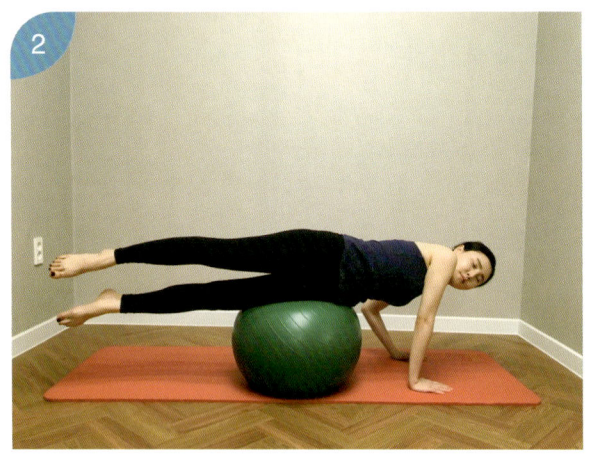

2 엉덩이를 90도 비틀어서 어깨와 직각이 되게 한다. 다리는 펴서 힘 있게 유지하여 벌어지지 않게 한다.

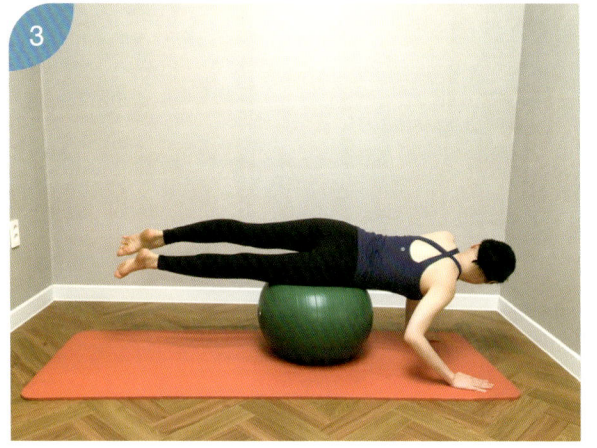

3 시작자세로 돌아간다. 숨을 내쉬고 다른 쪽으로 굴린다.

Lesson ❷ 소도구

➕ 변형 동작

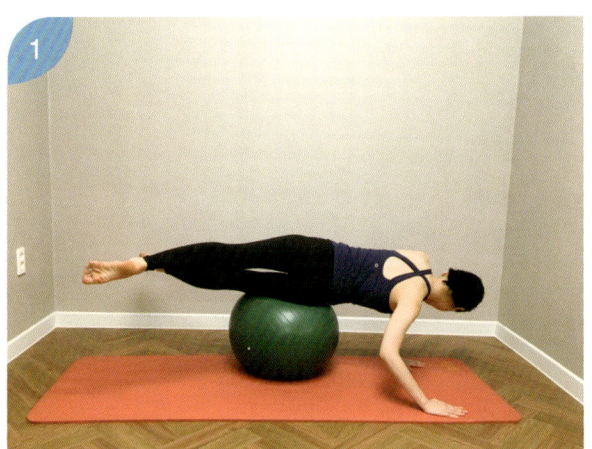

❶ **다리 벌려 힙 트위스트**(hip twist with split) 엉덩이를 비틀 때 다리는 젖혀서 분리하고 밑에 있는 다리는 앞으로, 위의 다리는 뒤로 뻗는다. 이 자세는 척추 스트레칭에도 많은 도움이 된다.

주의사항
- 엉덩이 측면의 평평한 면이 닿을 때 동작을 멈춘다.

main muscle
- rectus abdominis, external/internal oblique, transverse abdominis

assist muscle
- knee extensors(quadriceps femoris), serratus anterior

2.짐볼

24 락킹 스완(rocking swan)

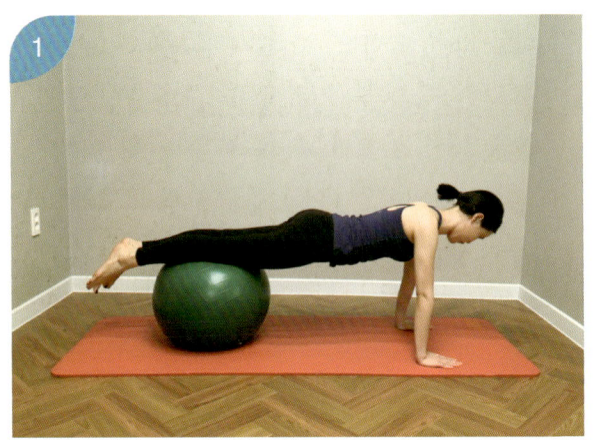

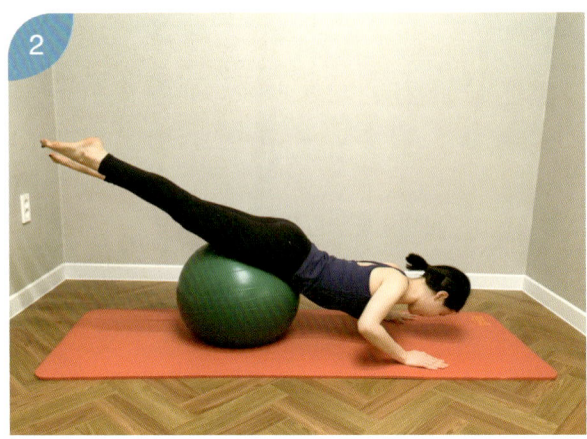

1 시작자세

볼 위에 엉덩이가 올 수 있도록 플랭크 자세를 취하고 손은 정면 바닥에 놓는다. 이때 손가락을 펴고 팔에 힘을 준다. 척추를 펴고 등 상부와 머리를 들어올리면서 하이 스완 자세로 숨을 들이쉰다.

2 팔꿈치를 굽힘하여 상체가 바닥과 가까워지게 한다. 팔꿈치를 흉곽 옆에 붙이고 가슴을 편다. 허벅지 안쪽을 함께 조이면서 다리를 위로 들어올린다.

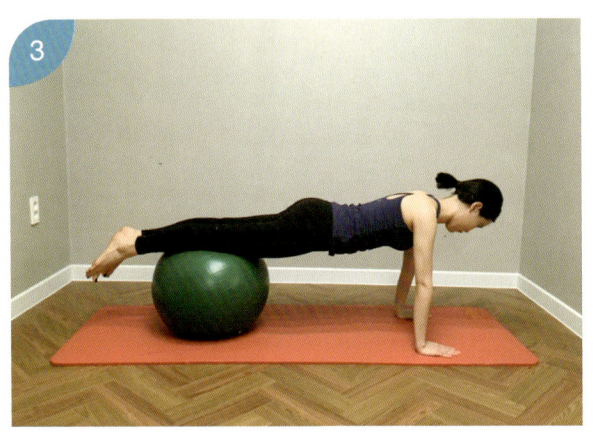

3 팔을 펴서 다시 하이 스완 자세로 돌아가기 위해 머리와 함께 가슴을 들어올린다. 숨을 들이쉬고 반복한다.

주의사항

- 시선을 위로 하여 머리가 정렬 상태에서 떨어지지 않도록 한다.
- 가능한 한 전체 동작이 백조 모양을 유지하게 한다. 머리와 다리가 몸통 아래로 내려가지 않게 한다.
- 허리를 지나치게 펴지 않는다. 배와 엉덩이를 이용해서 골반을 아래로 내린다.

main muscle — rectus abdominis, external/internal oblique, transverse abdominis, serratus anterior

assist muscle — serratus anterior

25 기본 롤 다운/롤 업 (basic roll down/roll up)

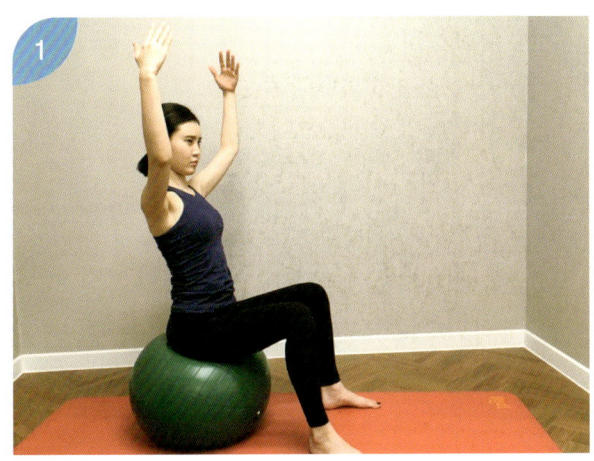

1 시작자세
볼 위에 앉아 발을 엉덩이 넓이로 벌린다. 팔을 위로 뻗으면서 숨을 들이쉰다.

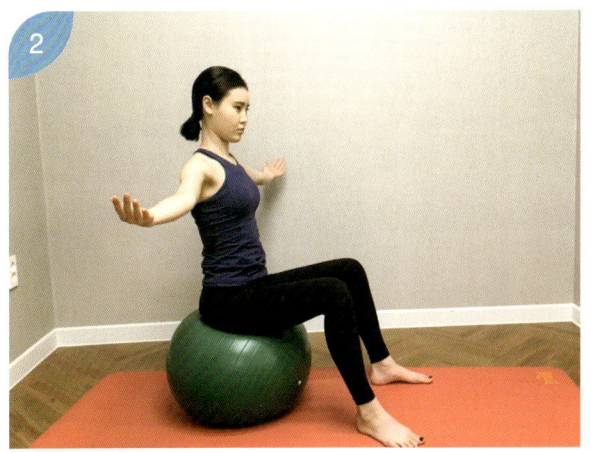

2 팔을 T자 모양으로 펴면서 계속 숨을 들이쉰다.

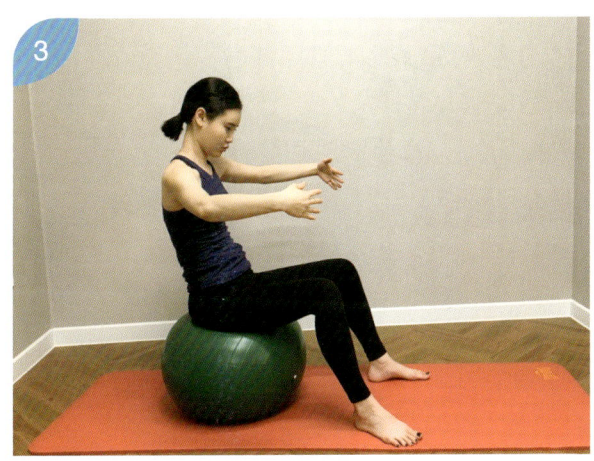

3 팔을 앞으로 감으면서 복부를 척추 쪽으로 당긴다. 꼬리뼈로 볼을 앞으로 당겨서 허리를 C자 곡선으로 만든다.

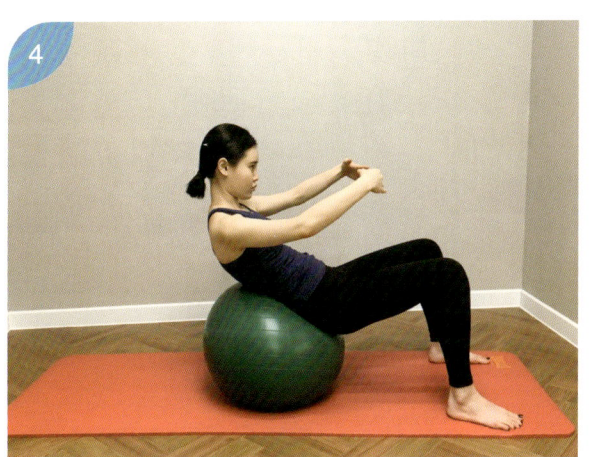

4 볼을 말아 내리면서 천천히 네 걸음 앞으로 내딛어 엉덩이, 무릎, 어깨가 같은 높이가 되는 테이블탑 자세로 마친다.

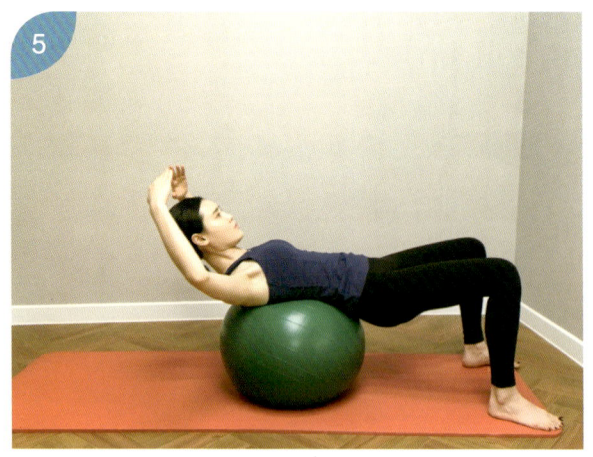

5 팔을 귀 옆으로 뻗어 원을 만들고 옆으로 내린다.

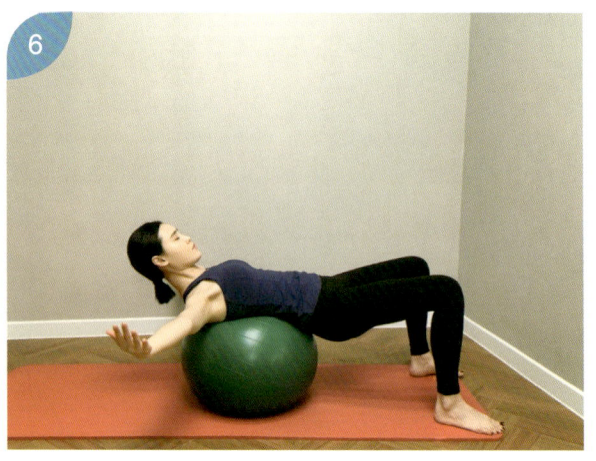

6 몸을 원래대로 말아올리기 시작한다. 턱을 가슴 쪽으로 붙이고 팔을 앞으로 다시 감아온다.

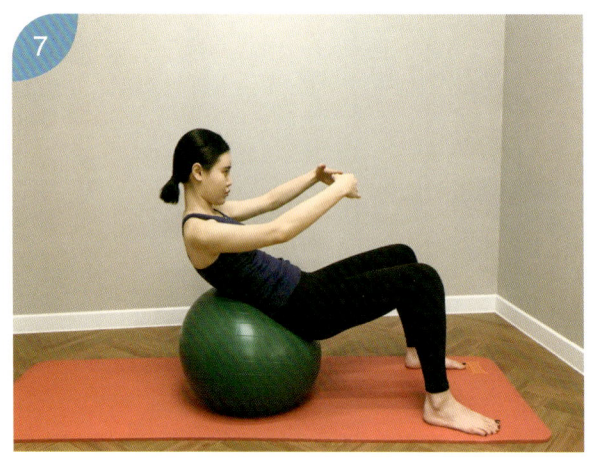

7 천천히 볼 쪽으로 네 걸음을 가면서 볼 위에 앉을 때까지 말아올린다.

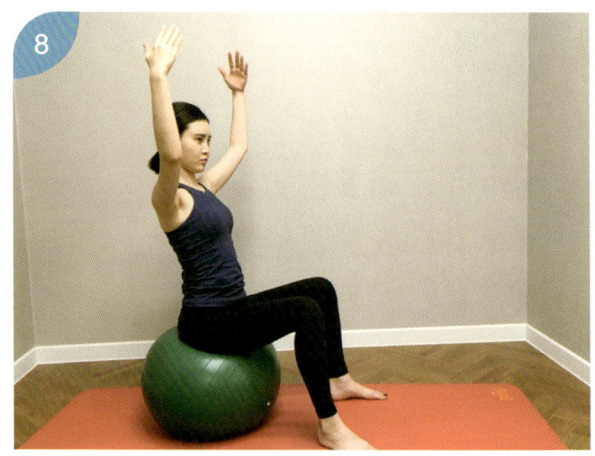

8 등을 세우면서 마친다.

주의사항
- 볼에서 떨어지지 않도록 천천히 한다.
- 복부로 동작을 조절한다.

main muscle
- spinal flexors(rectus abdominis, external/internal oblique)

assist muscle
- hip adductors, serrtus anterior, anterior spinal stabilizer(transverse abdominis), quadriceps femoris

26 버트 스퀴즈(butt squeeze)

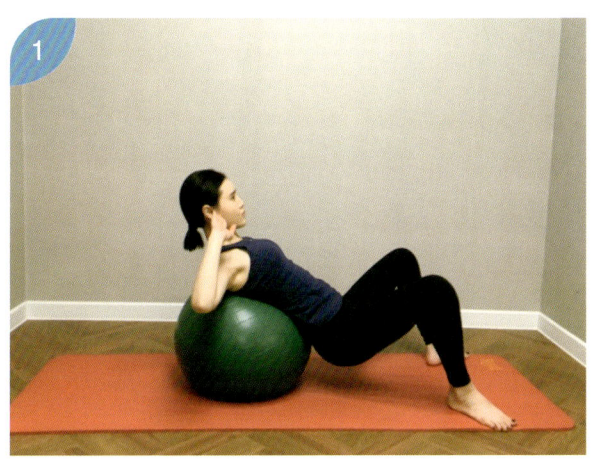

1 시작자세

엉덩이를 바닥에 닿지 않게 하고 볼 위에 눕는다. 다리를 넓게 벌리고 무릎과 발을 턴아웃한다. 손은 깍지를 끼워 머리 뒤로 한다. 엉덩이가 약간 내려가게 한다.

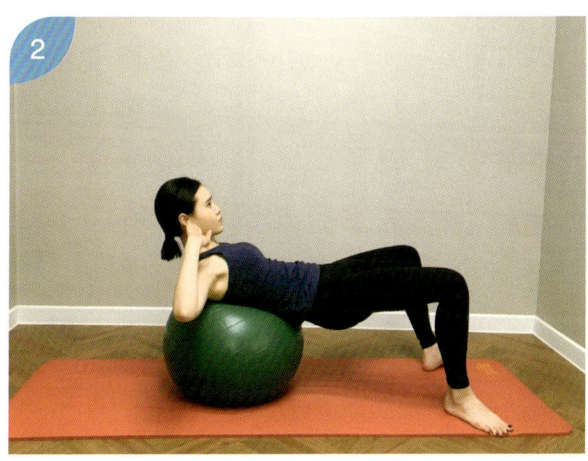

2 엉덩이를 수축하면서 들어올려 테이블탑 자세를 취한다. 시작자세로 돌아가 반복한다.

주의사항

- 시작자세로 돌아올 때 흉곽이 튀어 오르지 않도록 주의한다.
- 말아올릴 때 엉덩이를 내리지 않는다. 엉덩이를 조임으로써 최대한 높게 유지한다.

main muscle
- external/internal oblique , rectus abdominis, gluteus maximus

assist muscle
- (anterior spinal stabilizer)transverse abdominisquadriceps femoris

27 상복부 컬스 (upper abdominal curls)

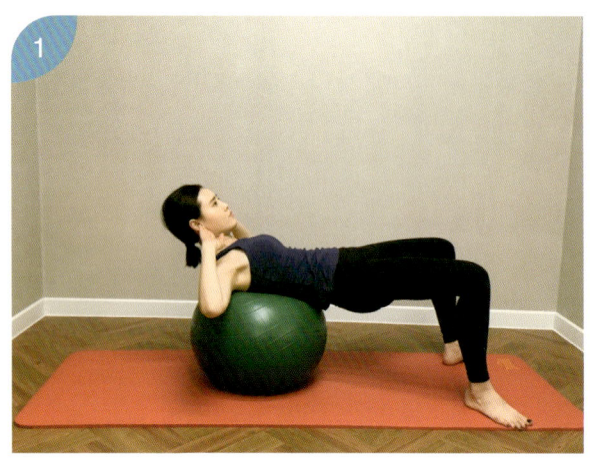

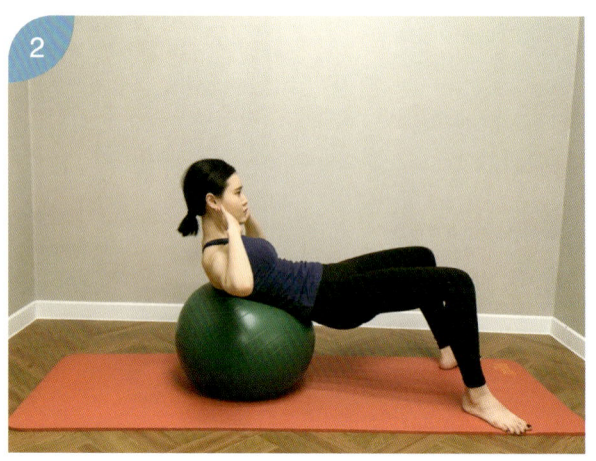

1 시작자세
테이블탑 자세로 볼 위에 눕는다. 다리를 넓게 턴 아웃시키고 손은 깍지를 끼워 머리 뒤로 한다. 숨을 들이쉰다.

2 턱 밑으로 감귤 조이기를 하면서 몸을 말아올릴 때 엉덩이와 복부도 조인다. 몸을 말아올리면서 어깨뼈를 공에서 떨어뜨린다. 숨을 들이쉬고 시작자세를 취한다.

✚ 변형 동작

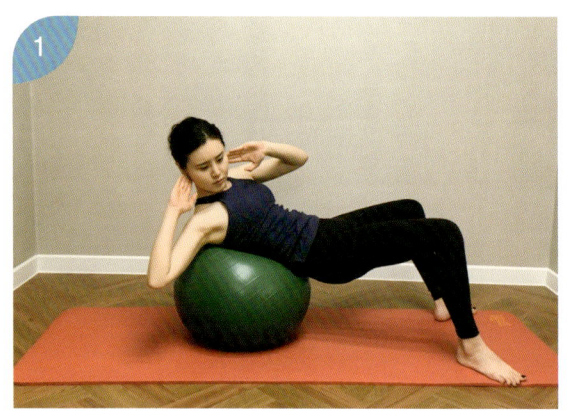

❶ 몸을 말아올릴 때 한쪽 팔꿈치를 반대편 무릎 쪽으로 당긴다.

✓ Check 주의사항
- 시작자세로 돌아올 때 흉곽이 튀어오르지 않도록 주의한다.
- 말아올릴 때 엉덩이를 내리지 않는다. 엉덩이를 조임으로써 최대한 높게 유지한다.

main muscle
- spinal flexors(rectus abdominis, external/internal oblique)

assist muscle
- anterior spinal stabilizer(transverse abdominis)

2 척추 분절

1 숏 스파인 스트레치(short spine stretch)

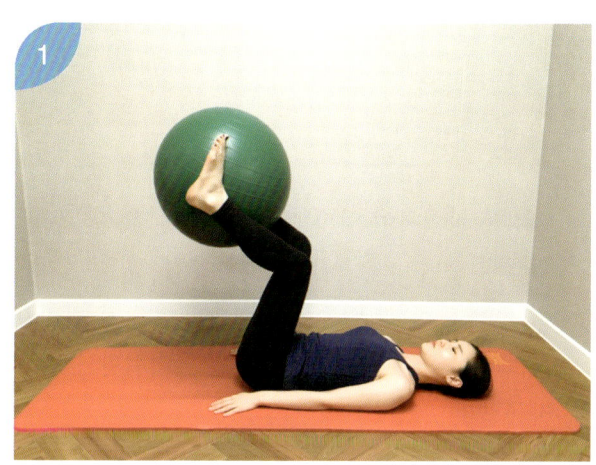

1 **시작자세**
   바닥에 등을 대고 누워 양팔을 옆으로 뻗은 다음 다리를 들어올려 양 발목 사이에 볼을 고정한다. 이때 다리 자세는 개구리처럼 무릎을 굽히고 발끝이 바깥을 향하게 한다. 숨을 들이쉰다.

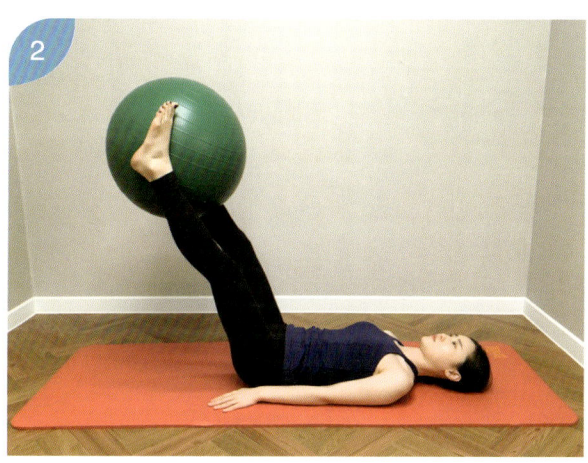

2 다리를 쭉 뻗는다. 이때 복부는 반드시 집어넣어야 하며, 등이 항상 바닥에 고정되어 있어야 한다.

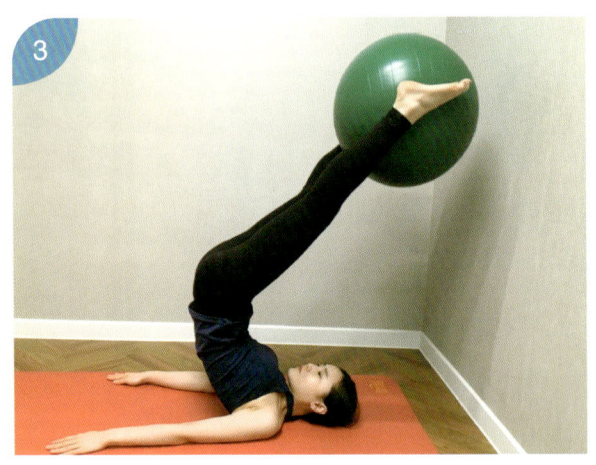

3 복부를 수축시켜 볼을 머리 위로 들어올린다. 이때 엉덩이 근육을 이용하여 힙을 높이 들어올리고 팔과 어깨를 이용하여 균형을 잡는다.

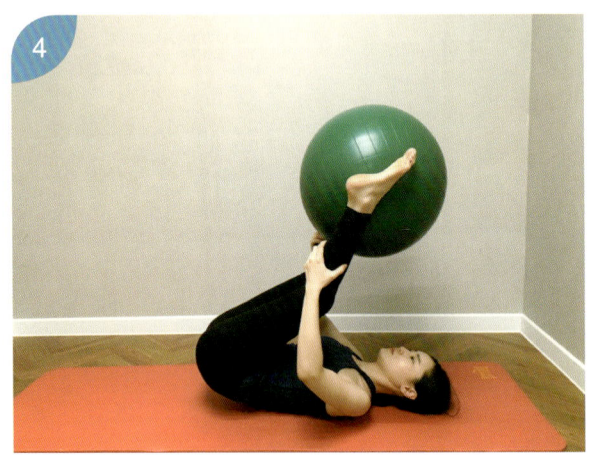

4 다리를 굽힘하여 양손으로 종아리를 움켜잡는다. 이때 척추뼈가 한 마디씩 펴지도록 등을 내리면서 몸을 굽힌다. 양손으로 종아리를 당겨 허리가 스트레칭되게 한다. 다시 숨을 들이쉬면서 시작 자세로 돌아간다.

주의사항
- 몸을 내릴 때 목에 체중이 전가되지 않도록 천천히 움직인다.

main muscle
- triceps, external/internal oblique, hip muscle

assist muscle
- (anterior spinal stabilizer)transverse abdominis

2 스파인 스트레치 포워드(spine stretch forward)

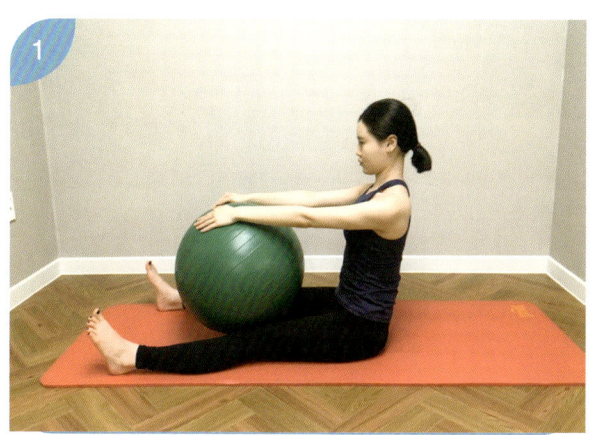

1 시작자세

앉아서 다리를 뻗고 공을 그 사이에 고정한다. 팔을 어깨넓이로 하여 뻗어서 볼 위에 놓고 손바닥은 아래로 향한다. 숨을 들이쉰다.

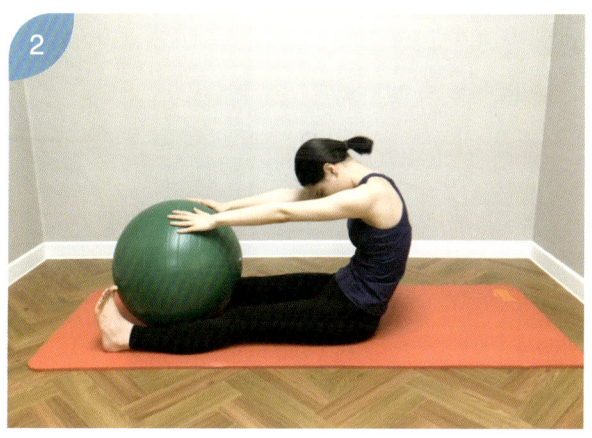

2 등을 척추 아래부터 머리까지 연속적으로 구부려 C자 모양을 만들면서 배꼽을 척추 쪽으로 당긴다. 등이 C자 모양이 되면 멈춘다.

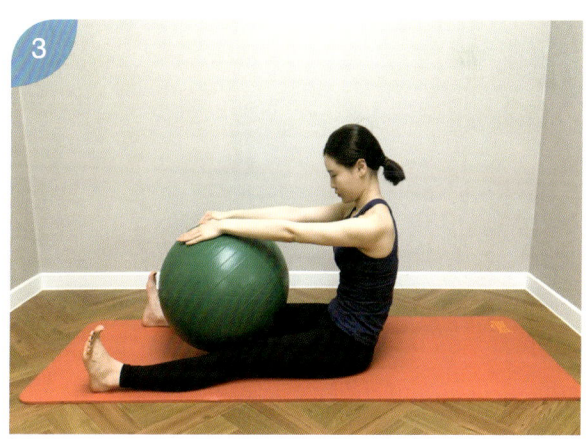

3 들숨

척추뼈를 아래부터 하나씩 쌓아 올리듯이 등을 말아 올려 머리까지 편다. 시작자세로 돌아간 후 동작을 반복한다.

주의사항
- 햄스트링이 경직된 경우 무릎을 굽혀서 진행한다.

main muscle
- spinal flexors(rectus abdominis, external/internal oblique)

3 스파인 스레치 로테이션

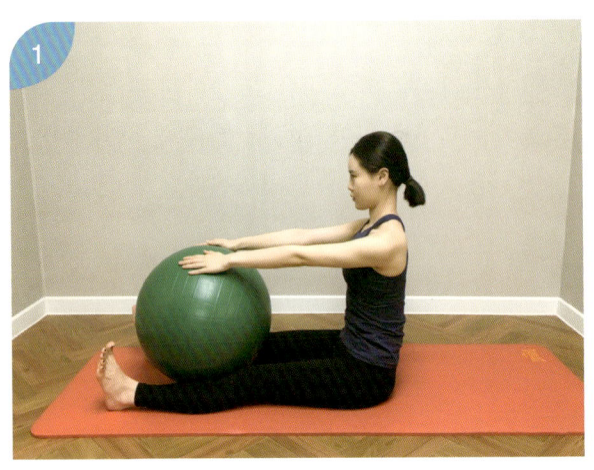

1 시작자세

앉아서 다리를 뻗고 볼을 다리 사이에 끼운다. 등을 세워 허벅지 안쪽으로 조이고 팔은 어깨넓이로 뻗어 볼 위에 놓는다. 배를 들어올려 척추를 늘인다. 숨을 들이쉰다.

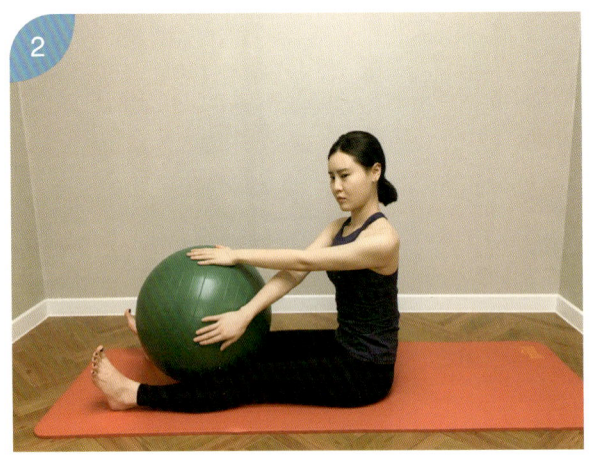

2 오른팔을 왼팔 밑에 끼운다. 가운데부터 비틀어 오른팔을 좌측 다리쪽으로 뻗는다.

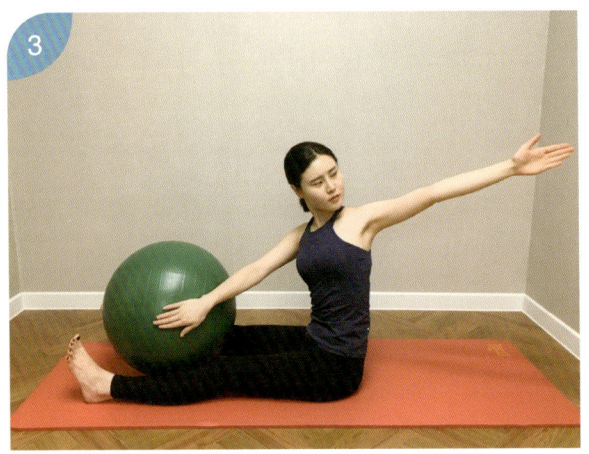

3 볼을 약간 누르면서 새끼손가락은 새끼발가락쪽으로 부드럽게 움직인다. 왼팔은 뒤로 뻗는다.

Lesson ❷ 소도구

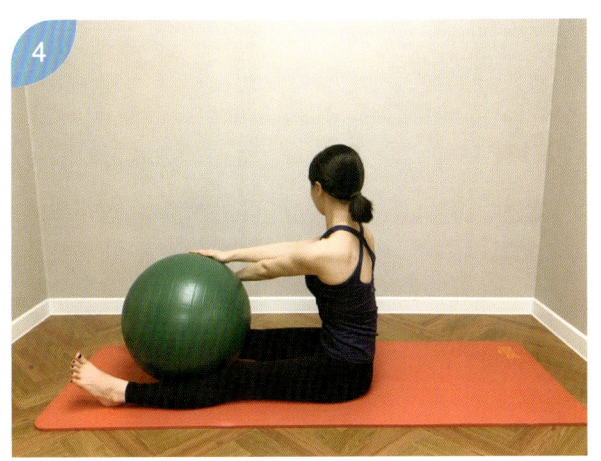

4 왼팔을 볼 반대편으로 끼운다.

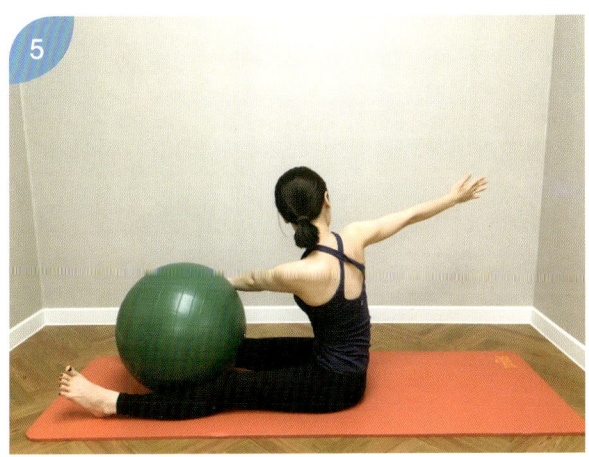

5 반대쪽으로도 같은 동작을 반복한다.

주의사항
- 양쪽 엉덩이를 바닥에 붙인 상태에서 한다.
- 허벅지 안쪽에 볼을 놓고 조여서 볼이 빠져나가지 않도록 한다.

main muscle
- spinal rotators(external/internal oblique, erector spinae), erector spinae(spiralis, longissimus, iliocostalis)

assist muscle
- anterior spinal stabilizer(transverse abdominis)

4 스완(swan)

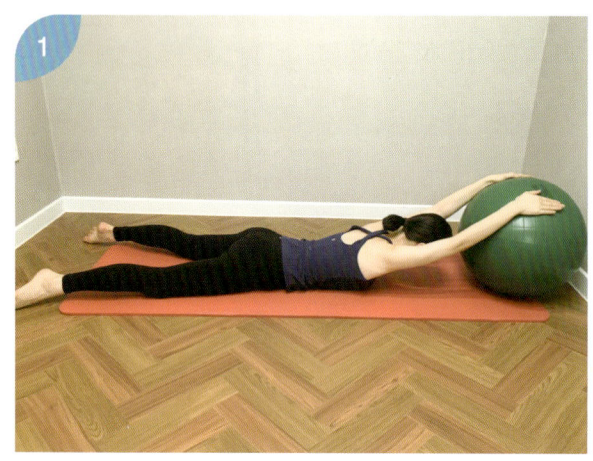

1 시작자세

엎드려서 얼굴을 바닥에 대고 팔을 어깨보다 약간 넓게 벌려 볼 위에 얹는다. 다리는 턴아웃 상태로 엉덩이보다 약간 넓게 벌린다. 숨을 들이쉰다.

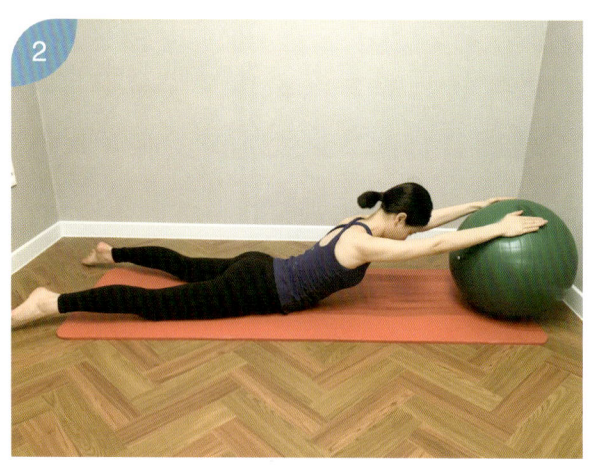

2 어깨가 귀에서 떨어지도록 당겨내려 볼이 약간 몸 쪽으로 오게 한다. 머리와 상체를 위쪽으로 들어올린다.

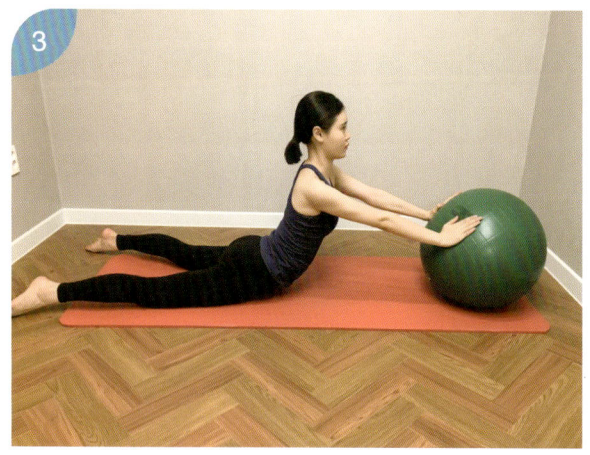

3 팔을 볼 안쪽으로 당기면서 계속해서 상체를 들어올린다. 엉치뼈를 바닥쪽으로 누르고 엉덩이를 수축하면서 복부를 바닥에서 떨어뜨려 허리를 보호한다. 숨을 내쉬고 시작자세로 돌아간다. 숨을 들이쉬며 다시 시작한다.

Lession ❷ 소도구

➕ 변형 동작

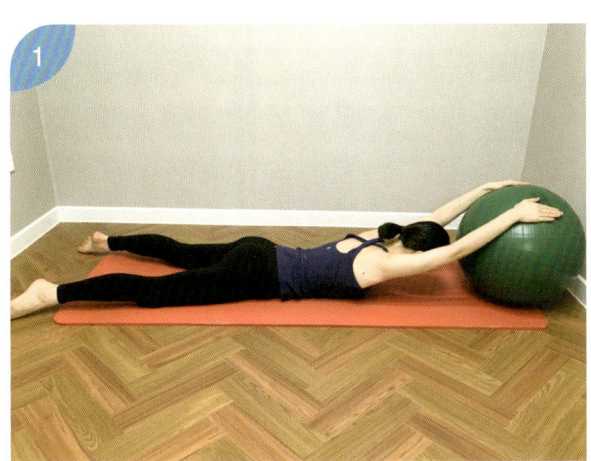

❶ 어깨 스트레칭의 강도를 줄이고 허리 압박을 줄이기 위해서 손을 볼 측면으로 낮춘다.

주의사항

- 어깨를 내리고 목을 늘린다.
- 허리에 압박을 느끼면 배를 최대한 둥글게 한다.
- 머리가 척추선을 따라 일직선이 되도록 한다.

main muscle
- latissimus dors

assist muscle
- gluteus maximus, transverse abdominis

5 몸통 테이블탑(torso table top)

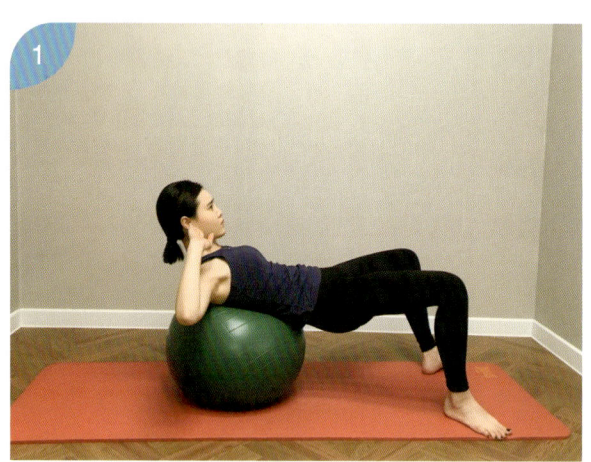

1 롤 다운 후에 엉덩이를 무릎, 어깨와 일직선이 되도록 하는 테이블탑 자세를 취한다. 발은 엉덩이보다 약간 넓게 벌리고 손은 깍지를 끼워 머리 뒤로 한다. 이 자세를 2회 심호흡하는 동안 유지한다.

6 싱글 레그 테이블(single leg table)

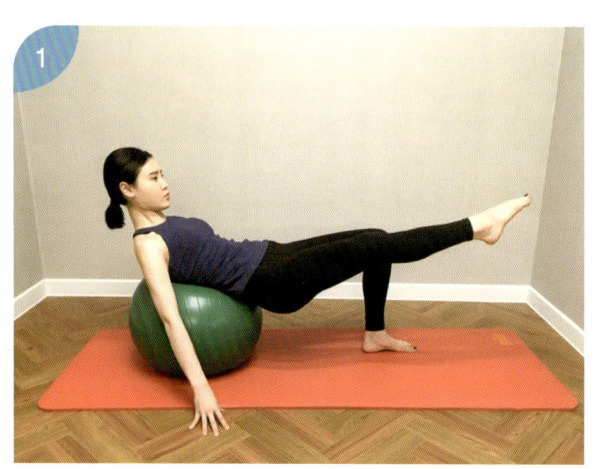

1 시작자세

몸통 테이블탑 자세에서 시작한다. 한쪽 다리를 바닥에서 들어올려 앞으로 편다. 숨을 들이쉬고 다른 다리로 교체한다. 이때 균형을 유지하기 위해 손으로 바닥을 짚어도 좋다.

7 등을 이용한 스트레치(lie back stretch)

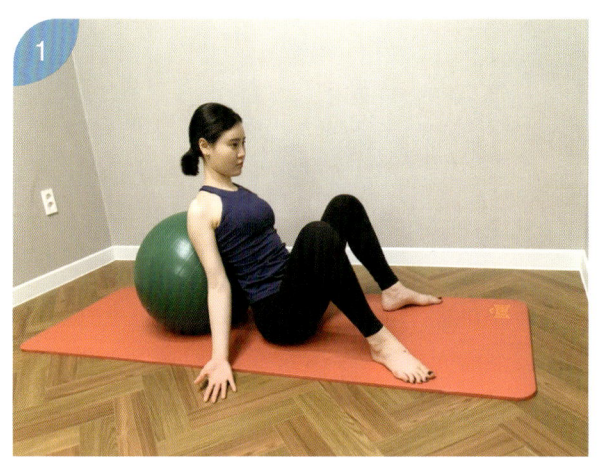

1 시작자세

테이블탑 자세에서 몸을 내려 등을 볼에 기대고 앉는다. 다리를 벌려 턴아웃시킨 쪼그린 자세를 취한다. 양팔을 벌려 바닥 쪽으로 펼친다. 손바닥은 위를 향하도록 한다. 숨을 들이쉰다.

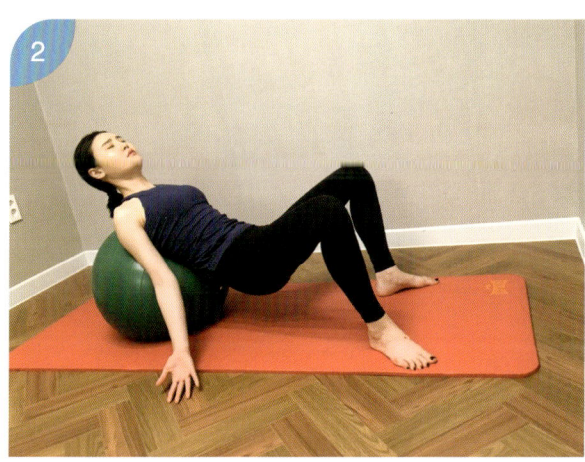

2 발을 고정하고 다리를 펴면서 엉덩이를 들어올려 등으로 볼을 밀어준다. 팔을 벌려 바닥쪽으로 펼친다.

주의사항
- 발이 바닥에서 떨어지지 않게 한다.
- 스트레칭 자세에서 머리를 들어올리지 않는다.

main muscle
- spinal extensors(erector spinae, semi-deep spinals)

assist muscle
- shoulder flexors(anterior deltoid, pectoralis major)

8 캣(cat)

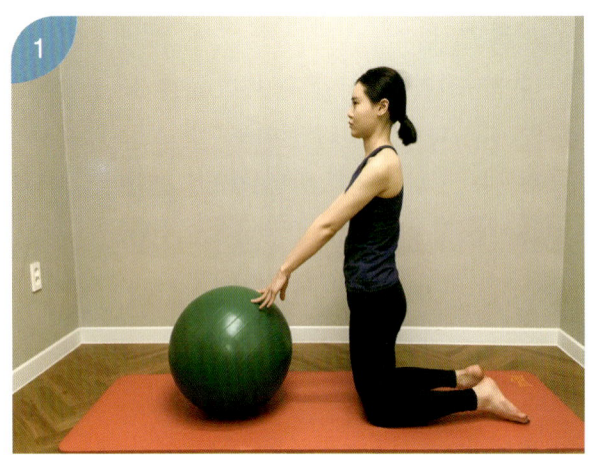

1 시작자세
볼 앞에서 무릎을 바닥에 대고 앉는다. 팔을 뻗어 손을 공 위에 얹는다. 엉덩이를 부드럽게 조여서 앞으로 당겨지게 하여 골반이 아래로 걸쳐지게 한다. 숨을 들이쉰다.

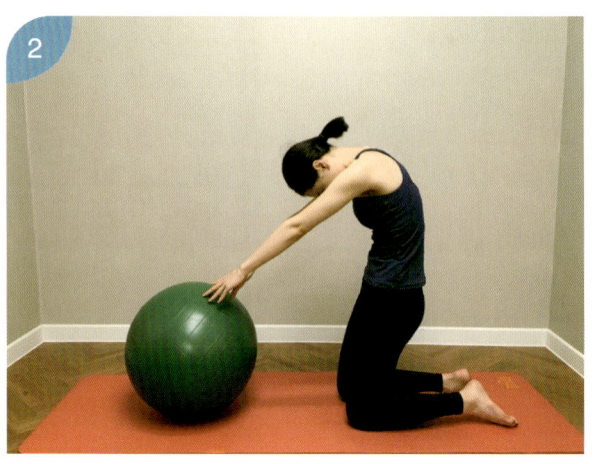

2 다이빙하듯이 머리를 앞으로 내려서 시작한다.

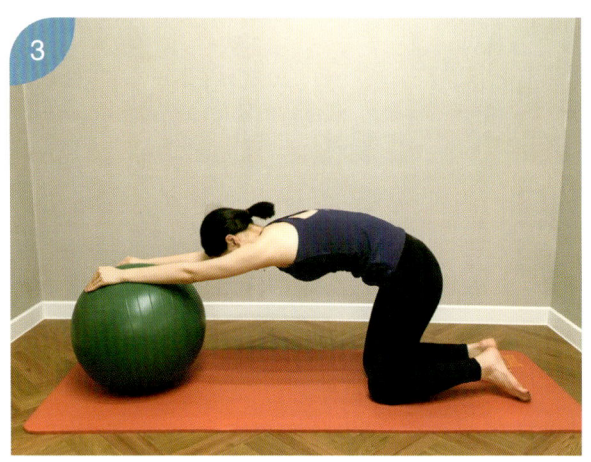

3 척추뼈를 한 마디씩 아래로 말면서 손으로 볼을 천천히 앞으로 굴린다.

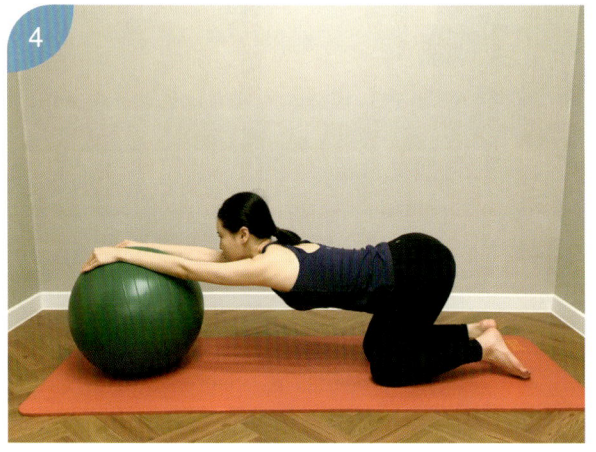

4 등을 아치 모양으로 하면서 숨쉬기 위해 물 밖으로 나오는 것처럼 한다. 엉덩이를 약간 빼서 척추를 고양이처럼 편다. 눈은 위를 보고 겨드랑이를 부드럽게 내리면서 어깨를 편다.

Lession ❷ 소도구

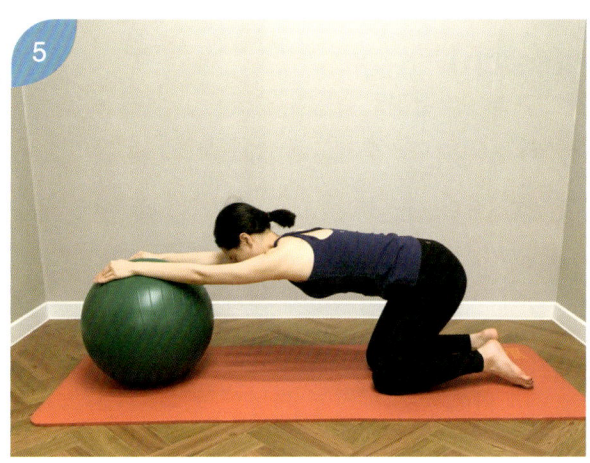
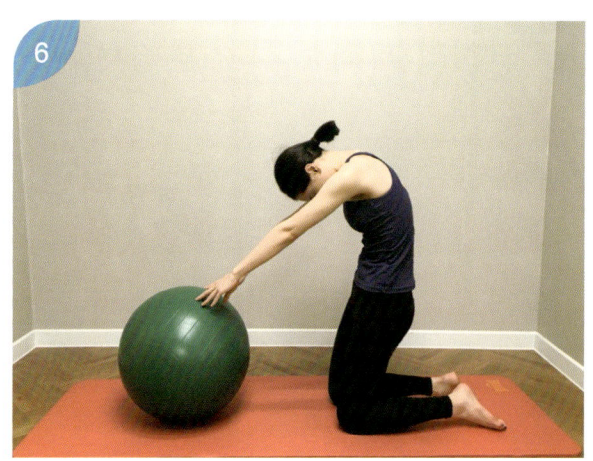

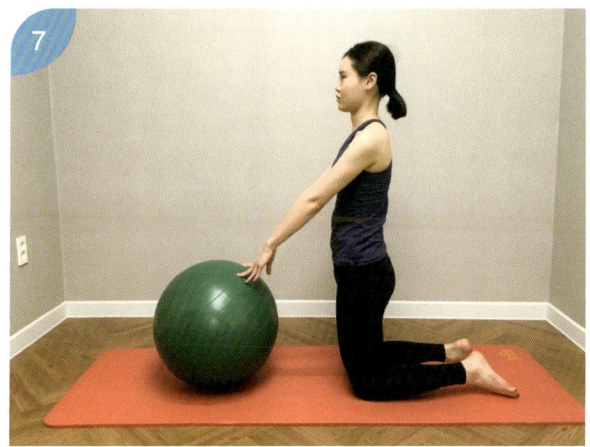

5~7 동작을 반대로 하면서 시작자세로 돌아간다. 꼬리뼈를 아래로 내리면서 배를 안으로 수축하고 척추뼈를 한 마디씩 쌓아 올리면서 시작자세로 돌아간다.

주의사항
- 척추를 굽힘하고 들어올릴 때 엉덩이와 무릎을 일렬로 한다.

main muscle
- spinal extensors(erector spinae, semi-deep spinals)

assist muscle
- spinal flexors(rectus abdominis, external/internal oblique)

9 큰허리근(대요근) 스트레치(psoas stretch)

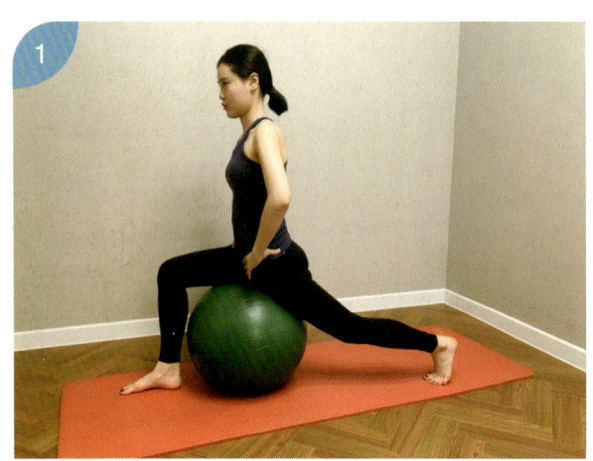

1 시작자세

볼을 다리 사이에 끼우고 런지 자세를 하여 부드럽게 그 위에 앉는다. 양쪽 다리를 굽혀야 한다. 앞다리는 발을 평평하게 해서 안정적으로 체중을 실을 수 있게 한다. 뒷다리는 발의 둥근 부분으로 지탱하므로 뒤꿈치는 바닥에서 떨어진다. 숨을 들이쉰다.

복부를 안으로 수축하고 허벅지가 볼을 조일 때 엉덩이도 조인다. 골반을 아래로 내리면서 엉덩이 앞이 펴지는 것을 느낀다. 30초간 유지하고 반대편으로 한다.

주의사항
- 등을 아치 모양으로 하지 않는다.
- 복부를 안으로 당긴다.

main muscle
- hip flexors(iliopsoas, rectus femoris, sartorius, TFL, pectineus)

assist muscle
- hip extensors(gluteus maximus, hamstring)

10 큰허리근(대요근) 스트레치(고급)(advanced psoas stretch)

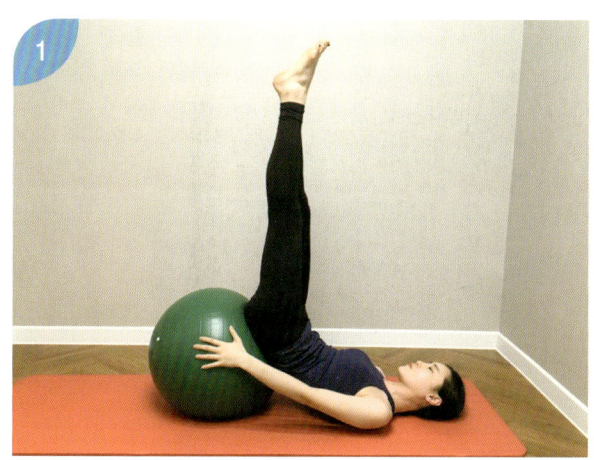

1 시작자세

누워서 다리를 들고 볼을 엉덩이 바로 앞에 놓는다. 궁둥근과 복부를 이용해서 엉덩이를 최대한 들어올리고 볼을 엉덩이 밑으로 당긴다.

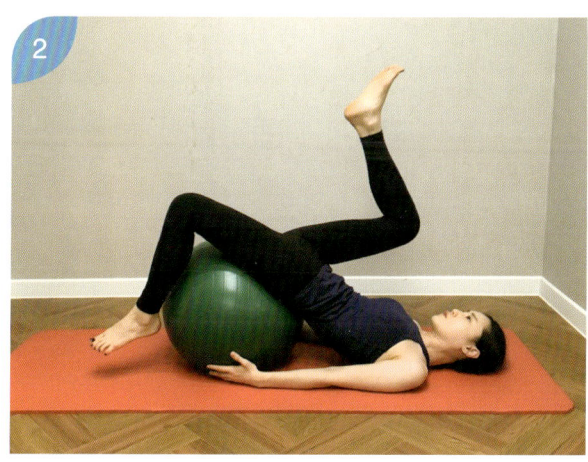

2 한쪽 다리를 앞으로 내려 볼 위에 얹고 다른쪽 무릎은 가슴 쪽으로 내린다. 심호흡하면서 골반을 아래로 내리고 햄스트링과 궁둥근을 이용해서 뒤꿈치로 공을 조이면 엉덩이 앞의 스트레칭에 도움이 된다. 30초간 유지한다.

주의사항
- 어깨뼈로 균형을 유지한다.

main muscle
- hip flexors(iliopsoas, rectus femoris, sartorius, TFL, pectineus)

assist muscle
- spinal flexors(rectus abdominis, external/internal oblique)

3 하지

1 뒤꿈치 평형 자세(heels in parallel)

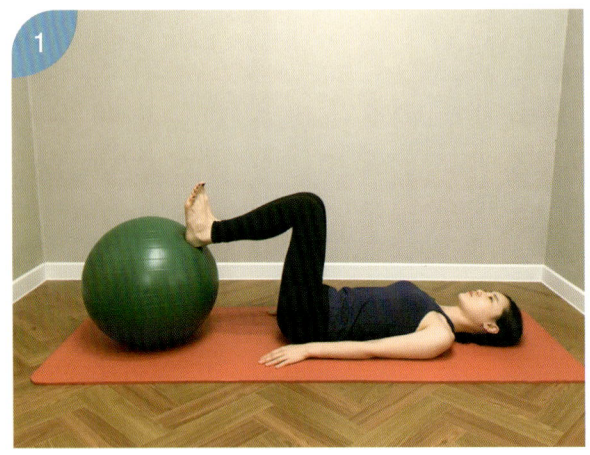

1 **시작자세**
  등을 대고 누운 다음 무릎을 굽히고 발목을 조인 상태로 볼 위에 얹는다. 팔은 옆으로 내려 손바닥은 아래로 향하게 한다. 숨을 들이쉰다.

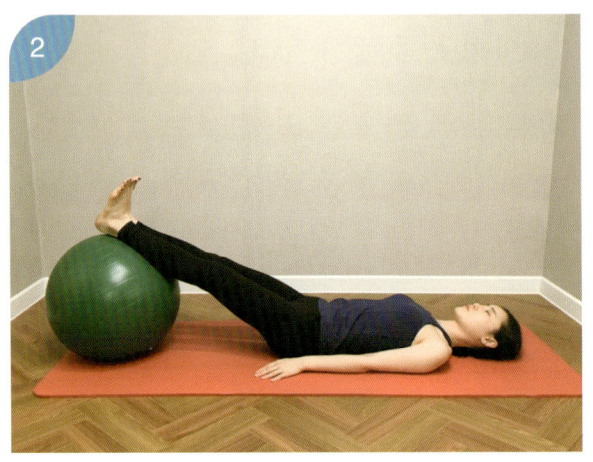

2 발뒤꿈치로 볼을 지그시 누르면서 다리를 쭉 편다. 이때 허벅지도 함께 조여야 한다. 다시 숨을 들이쉬면서 시작자세로 돌아간다.

주의사항
- 동작이 이루어지는 동안 복부의 수축 상태를 계속 유지한다.

main muscle
- knee extensors(quadriceps femoris)

assist muscle
- spinal flexors(rectus abdominis, external/internal oblique)

Lession ❷ 소도구

2 1번 자세(first position)

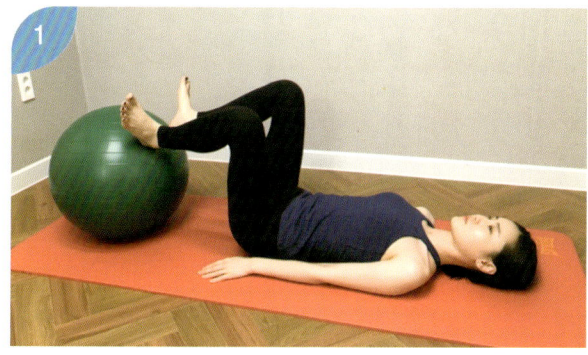

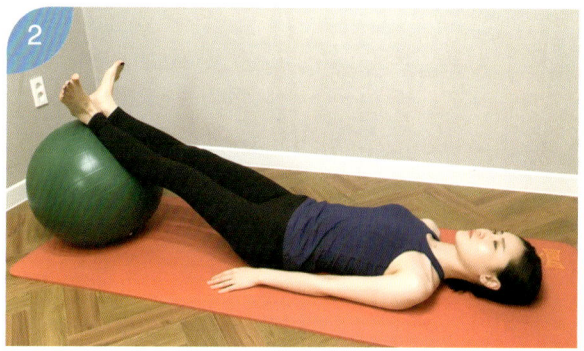

1 시작자세
바닥에 등을 대고 누운 다음 무릎을 굽혀 발을 볼 위에 얹어 무릎을 벌리고 발가락 끝이 바깥을 향하게 한다. 팔은 옆으로 내려 손바닥은 아래로 향하게 한다. 숨을 들이쉰다.

2 숨을 내쉬면서 허벅지를 끌어당겨 양쪽 다리를 쭉 펴면서 볼을 밀어낸다. 다시 숨을 들이쉬면서 시작자세로 돌아간다.

3 2번 자세(second position)

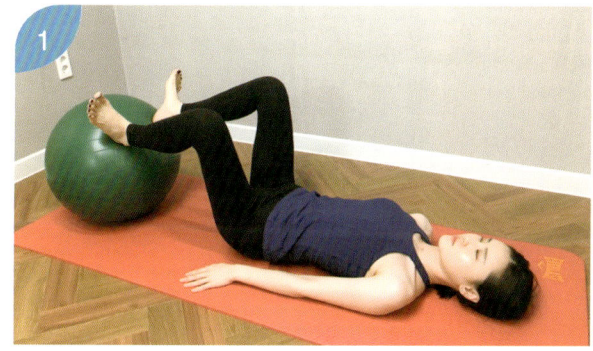

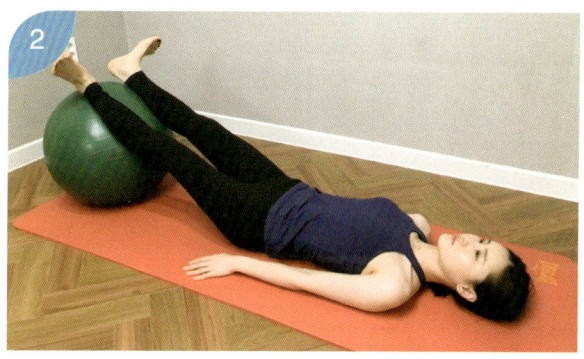

1 시작자세
발을 볼 위에 얹은 다음 무릎을 굽히고 발을 엉덩이 넓이만큼 벌린다. 무릎을 바깥으로 벌려 발가락과 무릎이 모두 바깥쪽을 향하게 한다. 팔은 옆으로 내려 손바닥은 아래로 향하게 한다. 숨을 들이쉰다.

2 숨을 내쉬면서 다리를 쭉 편다. 동작이 이루어지는 동안 발끝은 계속 바깥을 향한다. 숨을 들이쉬면서 시작자세로 돌아간다.

주의사항	– 동작이 이루어지는 동안 복부의 수축 상태를 계속 유지한다.
main muscle	– hip adductors, hip extensors(gluteus maximus, hamstring)
assist muscle	– spinal flexors(rectus abdominis, external/internal oblique)

2.짐볼

4 고급 발동작(advanced footwork)

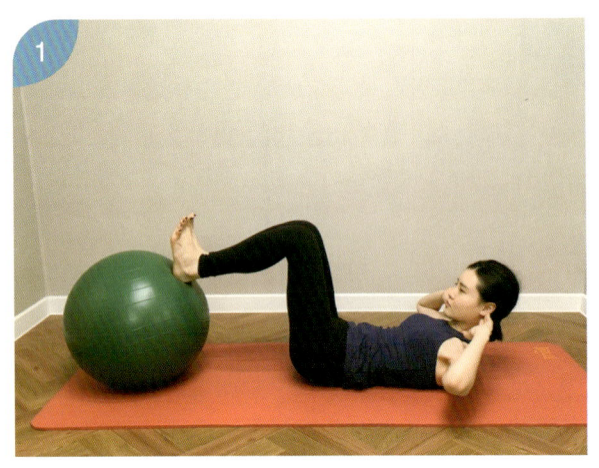

1 시작자세

등을 대고 누운 다음 무릎을 굽히고 발목을 조인 상태로 볼 위에 얹는다. 손가락을 벌려 머리뒤를 받친 다음 필라테스의 복부 자세가 되도록 머리를 들어올려 자세를 취한다.

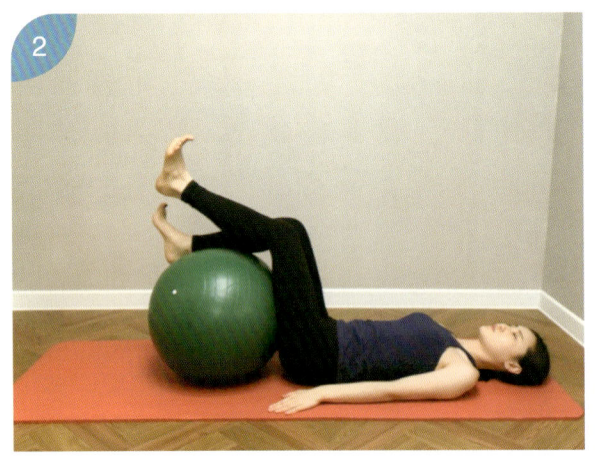

2 시작자세에서 뒤꿈치 평행 자세, 1번 자세, 2번 자세의 다리 동작을 반복한다. 단, 각 동작 사이에 머리를 내리고 1~2회 정도의 호흡을 하여 쉬는 시간을 가지면서 반복한다.

주의사항
- 동작이 이루어지는 동안 복부의 수축 상태를 계속 유지한다.

main muscle
- hip extensors(gluteus maximus, hamstring)hip adductors

assist muscle
- spinal flexors(rectus abdominis, external/internal oblique)

5 더블 레그 킥스(double leg kicks)

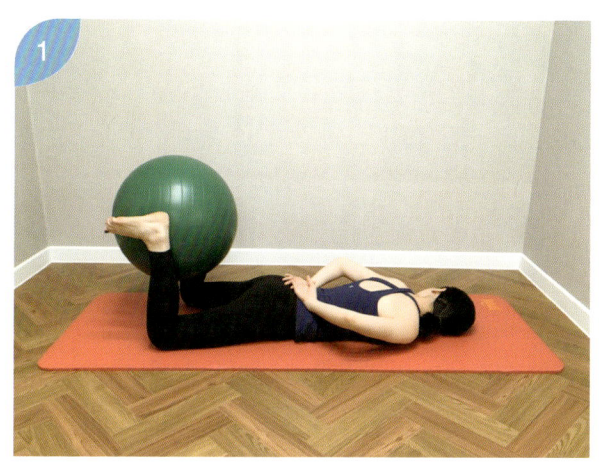

1 시작자세

엎드려서 머리를 한쪽으로 향하게 하고 무릎을 90도로 굽힘하여 볼을 발목 사이에 끼운다. 팔꿈치를 최대한 굽혀 옆에 편하게 놓고 손은 등 뒤로 깍지를 끼운다.
볼에 자극을 주면서 위로 살짝 3회 들어올리면서 발목을 함께 조인다.

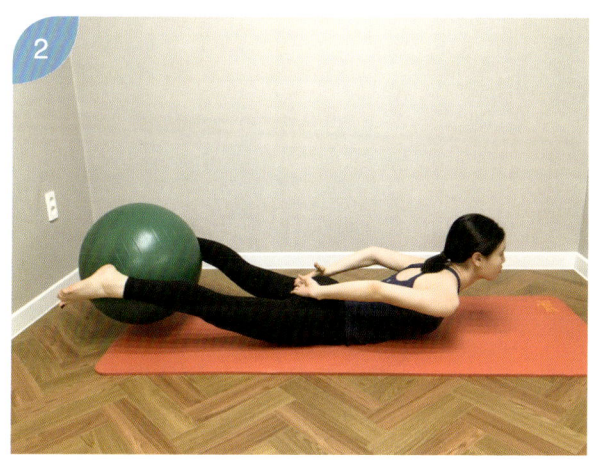

2 다리를 뒤로 뻗을 때 허벅지를 들어올려 바닥에서 떨어뜨린다. 이때 팔은 뒤로 펴서 머리와 상체를 바닥에서 떼면서 가슴을 젖힌다.

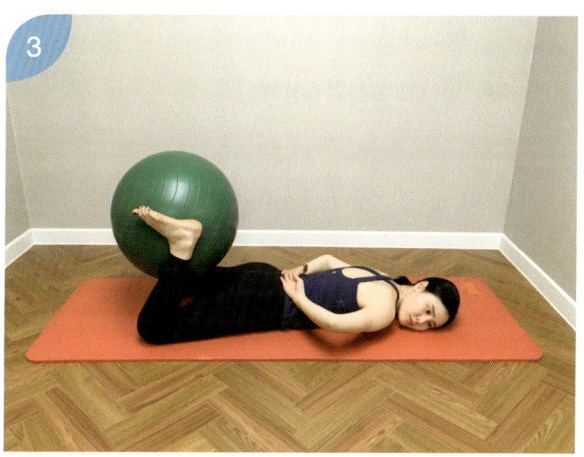

3 머리를 반대편으로 돌리면서 시작자세로 돌아간다. 숨을 내쉬고 반복한다.

주의사항
- 허리 압박을 피하고 엉덩이를 많이 활용하기 위해 자극을 줄 때 등을 아치 모양으로 하지 않는다.

main muscle — hip extensors(gluteus maximus, hamstring)
assist muscle — spinal extensors(erector spinae, semi-deep spinals)

6 햄스트링 스트레치(hamstring strech)

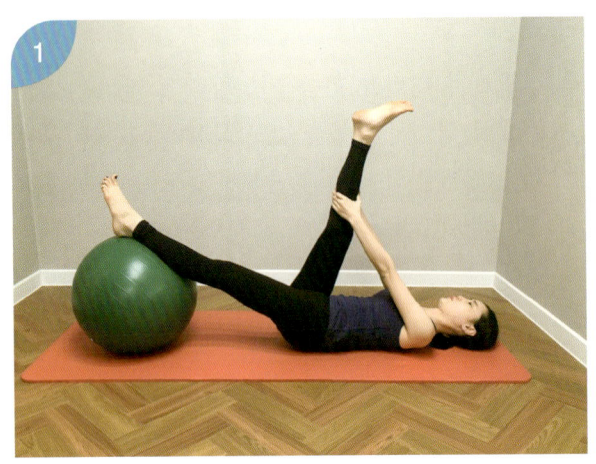

1 시작자세

볼에서 한쪽 다리를 들어올려 손으로 잡고 그 상태를 유지시킨다. 다리 앞쪽의 네갈래근(사두근)을 작동시켜 되도록 다리를 곧게 유지시킨다. 심호흡하고 숨을 내쉴 때마다 다리를 몸쪽으로 더 당김으로써 스트레칭의 강도를 높인다. 다리를 당기는 두갈래근(이두근)을 사용해서 어깨를 등 아래로 내리고 팔꿈치를 벌려야 한다.

7 드럼(drumming)

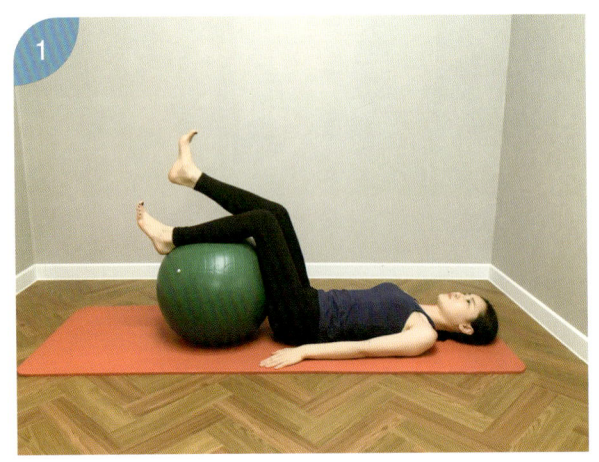 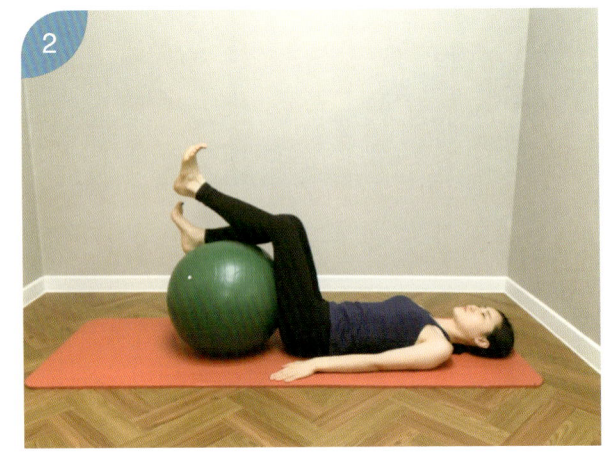

1 시작자세
누워서 무릎을 굽혀 종아리를 볼 위에 놓고 발목은 굽힌다. 숨을 들이쉰다.

2 뒤꿈치로 볼을 두드리면서 점점 속도를 높이고 동작은 작게 한다.

주의사항
- 볼이 빠져나가지 않도록 허벅지 쪽으로 볼을 당기며 척추 중립을 유지하고 배를 안으로 끌어당긴다.

main muscle — knee flexors(hamstring)

assist muscle — external/internal oblique, transverse abdominis

8 사이드 킥(side kicks)

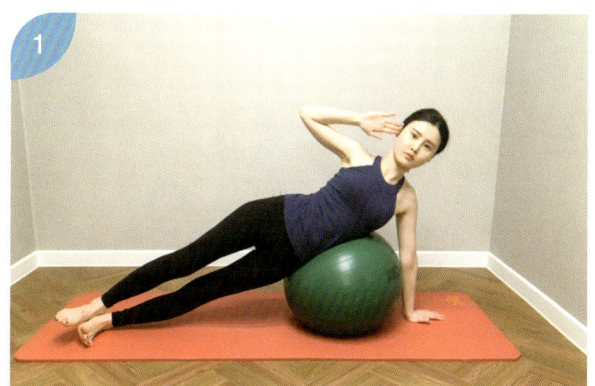

1 시작자세
옆으로 누워 한쪽 엉덩이를 볼 위에 대고 동일한 쪽의 팔다리를 바닥에 대서 안정을 유지하면서 몸통과 팔다리로 별 모양을 만든다.

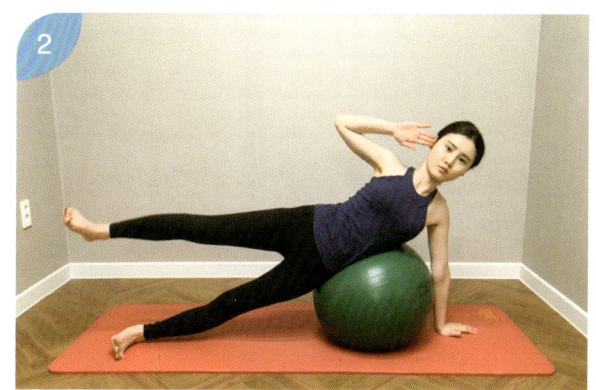

2 위에 있는 다리를 들어올린다.

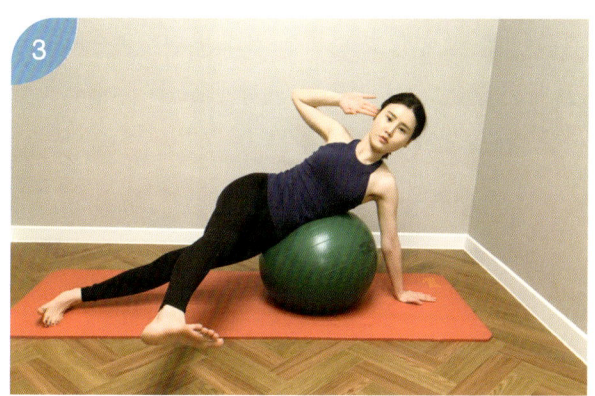

3 발을 내리지 않고 앞으로 그대로 찬다. 동작의 끝에서 볼에 두 번의 자극을 준다.

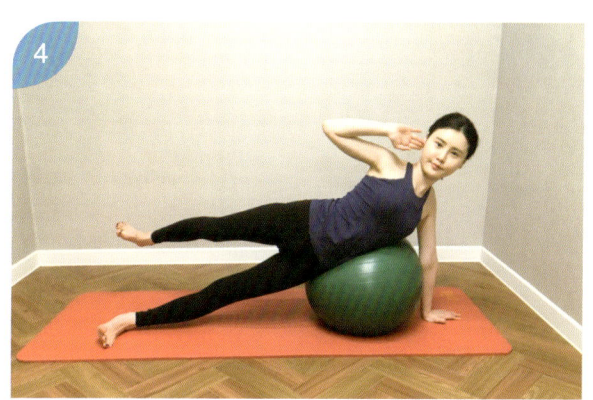

4 발을 뒤로 찼을 때 발을 펴고 마찬가지로 동작의 끝에 두 번 자극을 준다. 숨을 들이쉬고 앞으로 차는 동작을 반복한다.

주의사항
- 몸의 균형을 유지하며 등이 아치 모양이 되지 않게 뒤로 너무 멀리 차지 않는다.

main muscle — hip flexors(iliopsoas, rectus femoris, sartorius, TFL, pectineus) hip extensors (gluteus maximus, hamstring)

assist muscle — external/internal oblique, transverse abdominis

9 론 드 잠(rends de jambe)

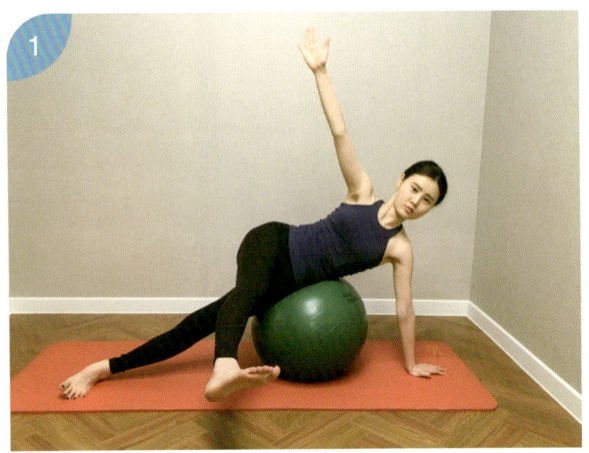

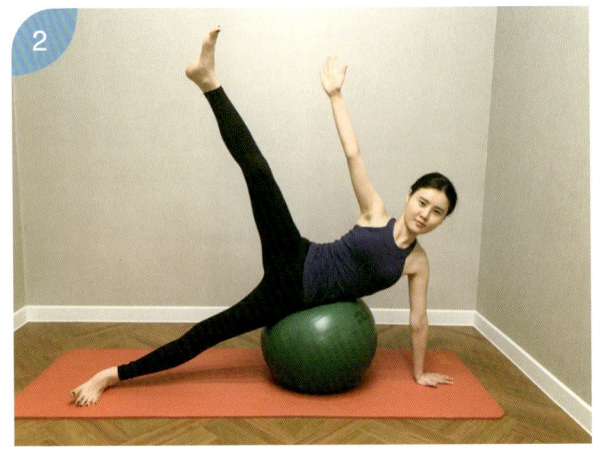

1 시작자세
계속해서 호흡하며 사이드 킥으로 시작한다. 바닥에 대지 않은 팔은 자유롭게 뻗는다.

2 엄지발가락으로 그릴 수 있는 최대 크기의 원을 그리며 발을 위로 최대한 뻗는다.

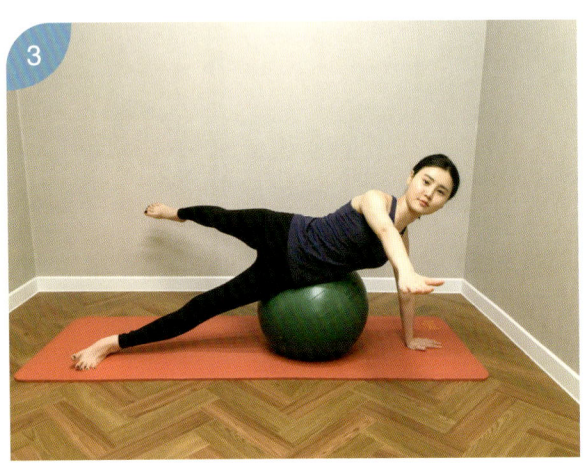

3 중심을 잃지 않고 다리를 최대한 뒤로 뻗는다. 이 때 손을 앞으로 뻗으면 균형에 도움이 된다. 3회 동작 후 반대로 실행한다.

주의사항
- 몸을 안정적으로 유지하며 등이 아치 모양이 되지 않게 뒤로 너무 멀리 차지 않는다.

main muscle
- hip flexors(iliopsoas, rectus femoris, sartorius, TFL, pectineus)
  hip extensors(gluteus maximus, hamstring) hip abductors(gluteus medius, gluteus minimus)

assist muscle
- external/internal oblique, transverse abdominis

10 스위밍 레그(swimming legs)

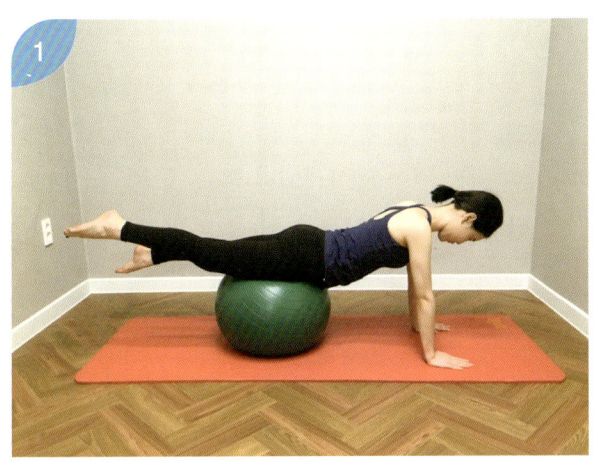

1 시작자세

볼 위에 엉덩이가 오도록 플랭크 자세를 취하고 손은 정면으로 바닥에 놓는다. 이때 손가락을 펴고 팔에 단단히 힘을 준다. 다리는 엉덩이 넓이로 벌려 엉덩이 정점에서부터 턴아웃시킨다.

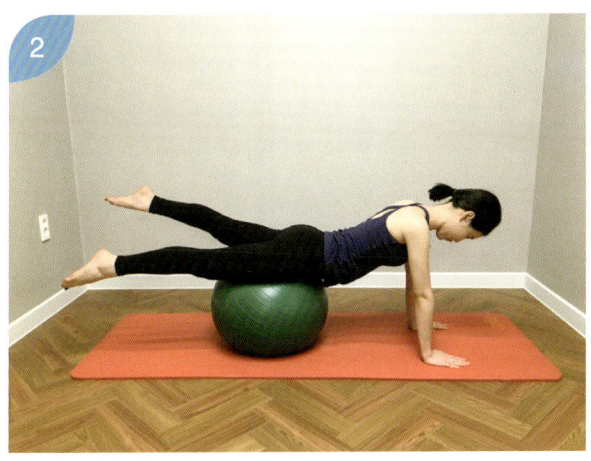

2 수영할 때 다리를 교차시키는 것처럼 다리를 위 아래로 차는 동안 두덩뼈는 볼을 누르고 복부는 위로 수축해 볼에서 떨어뜨린다.

주의사항
- 공을 좌우로 굴리지 않는다. 동작을 작고 조절된 상태로 한다.
- 등이 아치 모양이 되지 않게 골반을 아래로 내리고 엉덩이를 조인다.

main muscle
- hip extensors(gluteus maximus, hamstring)

assist muscle
- external/internal oblique, transverse abdominis

11 찰리 채플린(charlie chaplin)

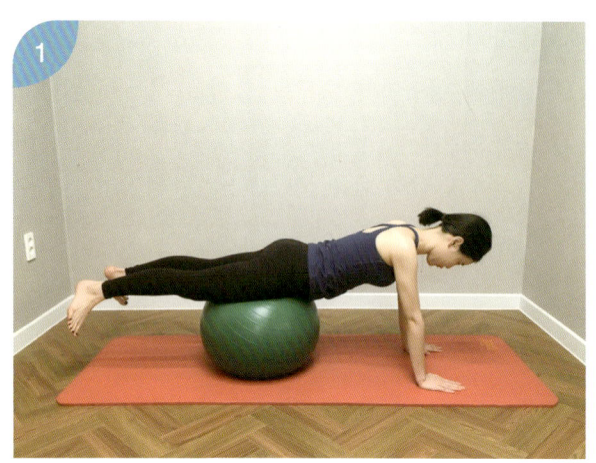

1 시작자세

엉덩이가 볼 위에 오도록 플랭크 자세를 취하고 손은 정면으로 바닥에 놓는다. 다리는 엉덩이 넓이로 벌려 턴아웃 상태에서 펴고 발목은 굽힌다. 뒤꿈치를 8회 부딪힌다. 발을 펴서 반복한다. 발목을 펼치고 8회 부딪힌다. 발목을 굽히고 8회, 발목을 펼치고 8회씩 반복한다.

12 힐 스퀴즈(heel squeezes)

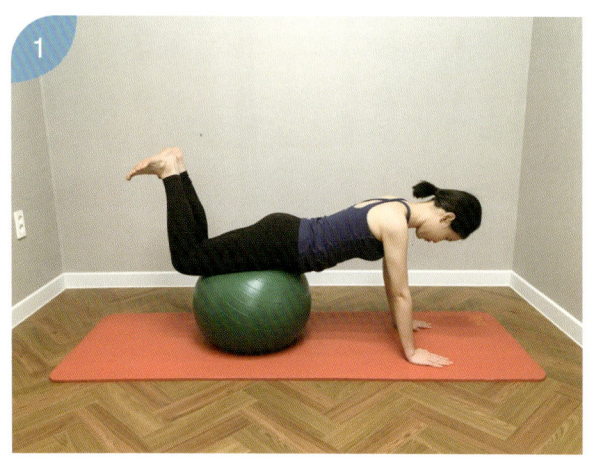

1 시작자세

엉덩이가 볼 위에 오도록 플랭크 자세를 취한다. 손은 정면으로 바닥에 놓는다. 다리를 넓게 벌려 무릎과 발목을 굽힌 다음 발뒤꿈치를 서로 조여 준다.

숨을 내쉴 때 복부를 위로 수축해 볼에서 떨어뜨리고 두덩뼈는 볼을 아래로 누른다. 허벅지는 다소 위로 자극한다. 발뒤꿈치를 위로 누른다고 생각하면서 조여준다.

주의사항
- 동작을 작고 조절된 상태로 한다.
- 복부의 수축 상태를 계속 유지하고 어깨 사이가 꺼지지 않도록 어깨 안정을 잘 시킨다.

main muscle
- hip extensors(gluteus maximus, hamstring) hip adductors

assist muscle
- external/internal oblique, transverse abdominis

13 가위(scissors)

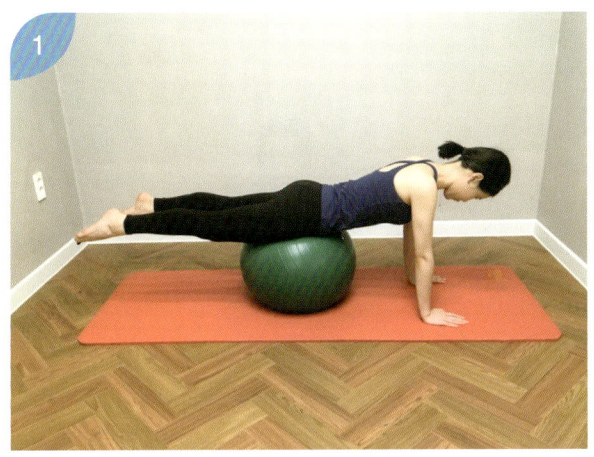

1 시작자세
   다리를 턴아웃한 상태에서 넓게 젖히고 발가락을 편 플랭크 자세에서 시작한다.

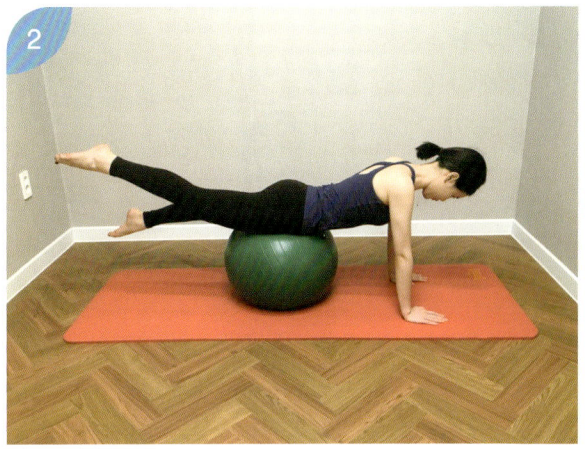

2 다리를 펴고 발목을 위아래로 교차시킨다.

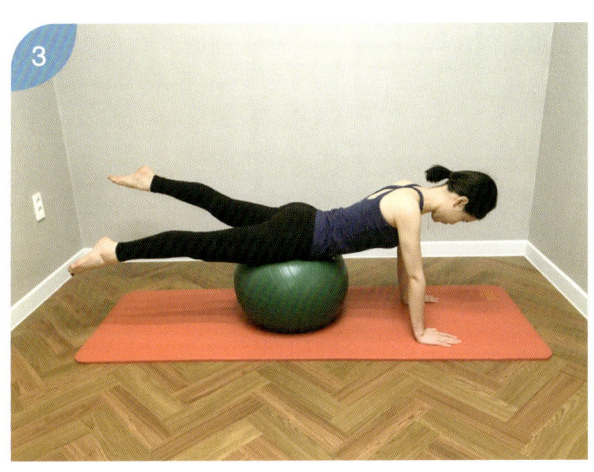

3 다리를 위로 올리면서 4회, 내리면서 4회씩 바꿔 줌으로써 운동을 다양화한다.

주의사항
- 동작을 작고 조절된 상태로 한다.
- 복부의 수축 상태를 계속 유지하고 어깨 사이가 꺼지지 않도록 어깨 안정을 잘 시킨다.

main muscle
- hip extensors(gluteus maximus, hamstring)

assist muscle
- external/internal oblique, transverse abdominis

14 평행 스쿼트(parallel squat)

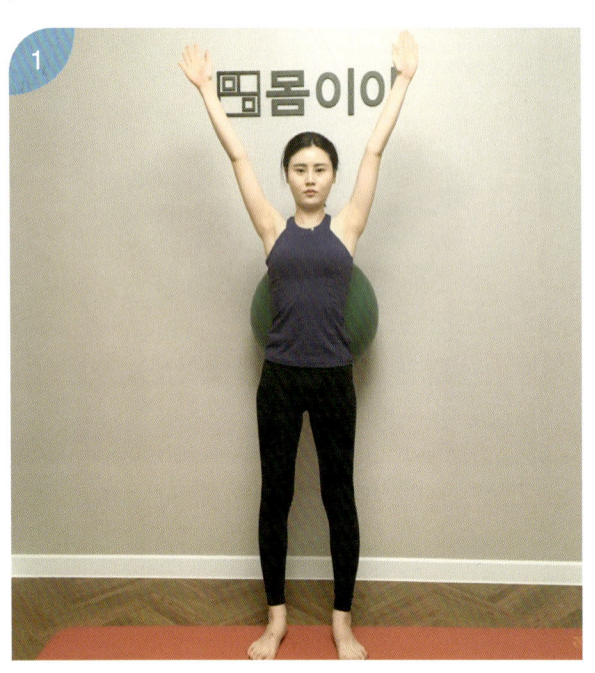

1 시작자세
볼을 벽과 허리 사이에 고정하고 똑바로 선다. 무릎, 발, 엉덩이가 일직선이 되게 한다. 벽과 다리의 각도가 45도가 되게 발을 앞으로 조금 이동한다. 숨을 들이쉬며 팔을 귀 옆으로 올린다.

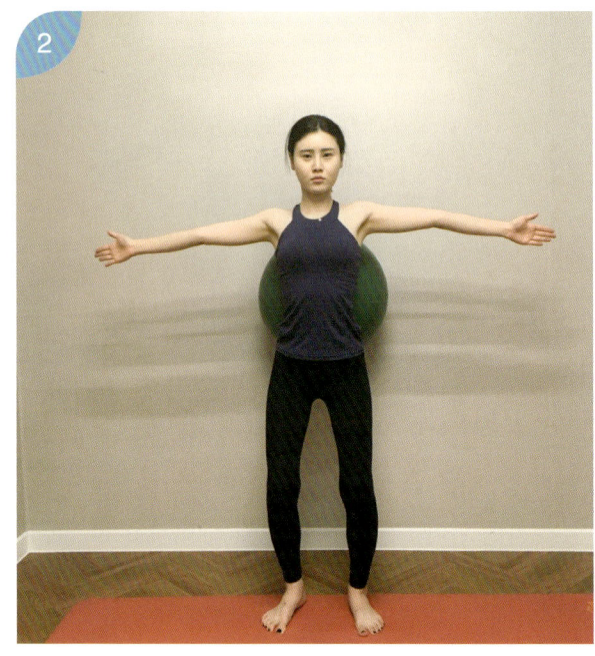

2 팔은 천천히 원을 그리면서 내려 T자 모양을 만든다.

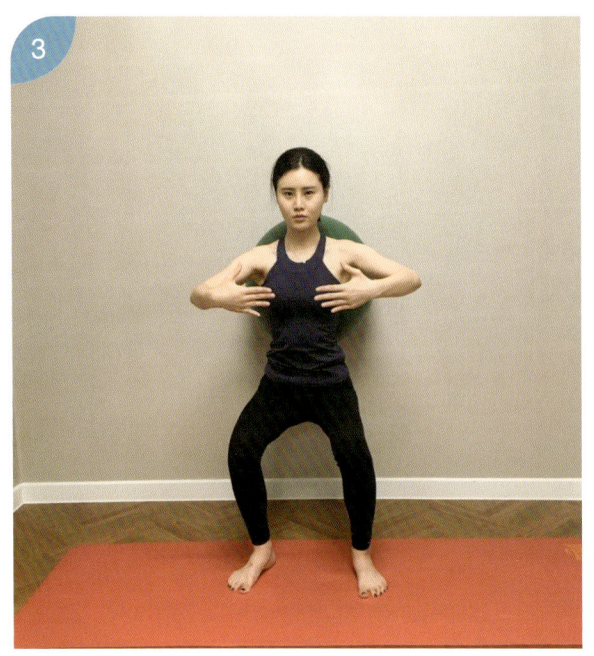

3 무릎을 90도가 넘지 않는 범위에서 최대한 굽히고 팔을 앞으로 한다. 공간이 부족하면 발을 좀 더 앞으로 뺀다. 꼬리뼈를 볼 쪽으로 밀면서 척추 중립을 유지하고 뒤꿈치를 압박해서 다리 뒷면을 가동시킨다. 3회 심호흡하는 동안 그 상태를 유지한다. 숨을 들이쉴 때마다 팔을 귀 옆으로 들어 올리면서 팔을 회전시키고 내쉴 때 마친다(이러한 팔 회전은 다리 통증을 느끼지 않게 해 준다). 다리를 편다.

Lession ❷ 소도구

➕ 변형 동작

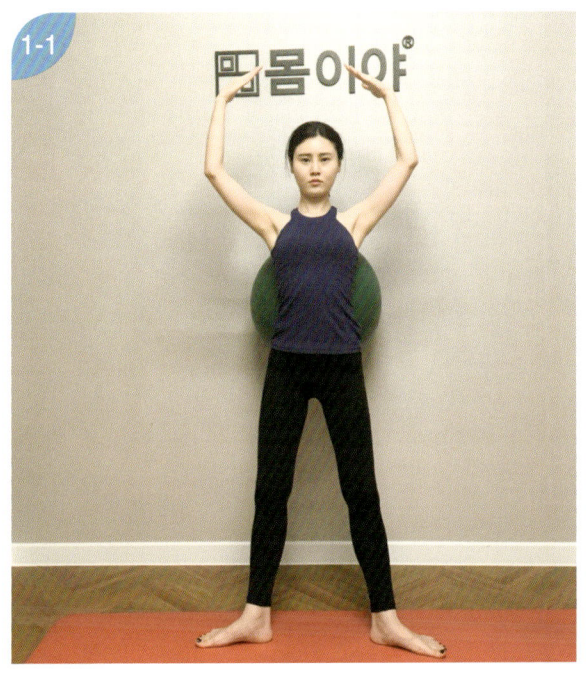
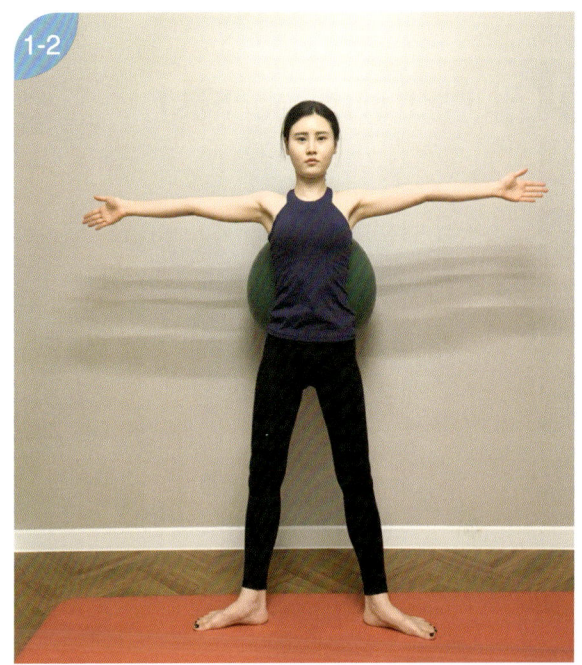

❶ ❷ **2번 자세** 다리를 넓게 벌려 턴아웃시키고 시작한다(무릎을 마주 보지 않게 한다). 무릎이 둘째나 셋째 발가락 위에 오도록 다시 한 번 자세를 조정한다. 이 자세에서는 무릎이 안으로 말리지 않도록 주의해야 한다. 팔회전 방향을 바꾼다.

주의사항
- 무릎을 지나치게 굽히지 않도록 하여 관절을 보호한다. 무릎을 굽히기 위한 공간이 더 필요하다면 발을 앞으로 조금 더 내딛는다.

main muscle
- knee extensors(quadriceps femoris)

assist muscle
- external/internal oblique, transverse abdominis

2.짐볼 203

4 상지

1 팔 뻗기(arm reaches)

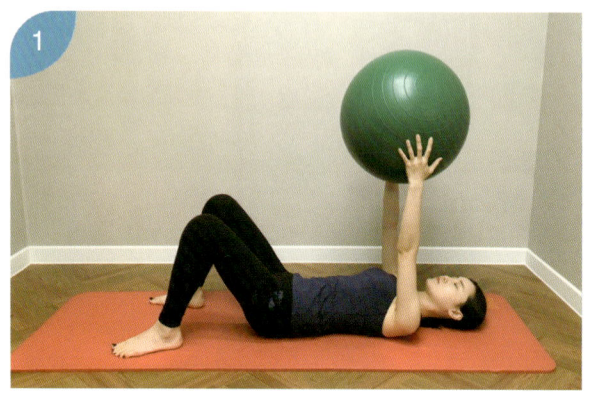

1 시작자세
등을 대고 바닥에 누운 다음 무릎을 굽혀 엉덩이 넓이만큼 벌린다. 볼을 잡은 양팔은 몸 앞 쪽으로 뻗는다.

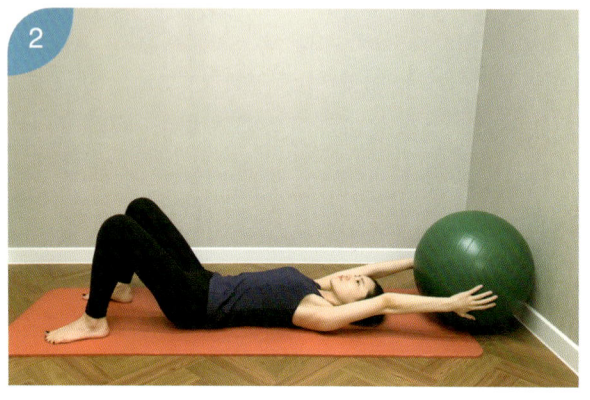

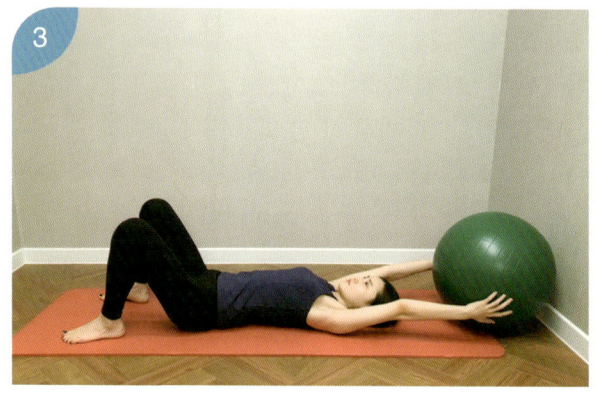

2 팔을 머리 위로 뻗어 볼을 머리 위 바닥 쪽으로 가져간다.

3 볼을 머리 위 바닥 쪽으로 가져갈 때 갈비뼈를 배에 밀착시킨다. 갈비뼈를 밀착시켜 고정할 수 있는 정도까지만 팔을 뻗도록 한다.

주의사항
- 팔을 머리 위로 넘길 때 등 상부가 아치 모양이 되면 안 된다. 갈비뼈를 밀착시켜 등을 바닥에 고정시킨다.

main muscle
- latissimus dorsi

assist muscle
- external/internal oblique, transverse abdominis

2 메뚜기 자세(grasshopper)

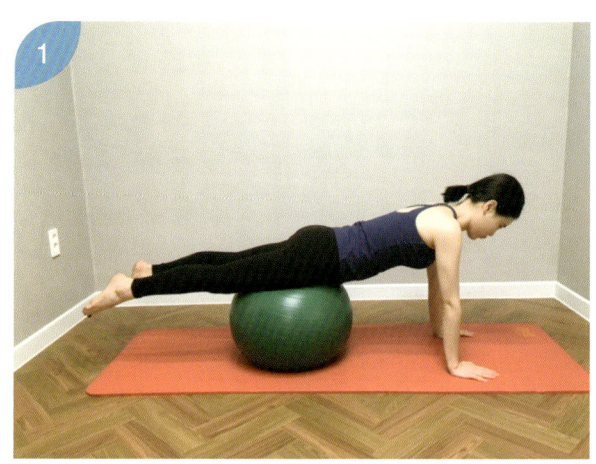

1 시작자세

볼 위에 엉덩이가 오도록 플랭크 자세를 취하고 팔은 어깨 넓이로 벌리고 손가락은 편 상태로 바닥을 지지한다. 다리는 엉덩이 넓이로 벌리고 턴 아웃 상태에서 발목은 쭉 편다.

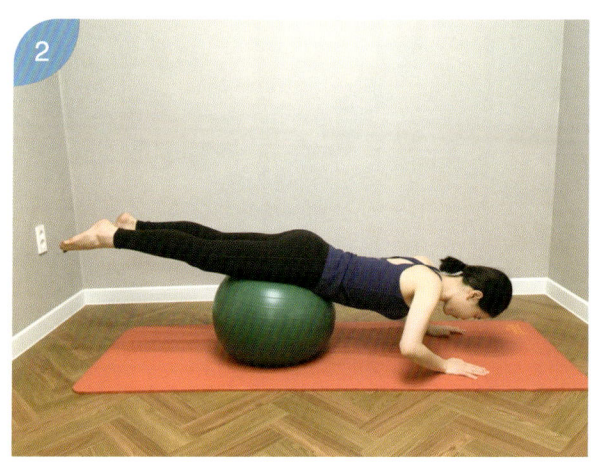

2 몸을 지면으로 내리고 팔꿈치를 옆으로 굽힘하여 팔굽혀펴기 동작을 여러 번 하는 동안 천천히 지속적으로 호흡한다. 몸이 볼에서 가장 멀리 떨어질 때 안정성이 가장 위협받는다.

주의사항

- 동작을 작고 조절된 상태로 한다.
- 복부의 수축 상태를 계속 유지하고 어깨 사이가 꺼지지 않도록 어깨 안정을 잘 시킨다.

main muscle
- pectoralis major, elbow extensors(triceps, brachialis)elbow flexor(biceps brachii)

assist muscle
- latissimus dorsi

03 탄성밴드(exercise band)

1 복부

1 클래식 티저(classic teaser)

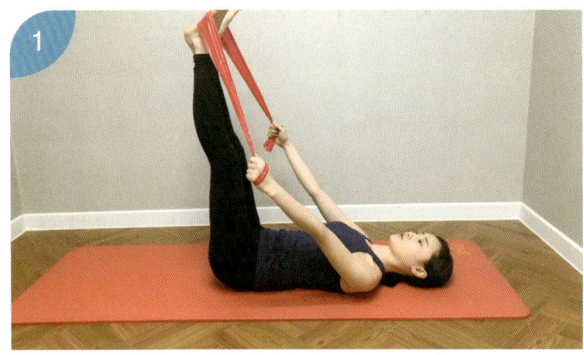

1 시작자세

누워서 다리를 위로 뻗어 허벅지 안쪽을 조이고 발끝은 바깥쪽을 향하게 세우고, 발목은 모은다. 밴드를 발에 걸고 손으로 밴드 끝을 잡는다. 팔은 앞으로 뻗어 밴드를 약간 당긴다. 숨을 들이쉰다.

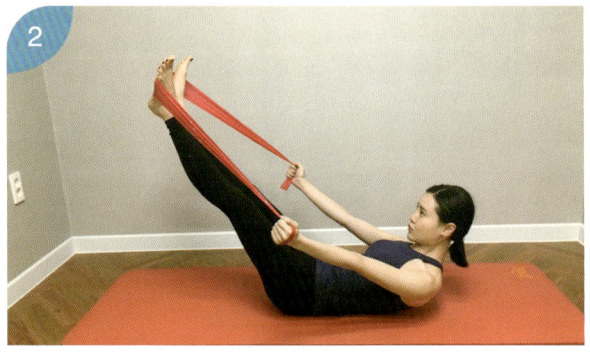

2 목 부위부터 척추뼈를 한 마디씩 말아올리면서 어깨뼈는 당겨 내려지도록 한다. 아랫배를 수축하면서 등 아래쪽을 약간 둥글게 해서 꼬리뼈 바로 뒤에서 균형을 잡는다. 이때 팔꿈치를 굽히고 근육의 긴장을 더하면 동작에 도움이 되면서 몸이 올라갈 수 있게 된다.

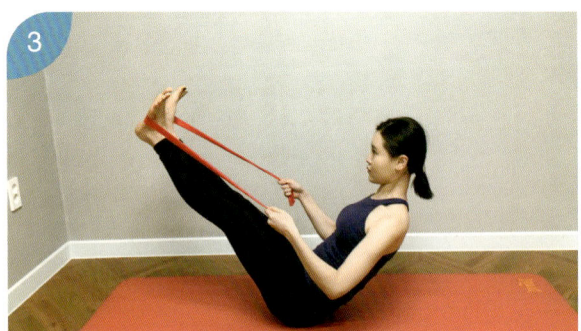

3 척추뼈를 한 번에 한 마디씩 내리면서 시작자세로 돌아간다.

주의사항
- 어깨와 귀는 항상 멀리 유지한다.
- 동작을 취할 때 다리가 흔들림 없이 진행될 수 있도록 한다.

main muscle
- spinal flexors(rectus abdominis, external/internal oblique)

assist muscle
- knee extensors(quadriceps femoris)

2 다이아몬드 레그 티저(diamond-leg teaser)

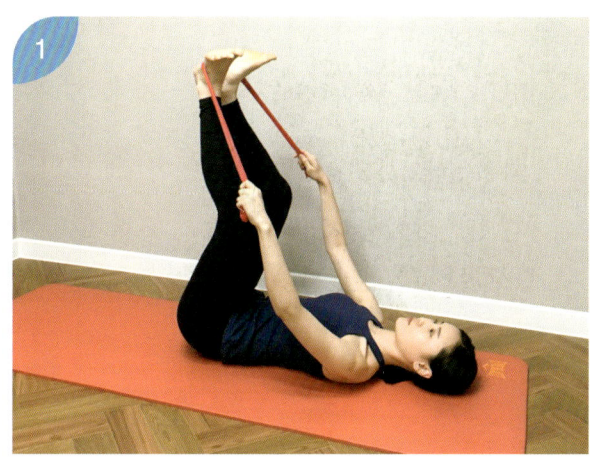

1 시작자세

누워서 무릎을 몸쪽으로 굽히고 무릎을 벌린 자세로 만든다. 발에 밴드를 걸고 손으로 밴드를 잡아 당긴다. 숨을 들이쉰다.

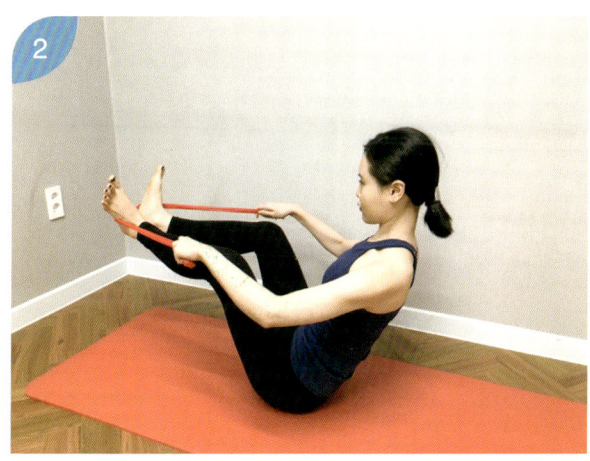

2 목 부위부터 티저 포인트까지 척추뼈를 한 마디씩 말아올려준다. 숨을 들이쉰다. 무릎을 굽혀서 다이아몬드 모양으로 젖히고 발을 굽히고 발목은 모아준다.

주의사항
- 어깨와 귀는 항상 멀리 유지한다.
- 동작을 취할 때 다리가 흔들림 없이 진행될 수 있도록 한다.

main muscle
- spinal flexors(rectus abdominis, external/internal oblique)

assist muscle
- knee flexors(hamstring)

3 데드 행 티저(dead hang teaser)

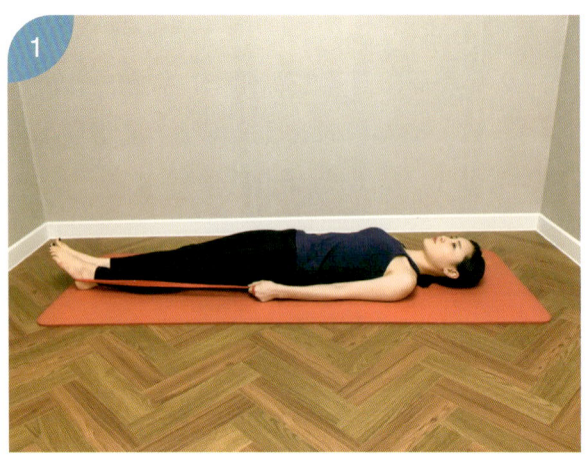

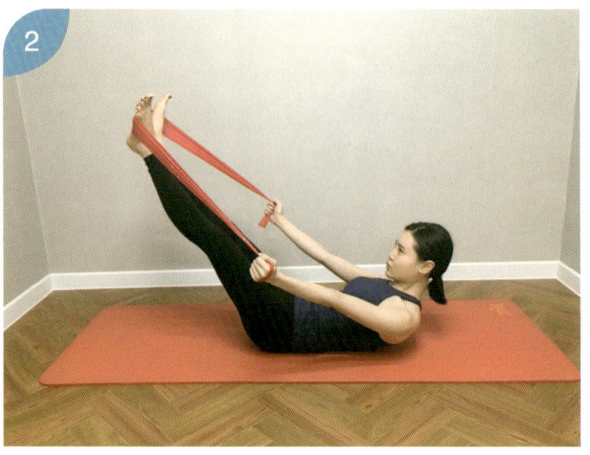

1 시작자세
바닥에 누워서 다리를 펴고 발에 밴드를 걸고 손으로 밴드를 잡는다. 숨을 들이쉰다.

2 목 부위부터 척추뼈를 한 마디씩 말아올려서 머리를 들어올리고 티저 자세를 취한다.

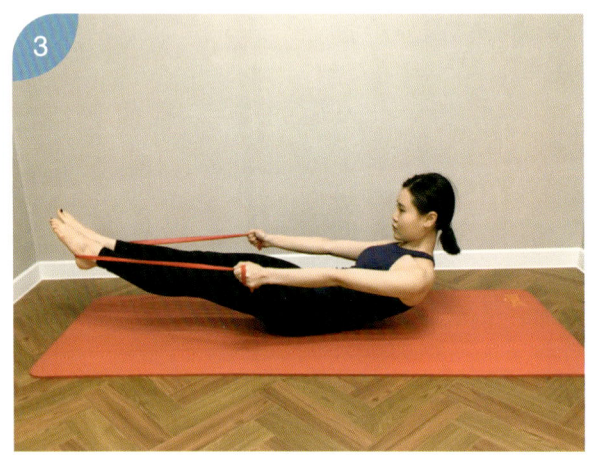

3 다리를 천천히 내려주면서 시작자세로 돌아간다. 이때, 허리를 매트에 평평하게 유지해야 한다(바닥과 허리 사이에 공간이 없도록 한다).

주의사항
- 어깨와 귀는 항상 멀리 유지한다.
- 동작을 취할 때 다리가 흔들림 없이 진행될 수 있도록 한다.

main muscle
- spinal flexors(rectus abdominis, external/internal oblique)

assist muscle
- knee extensors(quadriceps femoris)

Lession ❷ 소도구

2 척추 분절

1 롤 다운(roll down)

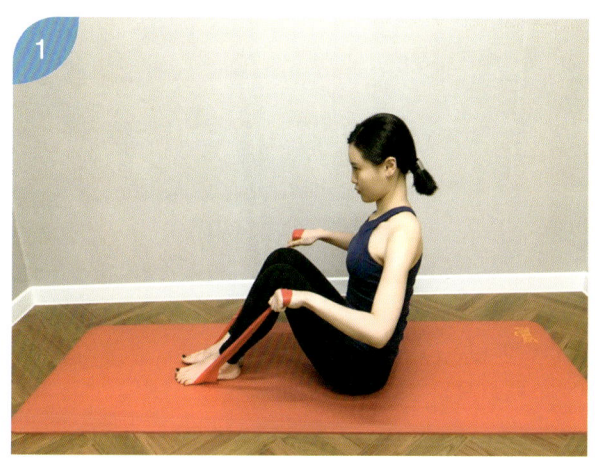

1 시작자세

매트 위에 앉아 무릎을 굽힘하여서 앞에 놓는다. 밴드로 발을 감고 손으로 밴드를 잡아당긴다. 팔꿈치를 약간 굽혀 양쪽으로 펴고 어깨는 넓게 등 아래로 이완시킨다. 숨을 들이쉬고 복부를 엉덩이로부터 올려 상체를 최대한 세운다.

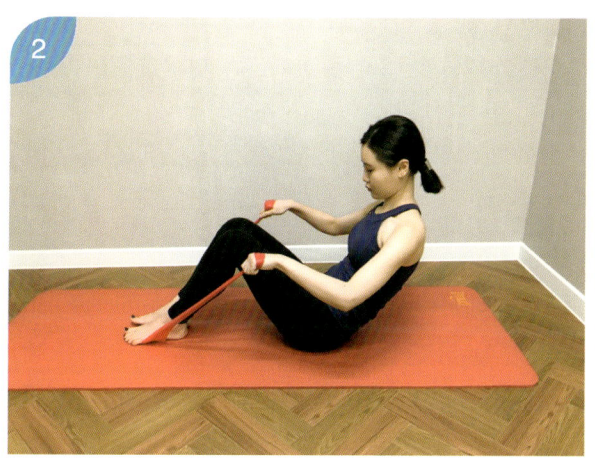

2 배꼽을 척추 쪽으로 당기고 몸을 굽혀서 허리 부분을 C곡선으로 만들기 시작한다. 등이 바닥과 평평해질 때까지 척추뼈를 한 번에 한 마디씩 굴려 내린다(분절운동). 숨을 들이쉬고 멈춘다. 손바닥을 위로 향하게 하고 어깨뼈는 등 아래로 내린다.

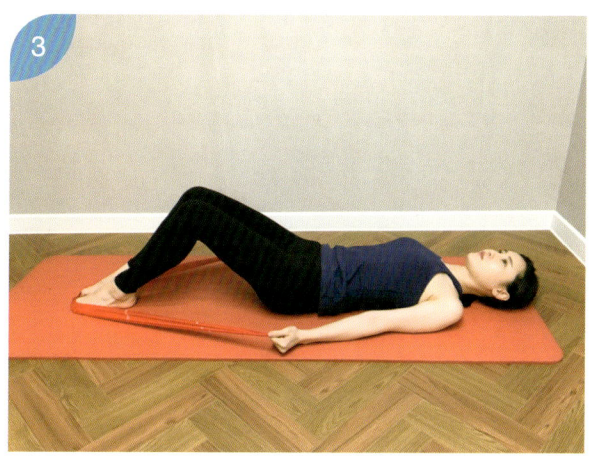

3 턱밑으로 감귤 조이기를 하면서 머리를 들어올리고 웅크려 C곡선 자세를 취한다. 웅크릴 때 복부를 수축하고 허리를 매트 위쪽으로 누른다. 숨을 들이쉰다. 척추 아래부터 굽혀 순서대로 머리가 마지막에 올라온다(분절운동).
어깨를 등 아래로 내리면서 시작자세로 돌아간다.

변형 동작

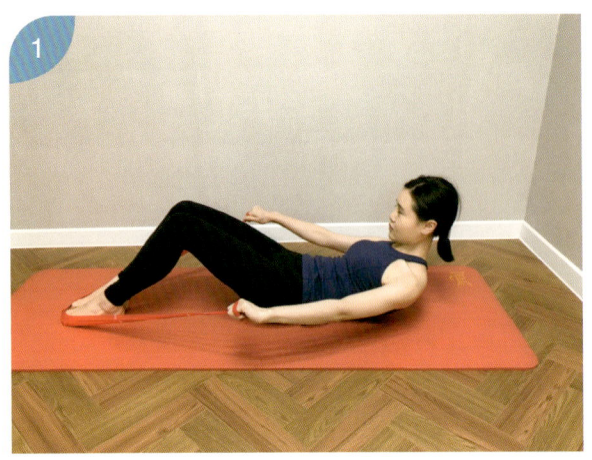

❶ **마름모꼴로 당기며 눕는 동작**(rhomboid pull roll down) **초급 동작1** 무릎을 굽혀서 눕다가 중간에 멈추고(허리가 매트를 누를 때) 팔꿈치를 벌려서 뒤로 당기면서 계속 호흡한다. 8회 반복하고 눕는 동작으로 끝낸다.

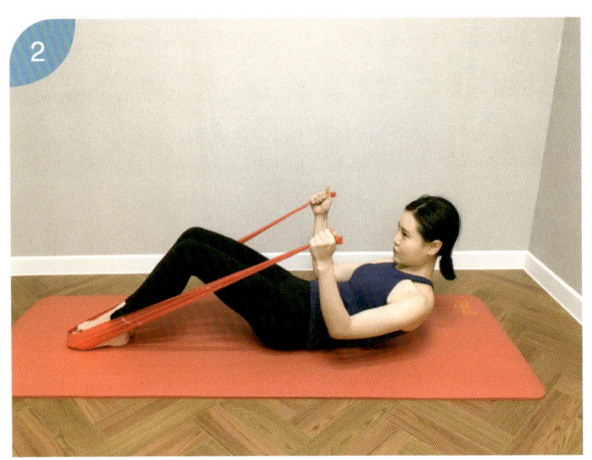

❷ **사선으로 눕는 동작**(oblique roll down) **초급 동작2** 빗근(복사근)(oblique abdominals)을 강조하기 위해서, 허리로 매트를 누르면서 C곡선 자세로 누운 상태에서 상체를 한쪽으로 돌린다. 팔을 넓게 펴서 당기고 중심으로 돌아와서 반대쪽으로 돌리고 팔을 편다. 방향을 바꾸며 8회 반복한다.

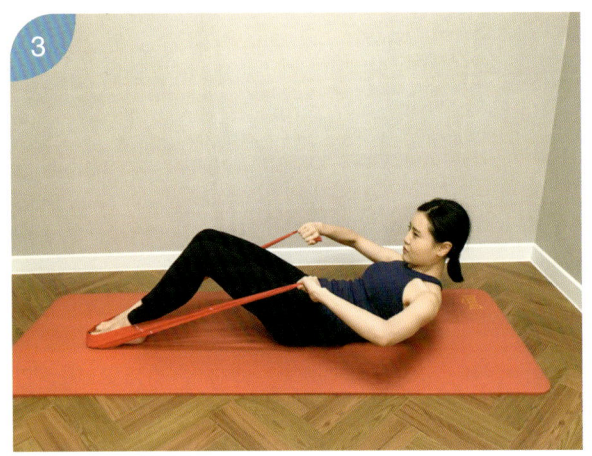

❸ **두갈래근(이두근)을 이용한 롤 다운**(biceps curl roll down) **중급 동작1** 무릎을 굽히고 상체를 내리다 중간에 멈추고(허리가 매트에 닿을 때) 팔꿈치를 옆에 붙인 상태에서 굽히면서 계속 호흡한다. 8회 반복하고 눕는 동작으로 끝낸다.

Lession ❷ 소도구

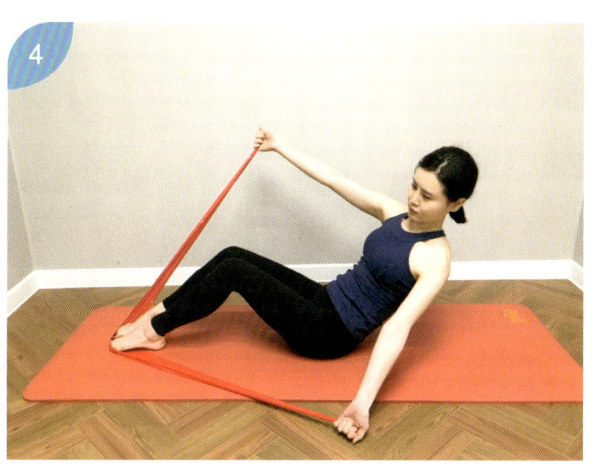

❹ **단추를 밀 듯이 눕는 동작**(button roll down) **중급 동작2** 숨을 내쉬면서 상체를 내리다 중간에 멈추고(허리가 매트를 누를 때) 숨을 들이쉰다. 다시 숨을 내쉬면서 척추 하나를 내리고 멈춘다. 4회 더 호흡하면서 이 동작을 반복한다. 이때 가디건 위의 단추를 밑에 있는 매트로 미는 것처럼 누우면서 숨을 내쉬어 척추를 연결한다. 등이 평평하게 내려가면 숨을 들이쉬고 멈춘다. 다시 원상태로 돌아온다. 척추를 쌓아 올리면서 끝낸다.

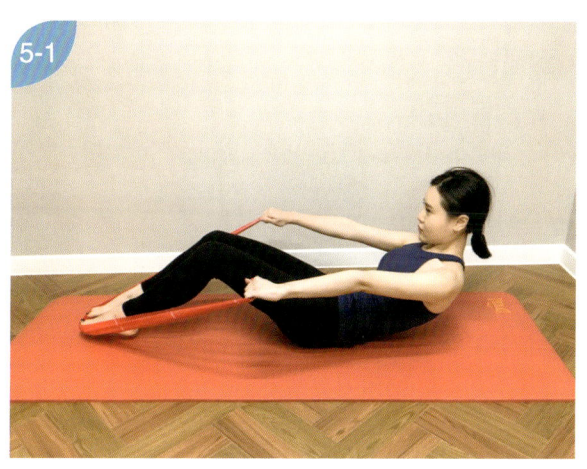
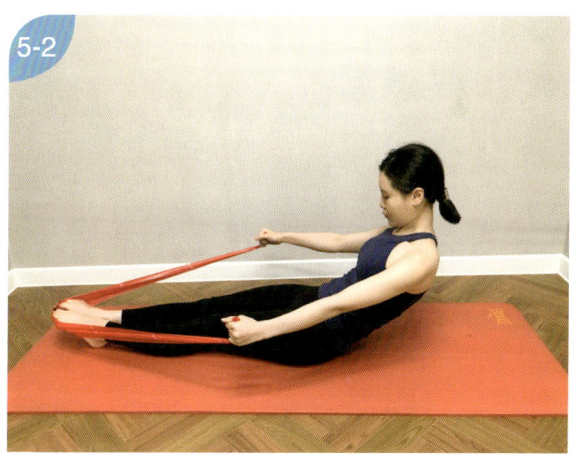

❺ **1, 2 다리를 펴서 눕는 동작**(Straight leg roll down) **중급 동작3** 눕는 동작을 어렵게 하기 위해서 다리를 앞으로 뻗고 5회 반복한다.

주의사항
- 누울 때 척추를 편다고 생각하면서 밴드를 이용한다.
- 목을 이완시키고 등을 내린 상태로 한다.

main muscle
- transverse abdominis, external/internal oblique

assist muscle
- latissimus dorsi, hamstring

3 하지

1 싱글 레그 써클(single leg circles)

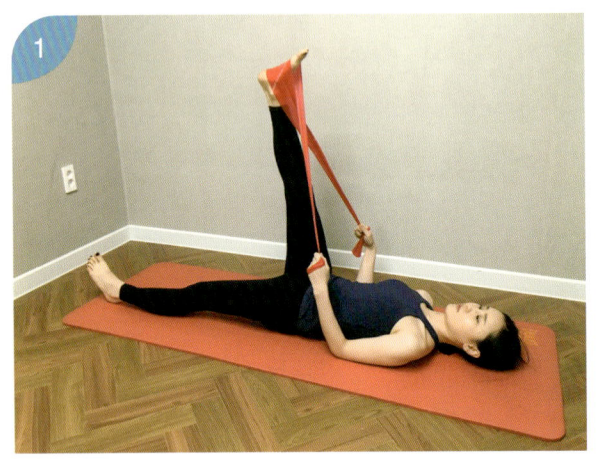

1 시작자세

매트에 누워서 한쪽 다리를 앞으로 뻗고 다른 쪽 다리는 발에 밴드를 걸어 위로 뻗는다. 발목을 십자 모양으로 앞으로 당기고 손으로 밴드 끝을 잡는다. 팔꿈치를 약간 굽힘하고 옆으로 젖힌다. 이때 목을 이완시키며 어깨로 등을 끌어 내린다. 숨을 들이쉰다.

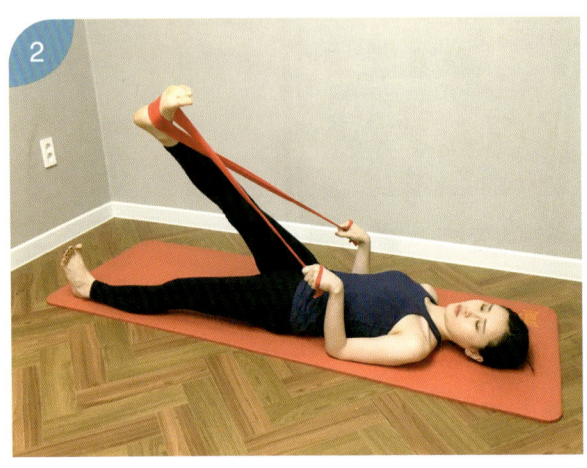

2 다리를 몸 위로 교차시킬 때 배꼽을 척추 쪽으로 당기고 엉덩이는 확실하게 안정시킨 다음 바닥쪽으로 다리를 회전시키면서 내린다.

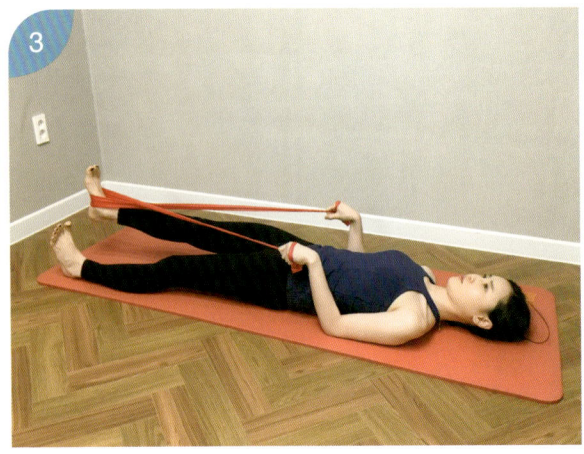

3 위와 연결 동작으로 계속 회전시킨다.

Lession ❷ 소도구

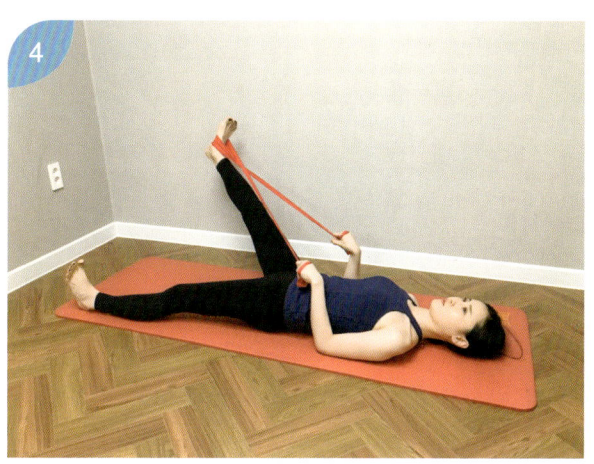

4 한 쪽 다리를 들어올려 몸 밖으로 회전시키고 중심으로 돌아올 때 올리는 동작을 강조한다.

➕ 변형 동작

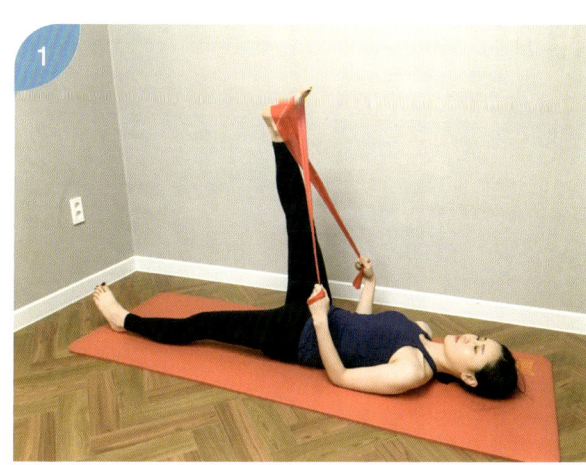

❶ 햄스트링이 경직될 경우 다리를 들어올렸을 때 무릎을 굽혀도 좋다.

주의사항
- 엉덩이를 좌우로 굴리지 않는다.
- 목이 이완된 상태를 유지한다.

main muscle
- hip abductors(gluteus medius, gluteus minimus), hip adductors, hip flexors(iliopsoas, rectus femoris, sartorius, TFL, pectineus)

assist muscle
- knee extensors(quadriceps femoris)

3.탄성밴드 213

2 레그 풀(leg pulls)

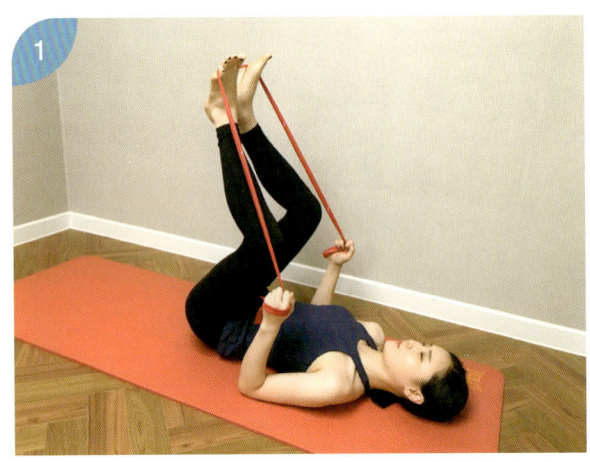

1 시작자세

누워서 발에 밴드를 걸고 손으로 밴드 끝을 잡는다. 숨을 들이쉰다.

팔을 머리 뒤로 넘기고 바닥 위에 대면서 필라테스 1번 자세로 다리를 뻗는다. 이때 발가락을 약간 벌리고 발목은 모으며 허벅지 안쪽을 함께 조인다. 숨을 내쉰다(다리를 바닥으로 낮추면서 허리를 매트에 대고 복부를 수축한다. 동시에 팔은 귀 쪽으로 가도록 사선으로 뻗는다).

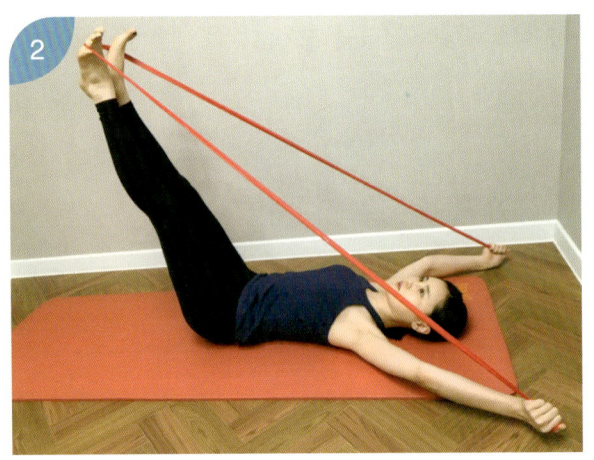

2 팔은 계속해서 귀 옆으로 뻗으면서 다리를 들어 올려 바닥과 90도가 되게 한다.

➕ 변형 동작

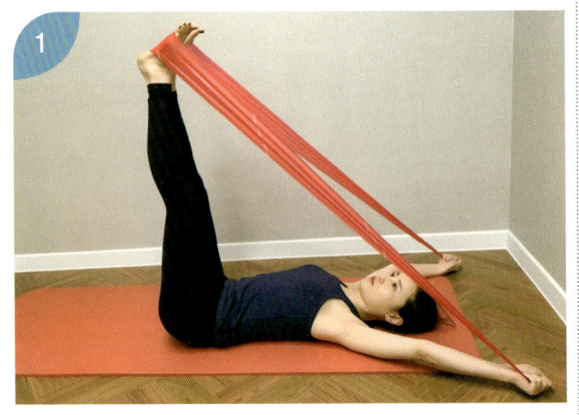

❶ 다리를 들어올리고 하는 모든 동작은 다리를 바닥으로부터 멀리 올릴수록 동작이 쉽다. 그렇게 해서 복부가 안정되고 허리를 평평하게 유지할 수 있다.

주의사항

- 복부를 수축하고 실행한다.
- 등이 매트에서 떨어져 활 모양이 되지 않도록 한다.

main muscle — hip adductors

assist muscle — deltoid, latissimus dorsi

3 개구리 다리(frog legs)

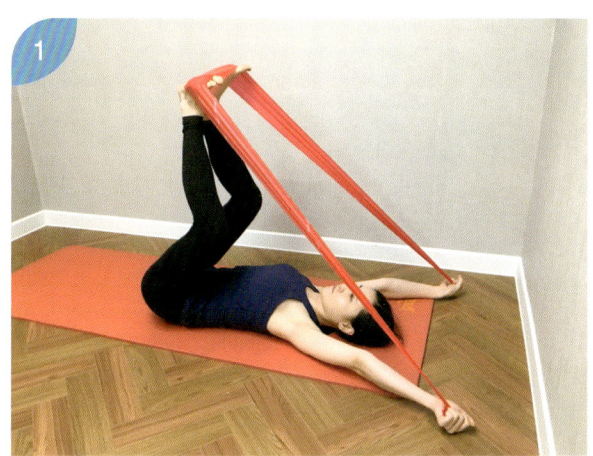

1 시작자세

개구리가 움츠리는 자세로 시작한다. 팔은 귀 뒤쪽으로 가도록 사선으로 뻗는다. 숨을 들이쉰다.

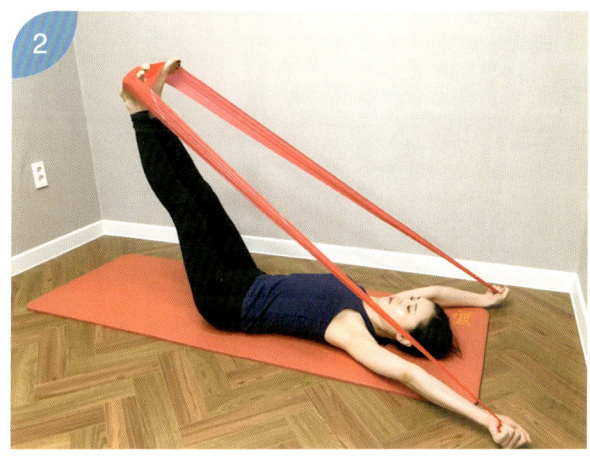

2 다리를 곧게 사선으로 뻗으면서 복부를 수축시키고 허리를 매트에 평평하게 댄다. 시작자세로 돌아간다.

4 돌고래(dolphin)

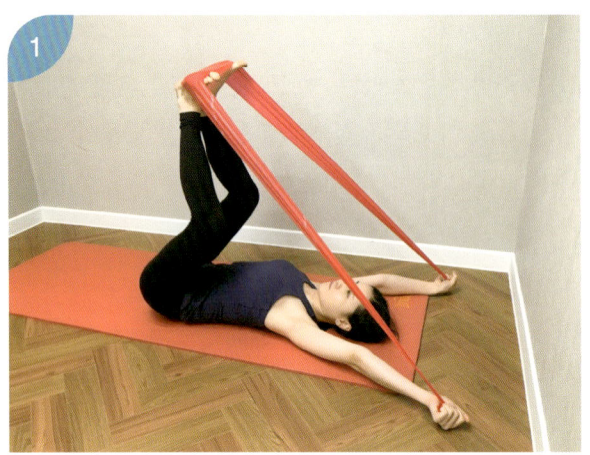

1 시작자세

이 동작은 다리를 미는 동작과 개구리 다리 동작의 결합이다. 개구리가 움츠리는 자세로 시작한다. 팔은 귀 뒤쪽으로 가도록 사선으로 뻗는다. 숨을 들이쉰다.

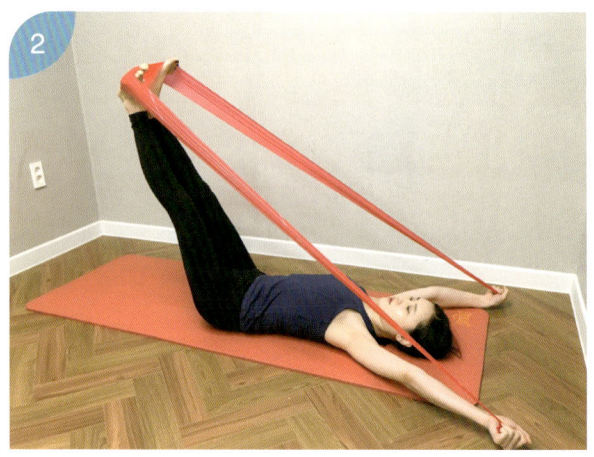

2 다리를 사선으로 뻗으면서 허리를 매트에 평평하게 댄다.

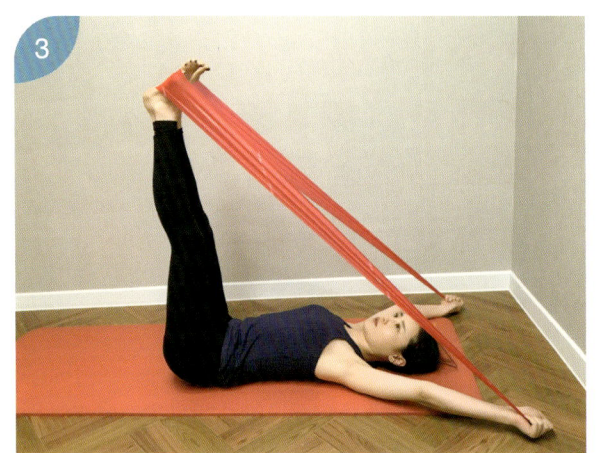

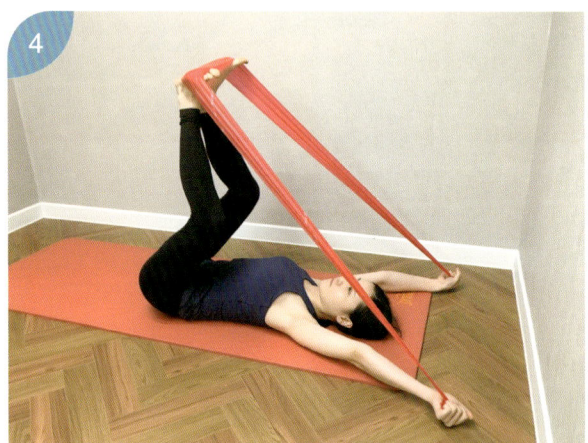

3~4 다리를 바닥과 90도가 되게 올리고 개구리가 움츠린 자세로 당긴다.

5 도그 킥(doggie kick)

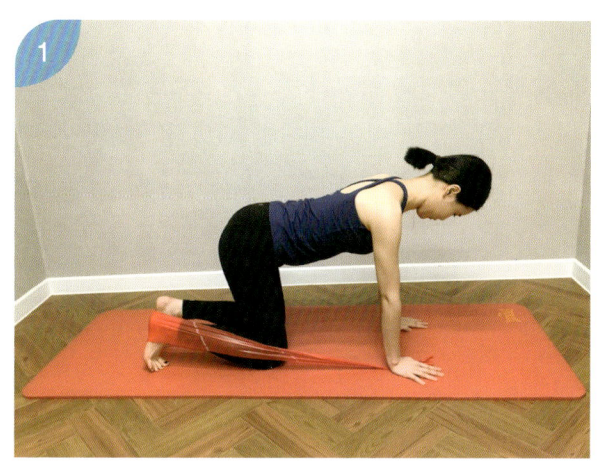

1 시작자세

고양이 자세를 하고 한쪽 발을 바닥에서 약간 떼어 밴드를 뒤꿈치에 건다. 밴드 끝을 같은 쪽 손으로 잡는다. 숨을 들이쉰다.

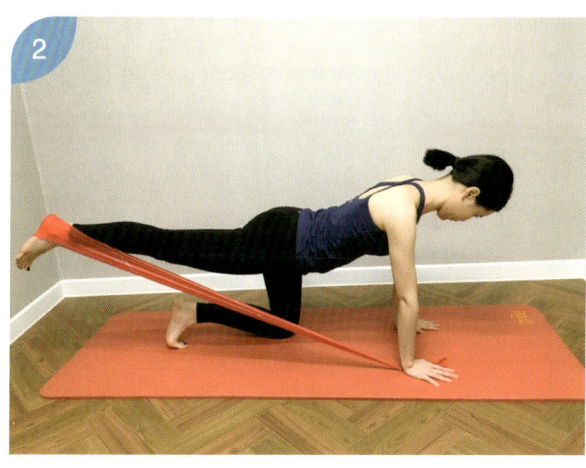

2 밴드가 뒤로 가도록 다리를 뻗는다. 뒤꿈치를 통해서 밀고 엉덩이도 힘을 준다. 이때 추가적으로 엉덩이를 자극하기 위해 다리를 위로 들어 올렸다 내렸다 10회 반복한다. 시작자세로 돌아간다.

주의사항
- 어깨를 이완시키고 내린 상태로 유지한다.
- 복부를 수축 상태로 유지한다.
- 다리를 높이 들어올려서 엉덩이에 힘이 들어가는 것을 느낀다.

main muscle
- hip extensors(gluteus maximus, hamstring)

assist muscle
- transverse abdominis, external/internal oblique

6 FTD 플로리스트(FTD florist)

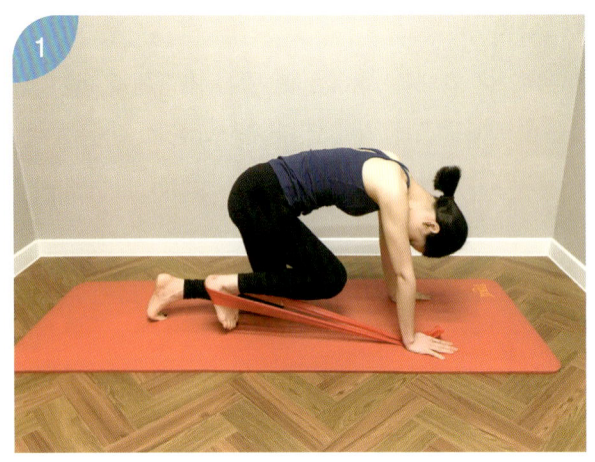

1 시작자세

고양이 자세를 하고 등을 C곡선으로 만든다. 한쪽 발을 약간 떼어 밴드를 발바닥 뒷부분에 건다. 밴드 끝을 같은 쪽 손으로 잡는다. 숨을 들이쉰다.

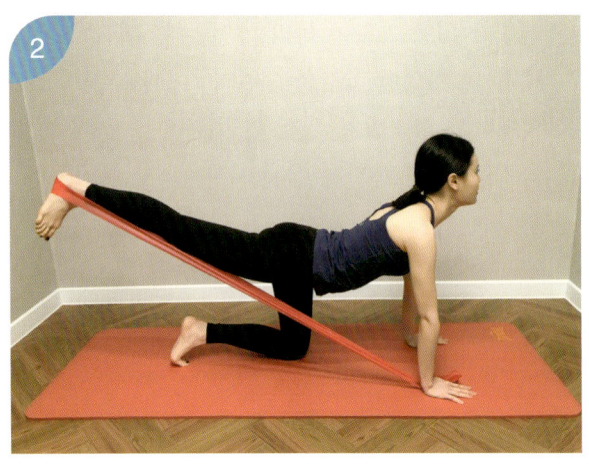

2 밴드가 뒤쪽 위로 가도록 사선으로 다리를 뻗는다. 발목을 통해서 밀고 엉덩이도 힘을 준다. 시작자세로 돌아간다.

주의사항
- 어깨를 이완시키고 내린 상태로 유지한다.
- 복부를 수축 상태로 유지한다.
- 다리를 높이 들어올려서 엉덩이에 힘이 들어가는 것을 느낀다.

main muscle
- hip extensors(gluteus maximus, hamstring)

assist muscle
- transverse abdominis, external/internal oblique

7 발과 발목 강화 운동(foot and ankle strengthener)

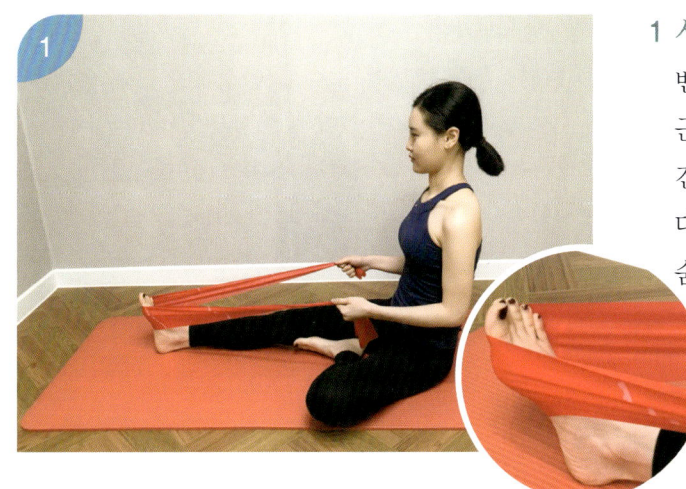

1 시작자세

밴드를 약간 팽팽하게 하여 한쪽 발의 발바닥 둥근 부분에 걸고 그 끝을 양손으로 잡는다. 밴드를 건 다리는 밴드를 당기면서 편다. 발은 굽힌다. 다른 쪽 다리는 편안한 자세로 무릎을 굽힘한다. 숨을 들이쉰다.

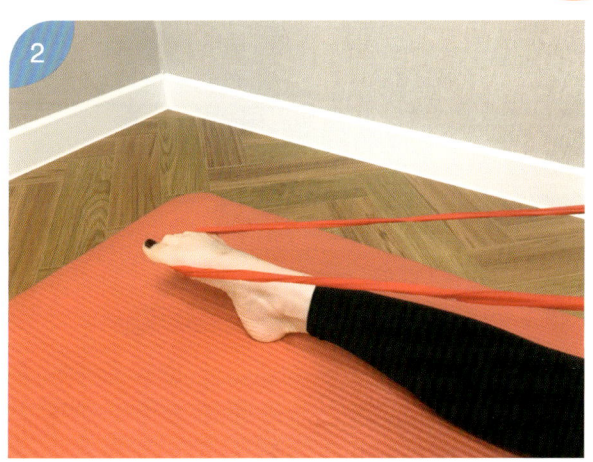

2 발바닥의 둥근 부분과 발가락이 연결되도록 발을 곧게 펴서 다리가 일직선이 되게 한다.

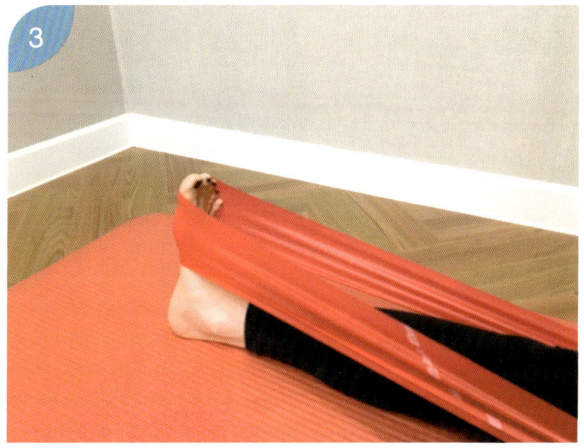

3 발을 뒤로 굽혀 시작자세로 돌아간다.

주의사항
- 발을 앞으로 곧게 펴도록 한다.
- 발을 굽히거나 펼 때 발이 아치 모양을 이루지 않도록 한다(발을 펼 때 발끝이 최대한 직선 코스로 움직이게 한다).

main muscle
- ankle foot plantar flexors(gastrocnemius, soleus)

assist muscle
- knee extensors(quadriceps femoris)

8 모음근(내전근) 운동(adductor strengthener)

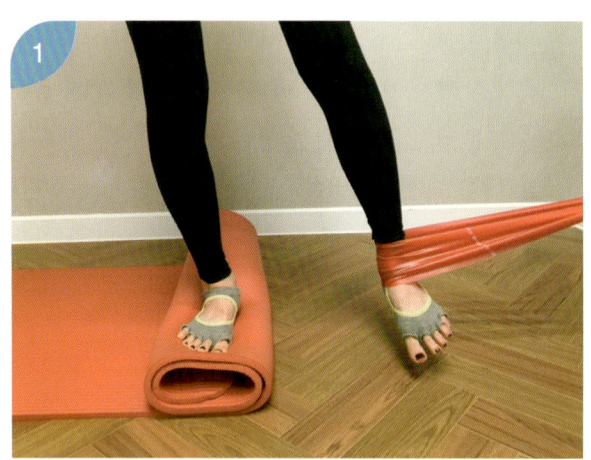

1 시작자세
밴드 한쪽은 발목 높이의 안정적인 곳에 걸고 다른 쪽은 발에 걸어 안쪽 발목을 밴드에 밀착시킨다. 밴드가 조여지도록 다리를 이동시켜 펴고 중심선에서 약 45도 각도를 유지한다. 필요에 따라 서 있는 발밑에 받침을 놓거나 신발을 신어도 좋으며 이렇게 하면 동작하는 발이 자연스러워진다.

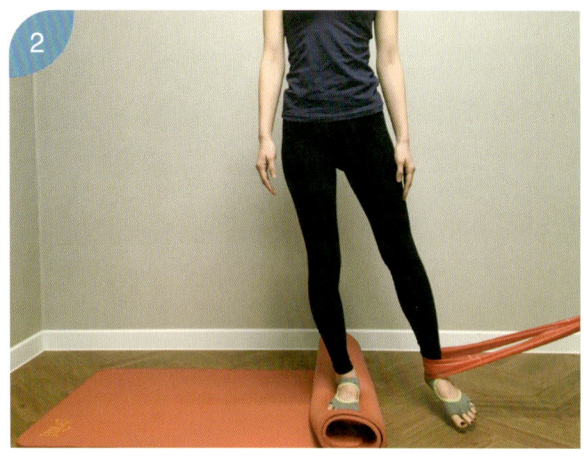

2 서있는 발로 지탱하며 복부를 안으로 당긴다.

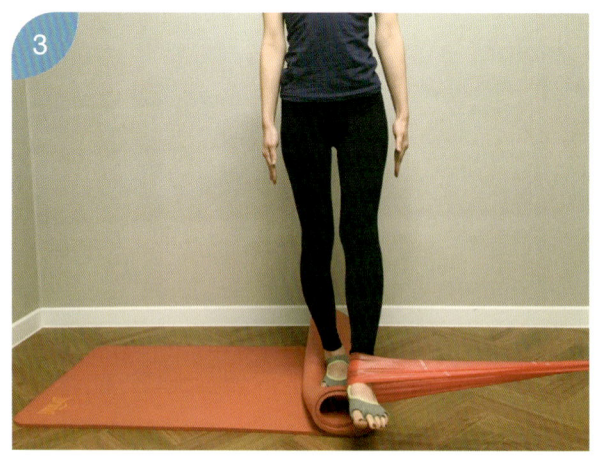

3 밴드를 걸고 편 다리를 중심선으로 당긴다. 이때 뒤꿈치를 통해서 당긴다고 생각하며 다리가 교차될 때까지 계속 당긴다.

주의사항
- 지탱하는 발은 허벅지 안쪽으로 힘을 주어 똑바로 곧게 선다.

main muscle — hip adductors

assist muscle — transverse abdominis, external/internal oblique

9 벌림근(외전근) 운동(abductor strengthener)

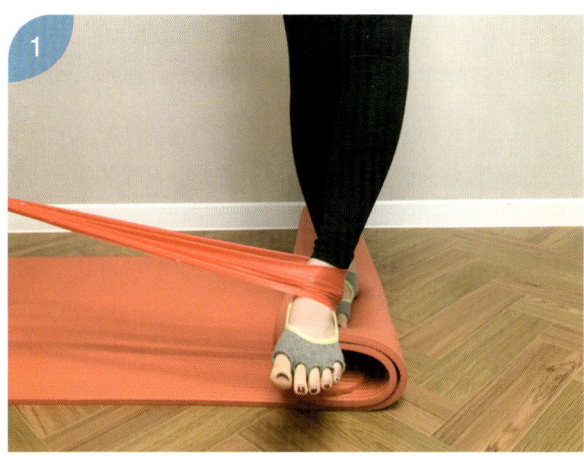

1 시작자세

밴드의 한쪽은 발목 높이의 안정적인 곳에 걸고 다른 쪽은 발에 걸어 바깥쪽 발목을 밴드에 밀착시킨다. 서 있는 다리는 움직이는 발 약간 뒤에 놓아 동작을 편하게 한다. 밴드가 조여지도록 다리를 이동시켜 펴고 중심선을 약간 지나도록 당긴다. 필요에 따라, 서 있는 발밑에 받침을 놓거나 신발을 신어도 좋으며 이렇게 하면 동작하는 발이 자연스러워진다.

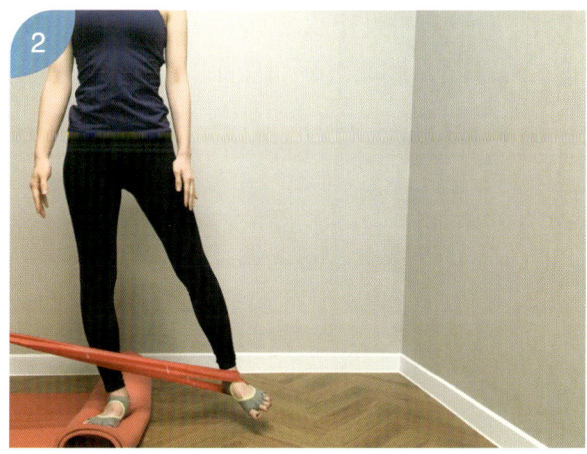

2 서 있는 발로 지탱하며 복부를 안으로 당긴다.

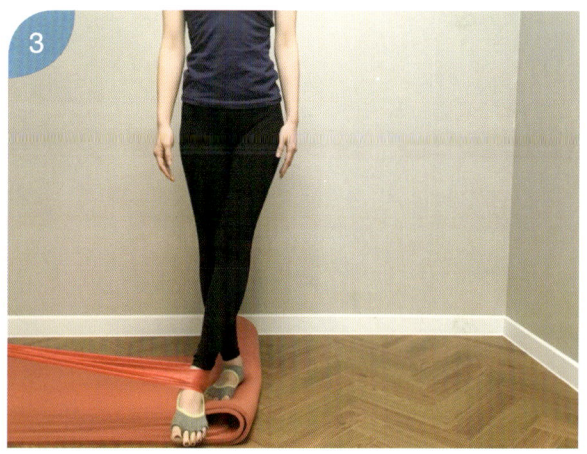

3 밴드를 걸고 움직이는 다리를 중심선에서 약 45도로 당긴다. 이때 뒤꿈치를 통해서 당긴다고 생각한다.

주의사항
- 지탱하는 발은 허벅지 안쪽으로 힘을 주어 똑바로 곧게 선다.

main muscle — hip abductors(gluteus medius, gluteus minimus)

assist muscle — transverse abdominis, external/internal obliqueinternal oblique

10 쓰리 웨이 힙 스트레치(3-way hip stretch)

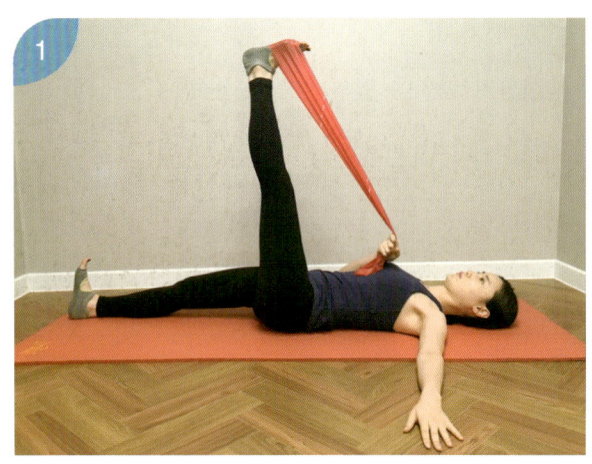

1 시작자세

누워서 밴드를 한쪽 발에 걸고 다리를 위로 뻗는다. 한 손은 밴드를 잡고 한손은 손바닥을 펼쳐 바닥에 놓는다. 다른 다리는 매트 위에서 곧게 뻗는다. 숨을 계속해서 들이쉬고 내쉰다.

무릎을 편 채로 다리를 몸을 향해서 당긴다. 이때 햄스트링이 아주 경직된 상태라면 네갈래근(사두근)을 이용해서 무릎을 계속 펴야 한다. 꼬리뼈를 바닥에 붙여서 스트레칭을 돕는다.

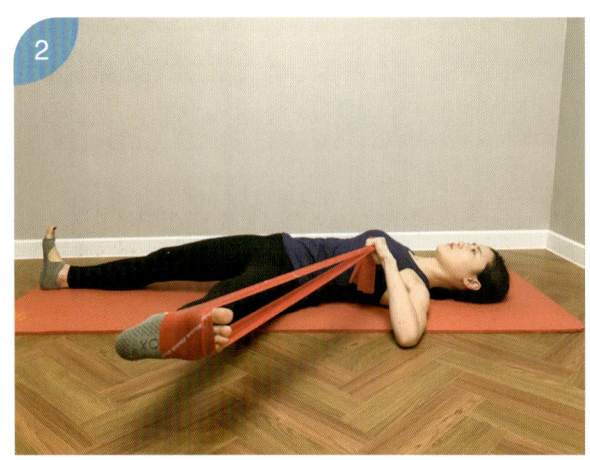

2 스트레칭한 다리와 같은 쪽 손으로 밴드를 잡고 다리를 옆으로 젖혀서 엉덩이로부터 외회전시킨다. 꼬리뼈를 바닥에 붙여서 스트레칭을 돕는다.

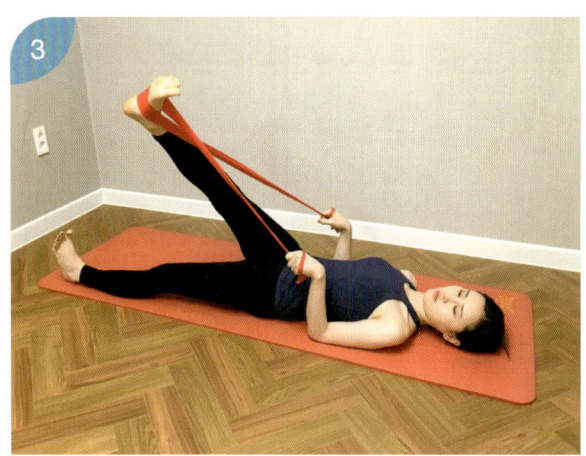

3 스트레칭한 다리와 반대 손으로 밴드를 잡고 엉덩이로부터 내회전하고 천천히 몸 위로 교차시킨다. 꼬리뼈를 바닥에 붙여서 스트레칭을 돕는다.

Lession ❷ 소도구

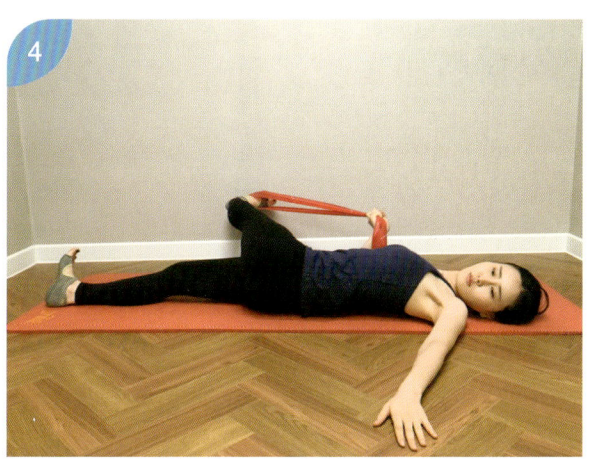

4 바닥에 닿을 때까지 다리를 비튼다. 머리는 다리와 반대 방향을 향하도록 한다.

주의사항
- 호흡을 통해서 근육을 늘이는 데 도움을 주도록 한다.
- 목과 어깨가 긴장되지 않도록 한다.

main muscle
- hip adductors, hip abductors(gluteus medius, gluteus minimus), hamstring

assist muscle
- transverse abdominis, external/internal oblique

4 상지

1 나선형으로 돌기(sitting spiral)

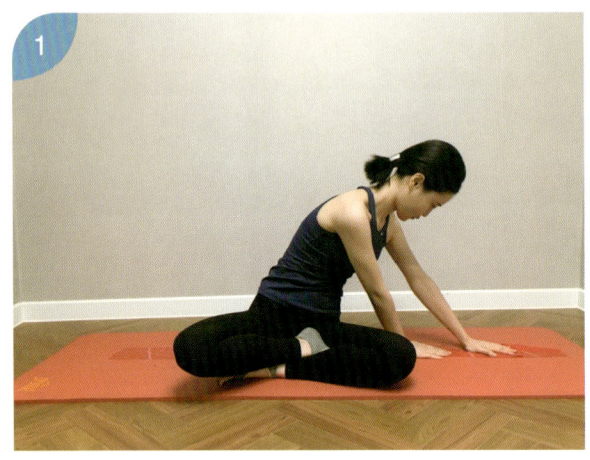

1 시작자세
밴드 중앙에 책상다리로 앉는다. 밴드의 한쪽 끝을 반대 손으로 잡아 밴드와 몸이 교차하도록 한다. 이때 손바닥은 위로 향한다.

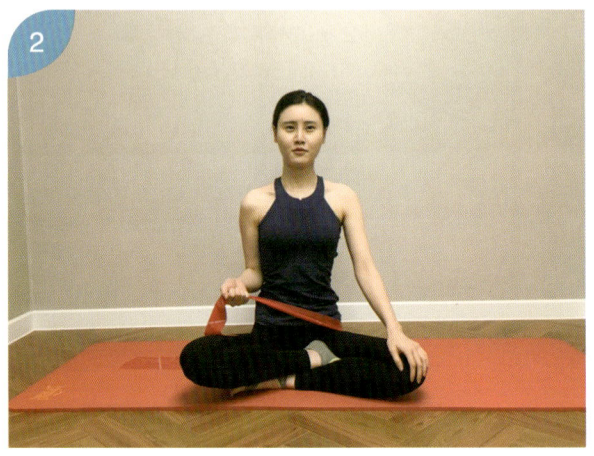

2 다른 손은 무릎에 올려놓는다. 숨을 들이쉰다.

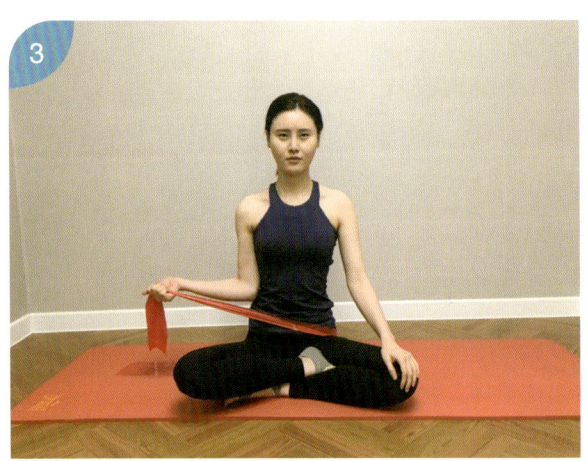

3 팔을 우측으로 외회전한다. 이때 우측 팔꿈치를 옆에 붙이고 팔의 각도를 90도로 유지한다.

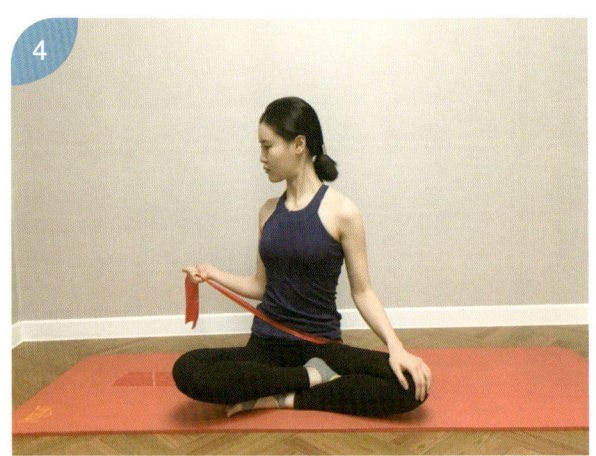

4 척추를 우측으로 비틀며 나선형을 그린다. 머리를 마지막으로 돌린다. 이때 '팔-몸통-머리' 순서로 비튼다고 생각한다. 숨을 들이쉰다.

Lession ❷ 소도구

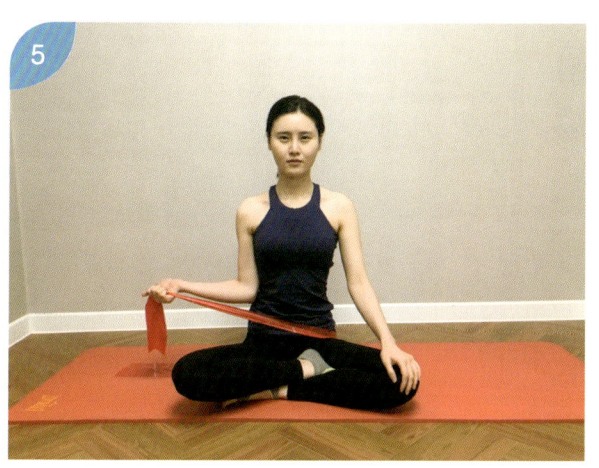 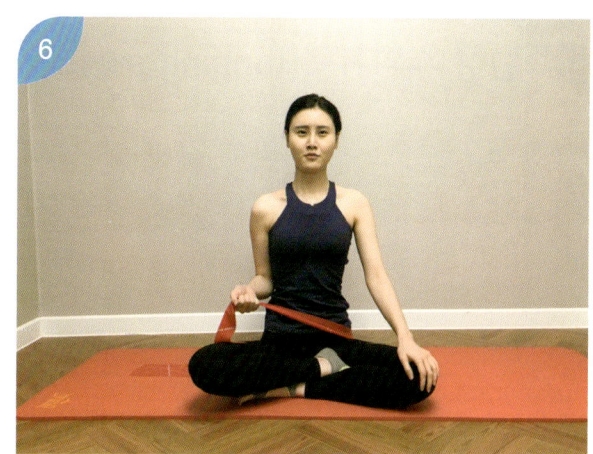

5~6 숨을 내쉬고 들이쉰다. 시작자세로 돌아간다. 다시 '팔-몸통-머리' 순서로 반복한다.

주의사항
- 목을 척추로부터 길게 유지한다.
- 팔꿈치를 몸에 붙인다.

main muscle
- external/internal oblique

assist muscle
- latissimus dorsi

2 런징 스와카데(lunging swackadee)

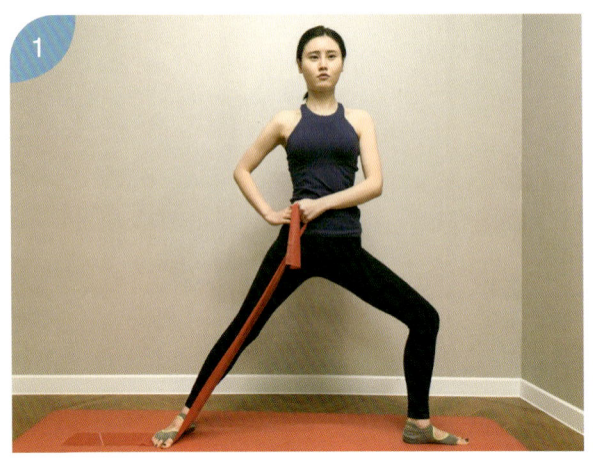

1 시작자세

밴드 한쪽 끝을 밟고 다른쪽은 손으로 잡는다. 런지 자세로 선다(곧은 다리는 내회전, 굽힌 무릎은 외회전하여 둘째발가락 위에 정렬한다). 숨을 들이쉰다.

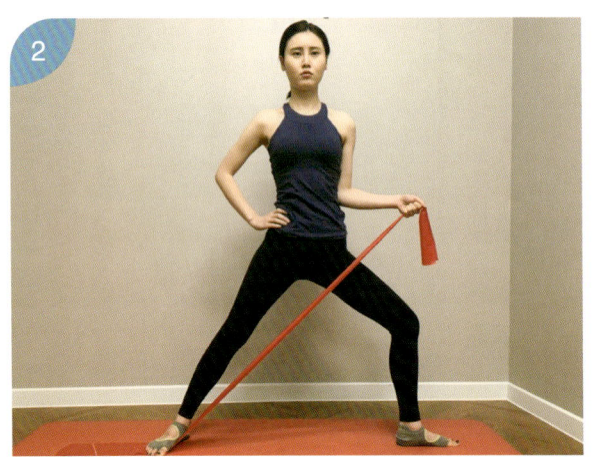

2 팔꿈치를 몸 옆에 붙이고 팔을 최대한 외회전시킨다. 숨을 들이쉬면서 그대로 유지한다.

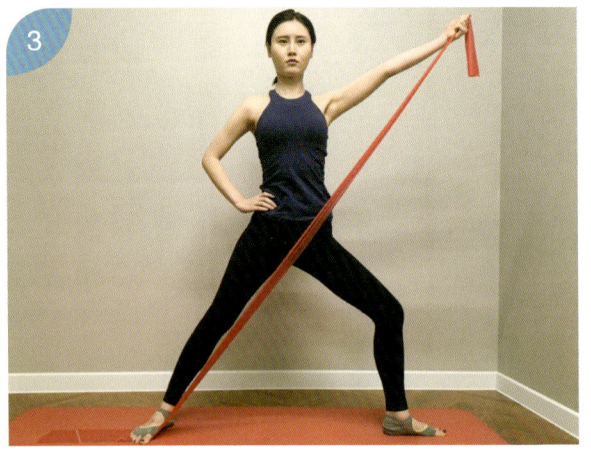

3 팔을 정면과 측면 중간 쯤의 방향(사선)으로 뻗는다. 시작자세로 돌아간다.

Lession ❷ 소도구

➕ 변형 동작

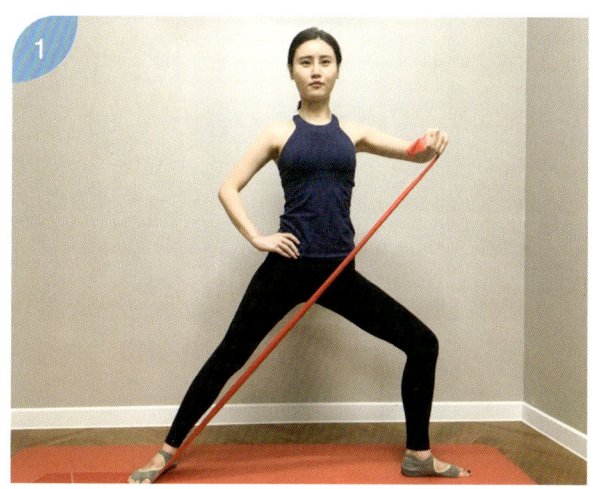

❶ 위의 동작보다 더 고전적인 방법으로서 동작은 위와 같지만 팔꿈치를 옆으로 하여 팔을 사선으로 뻗으면서 '팔꿈치-손목-손' 순서로 생각한다. 시작자세로 돌아갈 때는 '손-팔목-팔꿈치' 순서로 생각하며 동작을 취한다.

주의사항
- 팔꿈치를 옆으로 붙인 상태로, 뻗기 전에 어깨를 최대한 외회전한다.

main muscle
- deltoid

assist muscle
- hamstring, latissimus dorsi

3 계단 밑 페인팅 자세(painting under the stairs)

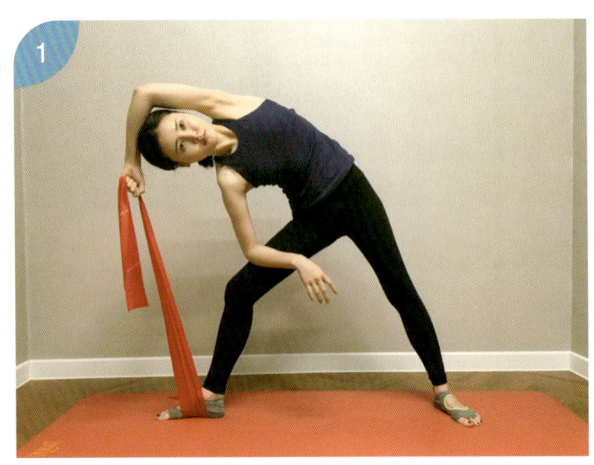

1 시작자세

사이드 런지 자세로 서서 엉덩이뼈를 앞으로 향하도록 한다(곧은 다리는 내회전, 굽힌 무릎은 외회전하여 둘째 발가락 위에 정렬한다). 무릎을 굽히고 다리로 밴드를 밟고 그 다리 위로 몸을 옆으로 굽히면서 밴드의 다른 끝을 위에 있는 손으로 잡는다. 이때 손바닥을 위로 향하도록 하여 팔꿈치를 위로 굽힌다. 숨을 들이쉰다.

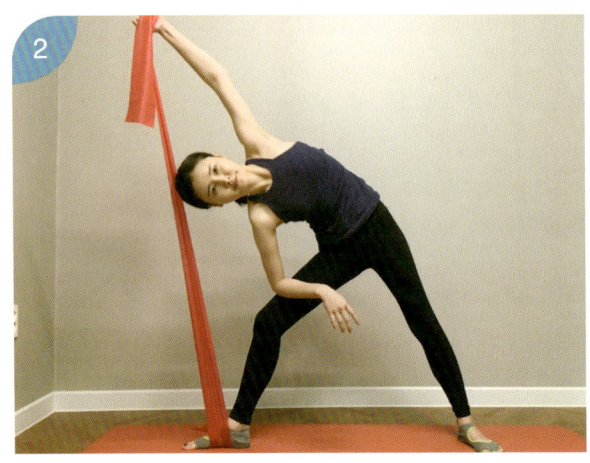

2 팔꿈치를 안정적으로 유지하고 어깨는 귀에서 멀리 아래에 놓는다. 밴드를 위로 당긴다. 시작자세로 돌아간다.

주의사항

- 움직이는 어깨는 귀에서 멀리 아래에 유지시킨다.
- 목을 이완된 상태로 유지한다.
- 굽힌 무릎을 내회전시키지 않고 둘째 발가락 위에 위치시킨다.

main muscle
- triceps brachii

assist muscle
- hamstring, latissimus dorsi

4 세갈래근(삼두근) 운동(lunging triceps)

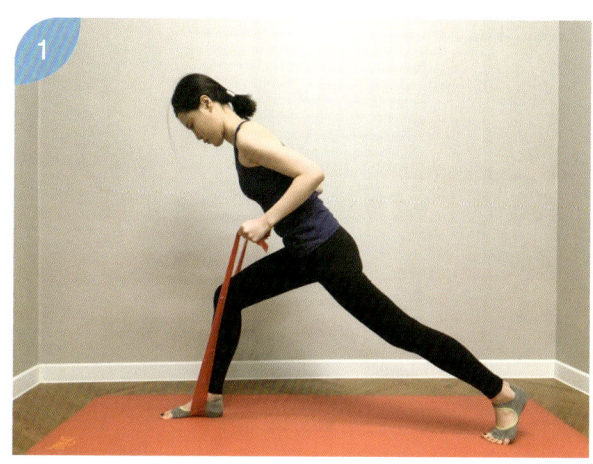

1 시작자세

앞다리를 90도로 굽힘하고 뒷다리는 길게 늘여 뒤꿈치를 들고 런지 자세를 만든다. 앞발로 밴드 중앙을 밟고 손으로 그 끝을 잡는다. 팔꿈치를 몸 측면에 붙이고 팔은 90도로 유지한다. 숨을 들이 쉰다.

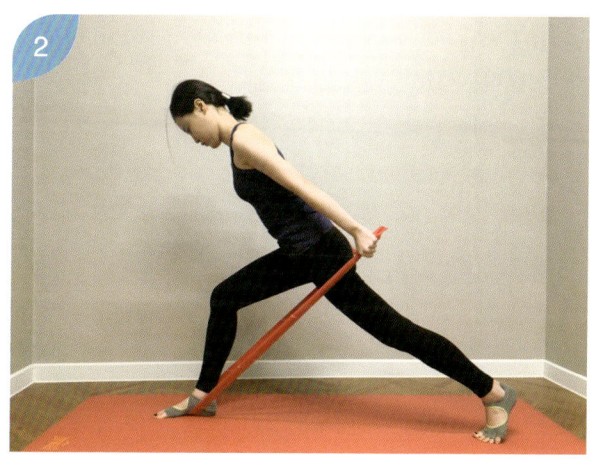

2 팔을 뒤로 곧게 펴면서 팔꿈치는 계속 옆구리 안쪽으로 당긴다. 시작자세로 돌아간다.

주의사항
- 팔꿈치를 몸에 붙인다.
- 앞 무릎을 앞발의 둘째 발가락 위에 놓고 런지 자세를 유지한다.

main muscle
- triceps brachii

assist muscle
- hamstring, latissimus dorsi

5 두갈래근(이두근) 운동(lunging biceps)

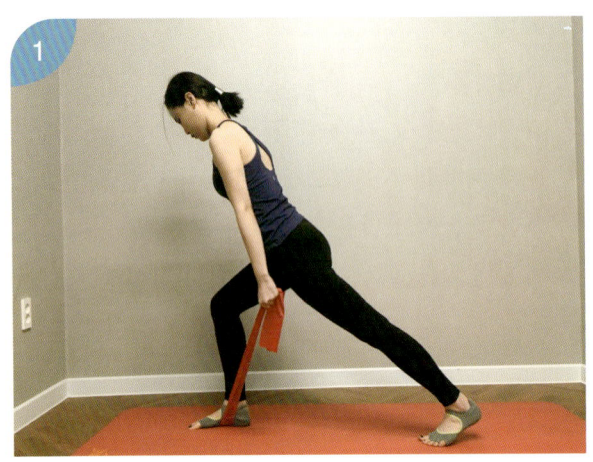

1 시작자세

런지 자세에서 밴드를 잡아 그 끝이 주먹의 엄지 손가락 쪽으로 나오도록 하고 팔을 아래로 편다. 숨을 들이쉰다.

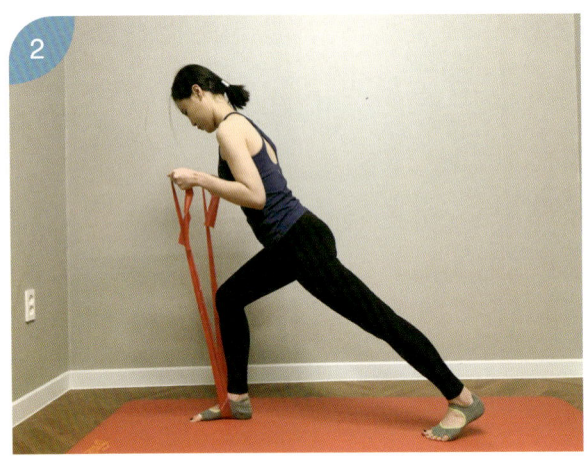

2 밴드를 어깨 방향으로 당기면서 팔꿈치를 최대한 굽힌다. 시작자세로 돌아간다.

주의사항
- 팔꿈치를 몸에 붙인다.
- 앞 무릎을 앞발의 둘째 발가락 위에 놓고 런지 자세를 유지한다.

main muscle
- biceps brachii

assist muscle
- hamstring, latissimus dorsi

Lession ❷ 소도구

6 마름근(능형근) 운동(lunging rhomboids)

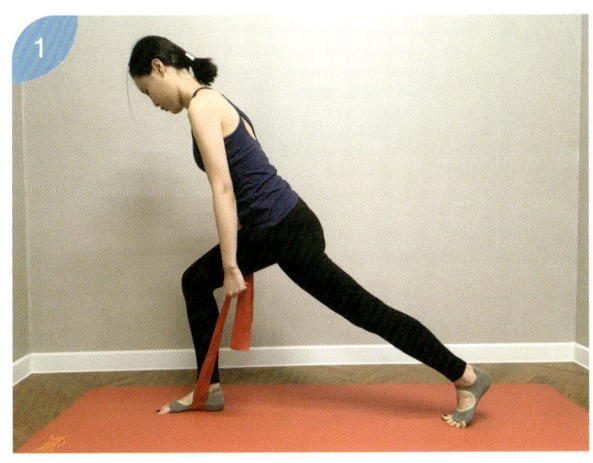
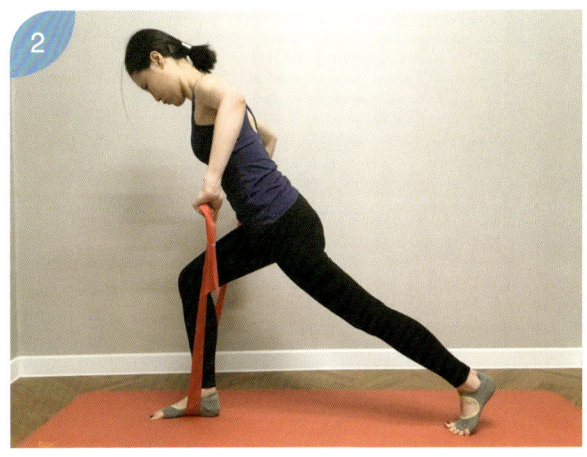

1 **시작자세**
런지 자세에서 팔을 아래로 편다. 밴드를 잡아 끝이 주먹의 새끼손가락 쪽으로 나오도록 한다. 숨을 들이쉰다.

2 팔을 아래로 편 상태에서 팔꿈치를 벌려 당겨서 팔꿈치의 각도가 90도가 되게 한다. 시작자세로 돌아간다.

7 가슴 운동(lunging chest expansion)

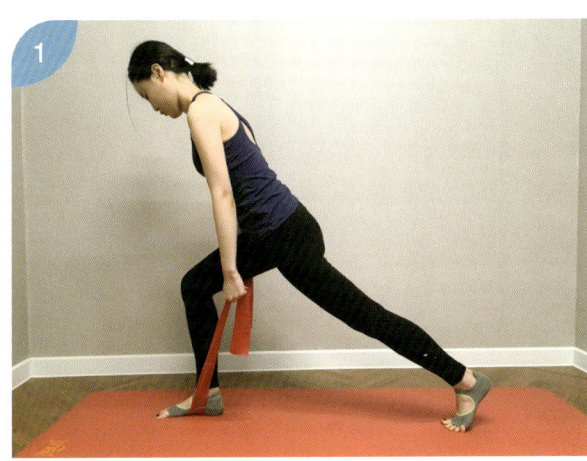
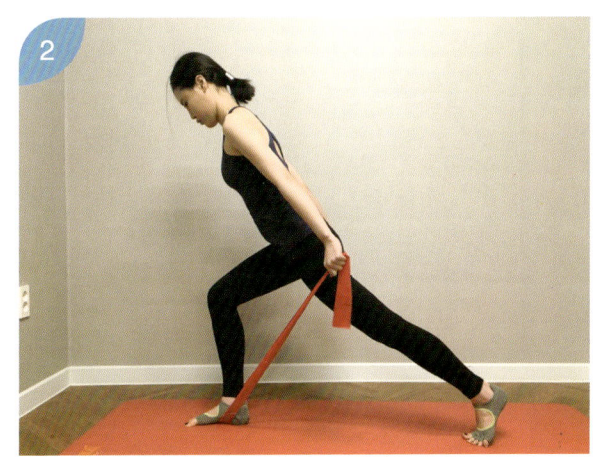

1 **시작자세**
런지 자세에서 팔을 아래로 편다. 밴드를 잡아 끝이 주먹의 새끼손가락 쪽으로 나오도록 한다. 숨을 들이쉰다.

2 팔을 뒤로 당겨 펴서 몸이 약간 벗어나도록 한다. 시작자세로 돌아간다.

3.탄성밴드 **231**

8 하프 문(half moon)

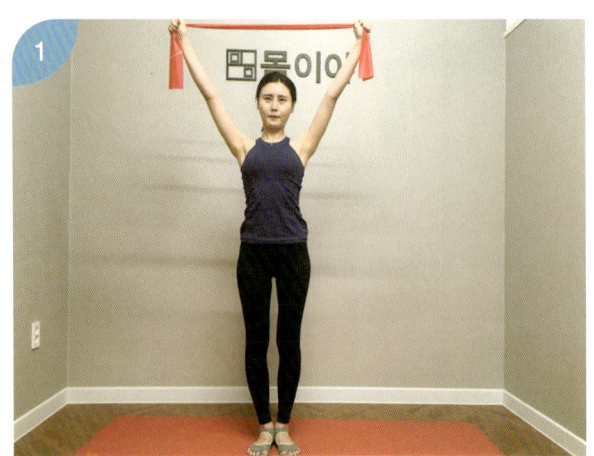

1 **시작자세**
   선 상태에서 밴드를 머리 위로 올려잡는다. 팔은 어깨 넓이로 벌리고 밴드를 부드럽게 당긴다. 숨을 들이쉰다.

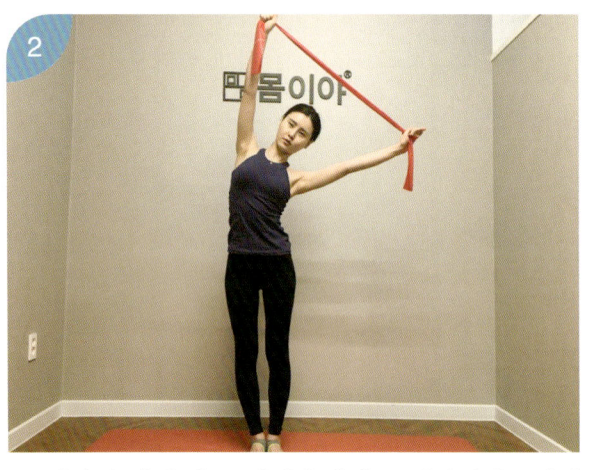

2 복부를 수축하고 들어올려서 고정시킨다. 이때 팔과 무릎을 한쪽으로 뻗어서 몸을 측면으로 굽혀 활모양을 만든다. 다리는 바닥에 붙이고 펴서 안정성을 유지한다. 숨을 들이쉬고 내쉬면서 한 번 크게 호흡하는 동안 이 상태를 유지한다.

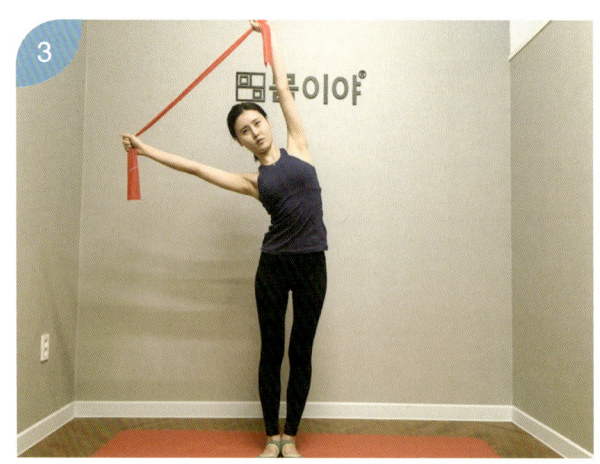

3 시작자세로 돌아간다.

주의사항	– 몸이 앞뒤로 움직이면 안된다. – 등을 활처럼 굽힘하지 않는다(복부를 수축하고 엉덩이를 조정한다).
main muscle	– lateral muscle stretching
assist muscle	– latissimus dorsi

9 활 들어올리기(standing angel)

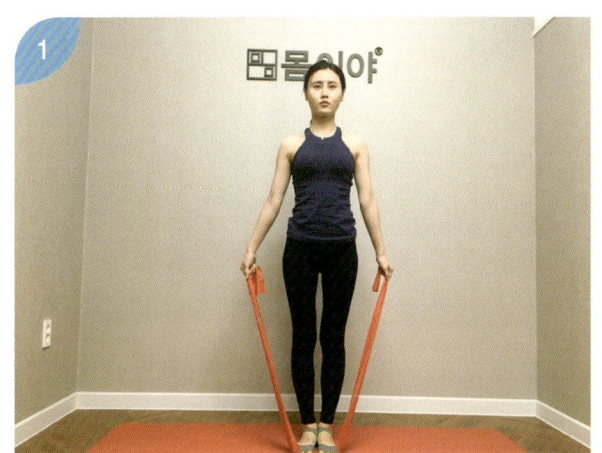

1 시작자세

밴드의 중앙을 밟고 필라테스 1번 자세로 선다. 이때 발은 엉덩이의 정점으로부터 약간 밖으로 벌리고 발가락을 떼고 뒤꿈치는 모으고 허벅지 안쪽을 함께 당긴다. 엄지손가락 쪽이 위를 향하게 하여 밴드끝을 잡고 약간 조여준다. 숨을 들이쉰다.

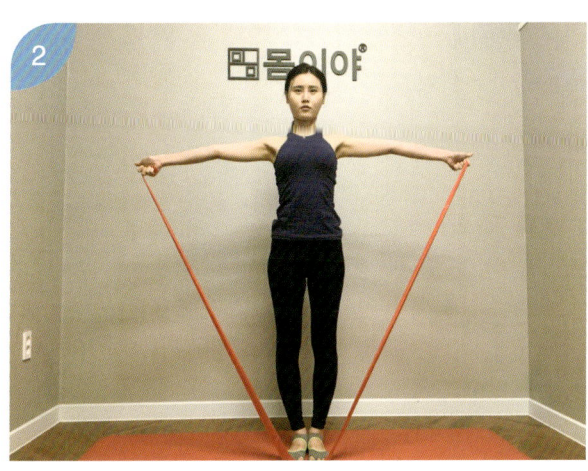

2 복부를 수축하고 어깨를 귀에서 멀어지게 하는 느낌으로 밴드를 옆으로 당겨서 T자 모양을 만든다. 시작자세로 돌아간다.

🞢 변형 동작

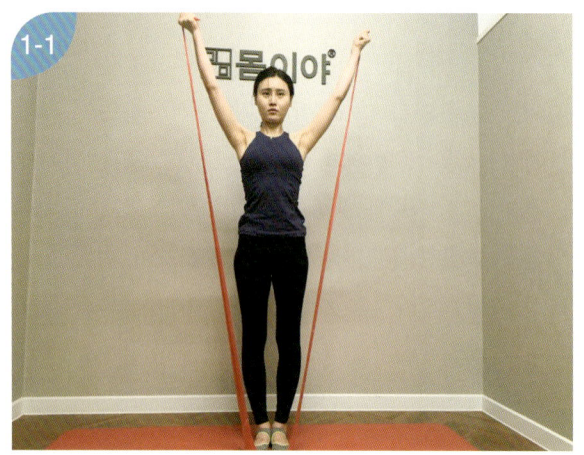 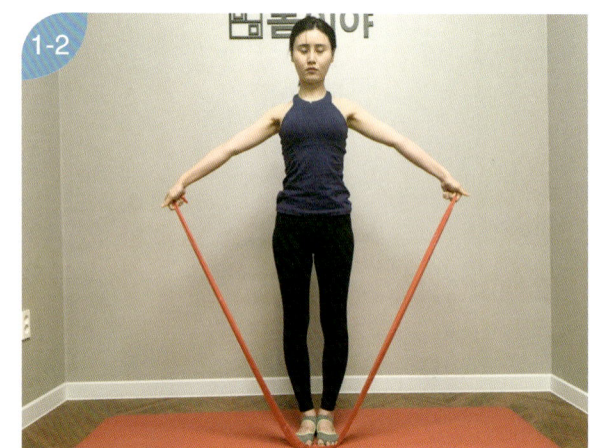

❶ ❷ 어깨를 귀에서 멀리 내린 상태를 유지할 수 있으면 팔을 천사처럼 들어올린다.

가시위근(supraspinatus)을 더 움직이기 위해서 같은 동작을 엄지손가락이 아래로 향하도록 해서 팔을 외회전시킨다. 이 자세에서는 팔을 90도 이하로 유지한다.

주의사항
- 어깨는 항상 내린 상태를 유지한다.
- 목을 이완된 상태로 유지한다.

main muscle
- deltoid

assist muscle
- latissimus dorsi

10 쓰리-웨이 팩 스트레치(3-way peck stretch)

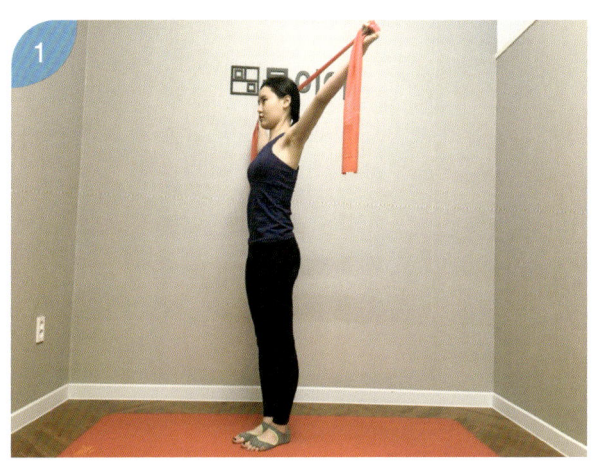

1 시작자세

서서 양손으로 밴드를 잡고 몸통 뒤로 넘긴다. 팔을 사선으로 뻗고 팔꿈치와 손등이 서로 마주 보도록 한다.

팔을 펼친다. 숨을 내쉰다. 밴드가 수축함에 따라 팔이 가까워지도록 한다. 한 번 크게 숨쉬는 동안 가슴을 앞으로 크게 편다. 이때 뒤에서 어깨뼈가 함께 조인다고 생각한다.

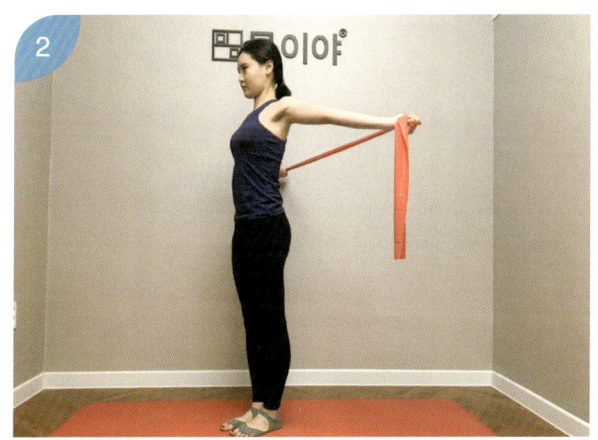

2 팔을 펴고 그대로 뒤로 내려서 겨드랑이와 일직선이 되도록 한다. 숨을 내쉰다. 밴드가 수축함에 따라 팔도 가까워지도록 한다. 한 번 크게 숨쉬는 동안 가슴을 앞으로 크게 편다. 이때 뒤에서 어깨뼈가 함께 조인다고 생각한다.

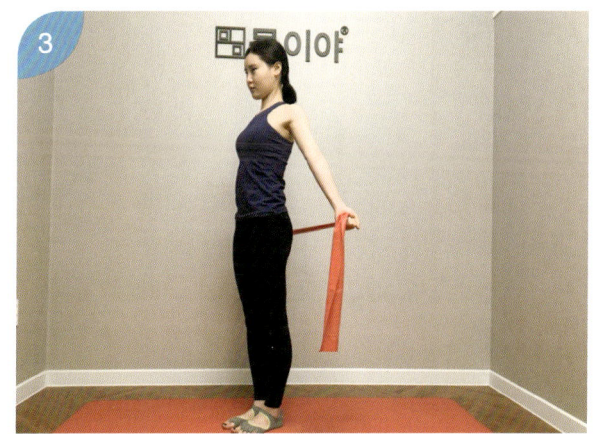

3 팔을 펴고 약간 내린다. 팔을 내회전하여 팔꿈치가 바깥쪽을 향하게 하고 손바닥이 마주 보도록 하며 숨을 내쉰다. 밴드가 수축함에 따라 팔도 가까워지도록 한다. 한번 크게 숨쉬는 동안 가슴을 앞으로 크게 편다. 이때 뒤에서 어깨뼈가 함께 조인다고 생각한다.

주의사항
- 가슴을 내밀고 스트레칭한다.   - 숨을 깊이 들이쉬고 늑간 공간(intercostal spaces)이 확장되도록 한다.

main muscle — pectoralis major
assist muscle — latissimus dorsi

11 회전근 운동(rotator strengthener)

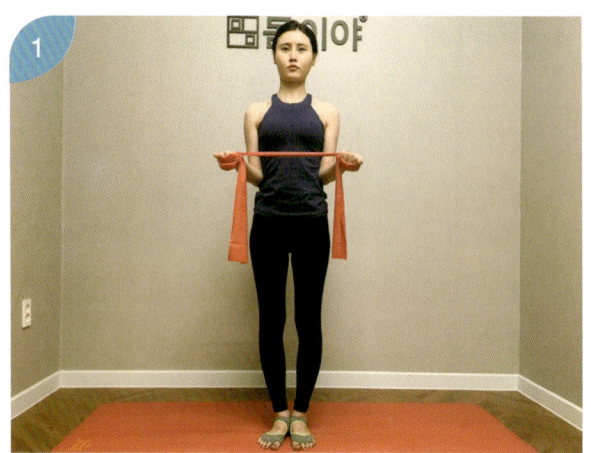

1 시작자세

팔꿈치를 몸에 붙이고 주먹이 위로 향하도록 밴드를 잡고 선다. 이때 밴드 끝은 바닥을 향한다. 숨을 들이쉰다.

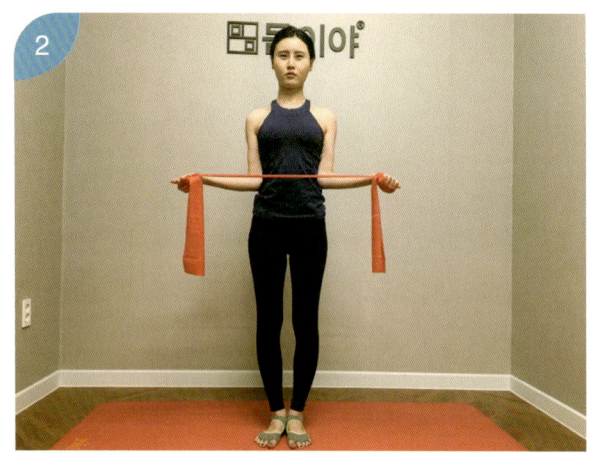

2 팔꿈치를 몸에 붙인 상태에서 팔을 옆으로 젖힌다. 이때 팔꿈치가 뒤로 빠지지 않도록 한다. 한 번 크게 숨쉬는 동안 이 자세를 유지한다. 숨을 들이쉬면서 시작자세로 돌아간다.

주의사항
- 가시아래근(infraspinatus), 작은원근(teres minor)이 작용한다.

main muscle
- infraspinatus, teres minor

12 마름근 운동2(rhomboid exercise)

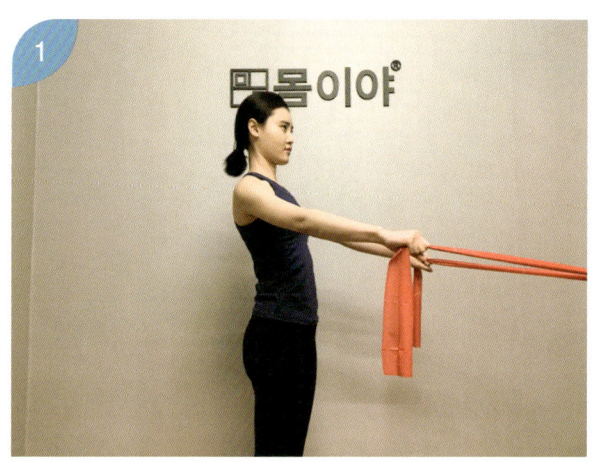

1 시작자세

밴드를 안정적인 곳에 자신의 어깨 높이로 걸고 끝을 잡는다. 숨을 들이쉰다.

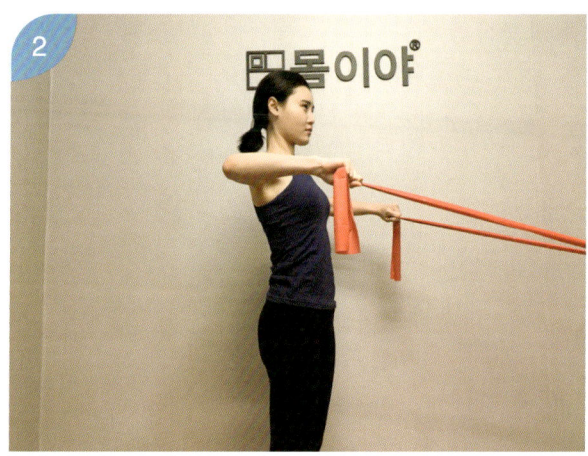

2 팔꿈치를 뒤로 당겨 사각형을 만들면서 어깨를 등 높이로 유지한다. 등 근육이 작동하는 것을 느낄 때까지 팔을 뒤로 뻗는다. 한 번 크게 숨쉬는 동안 이 자세를 유지한다. 숨을 들이쉬면서 시작자세로 돌아간다.

주의사항

- 어깨를 계속 내려준다.
- 목을 이완된 상태로 유지한다.

main muscle
- rhomboid

assist muscle
- latissimus dorsi

13 가시위근 운동(supraspinatus strengthener)

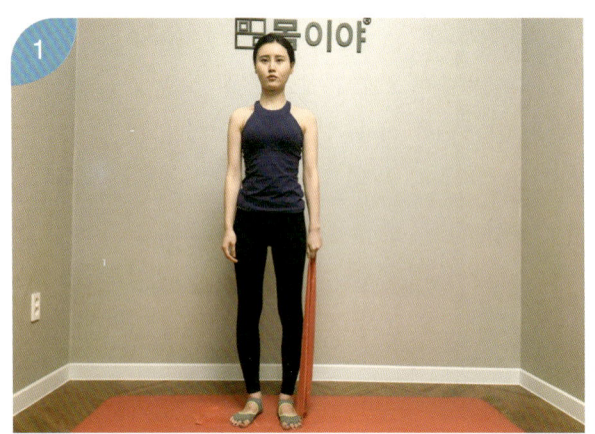

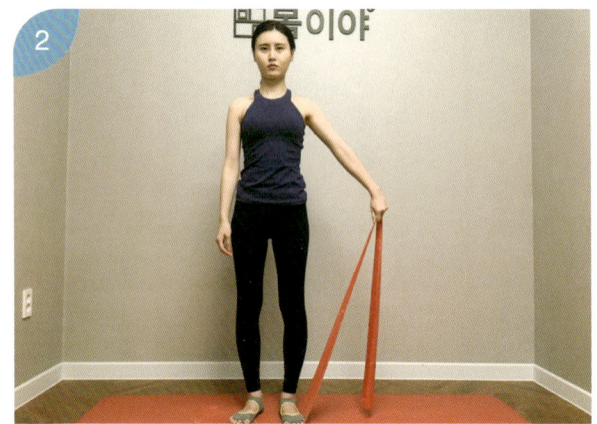

1 시작자세
등을 벽 쪽으로 하고 무릎을 부드럽게 한 상태로 서서 가슴과 어깨를 젖혀 벽에 댄다. 밴드의 한쪽 끝은 한발로 밟고 다른 끝은 같은 쪽 손으로 잡는다(팔을 내회전하고 엄지손가락을 아래로 향한다). 숨을 들이쉰다.

2 어깨로 등을 당겨내리면서 밴드가 약간 정면으로 오도록 옆으로 천천히 들어올린다. 팔을 90도 이상 들지 않는다. 한번 크게 숨쉬는 동안 이 자세를 유지한다.

➕ 변형 동작

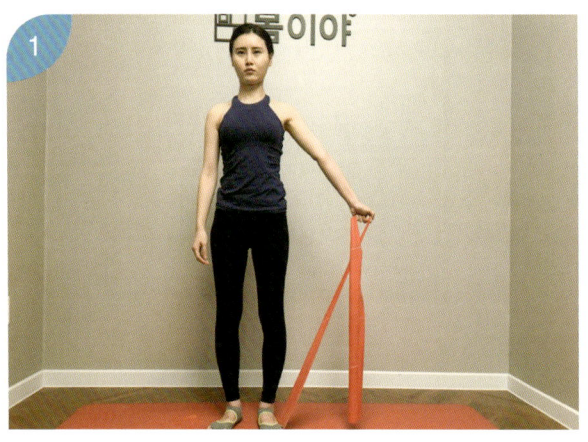

❶ 위 동작과 같고, 동작하는 팔의 엄지손가락이 위로 가도록 어깨를 외회전시키는 것만 다르다. 동작을 시작할 때 밴드는 조여야 하며 어깨를 내리면서 팔을 옆으로 곧게 뻗어 자극한다(완전한 외전). 빠르게 30회 반복한다.

✓ Check 주의사항
- 어깨의 동작 범위를 작게 유지한다(가시위근은 외전된 처음 15~20도 내에서만 움직인다).

main muscle — supraspinatus
assist muscle — latissimus dorsi

Lesson ❷ 소도구

14 밴드 아래로 당기기(chest expansion)

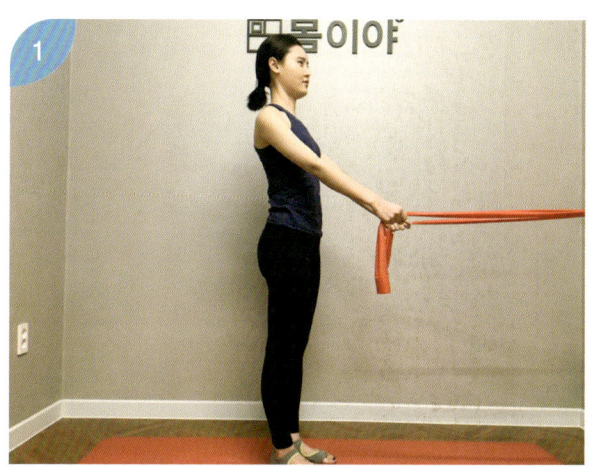

1 **시작자세**
  밴드를 안정적인 곳에 자신이 서 있을 때의 팔 높이로 걸고 팔을 펴서 끝을 잡는다. 이때 팔은 앞으로 45도 정도가 되도록 한다. 숨을 들이쉰다.

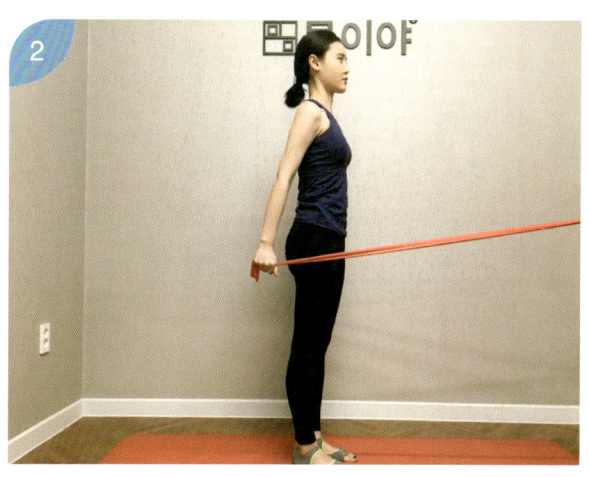

2 팔을 옆구리로 당길 때 어깨로 등을 당겨 내린다. 등 근육이 작동하는 것을 느낄 때까지 약하게 뒤로 당긴다.

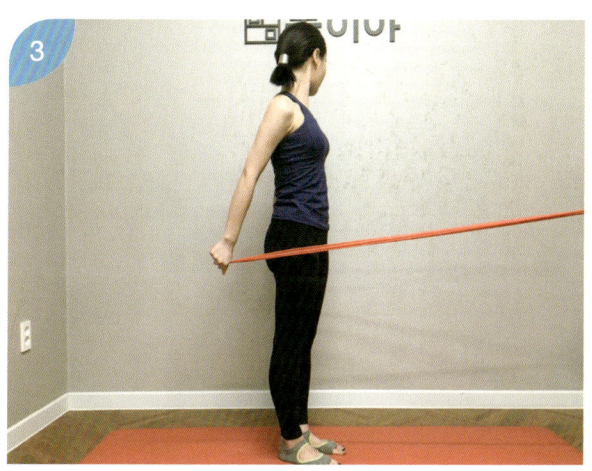

3 목을 길게 하여 좌측을 본다.

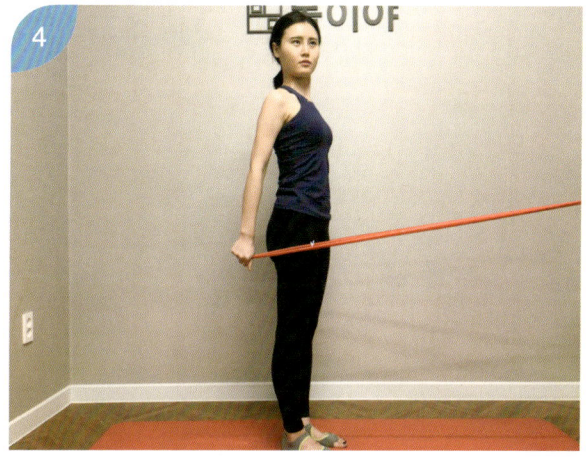

4 우측을 본다. 정면을 보면서 시작자세로 돌아간다.

주의사항
- 둥근 어깨를 교정한다. - 어깨를 계속 내려준다. - 목을 이완된 상태로 유지한다.

main muscle — shoulder extensors(latissimus dorsi, teres major, posterior deltoid)

assist muscle — latissimus dorsi

04 써클

1 복부

1 100회 호흡하기(the hundred)

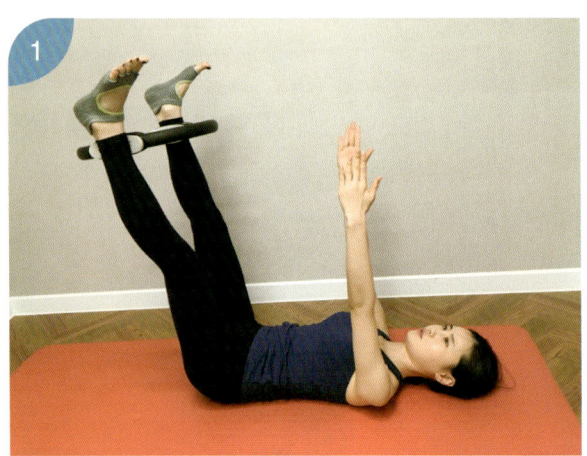

1 시작자세
누워서 팔다리를 위로 뻗고 손바닥은 마주 보게 한다. 써클을 발목 사이에 끼운다. 숨을 들이쉰다.

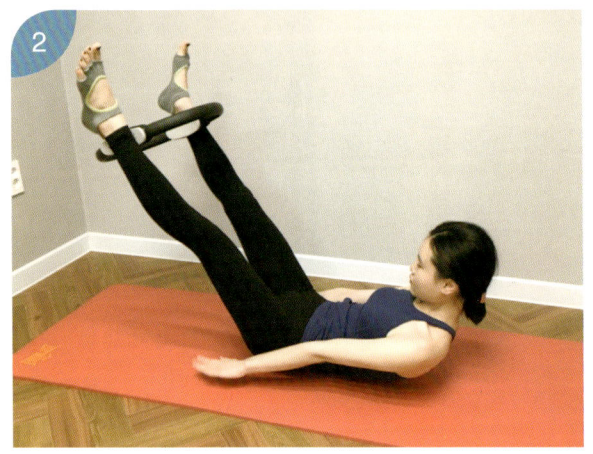

2 몸에서 멀리 발을 사선으로 뻗어올릴 때 복부에 힘을 준다. 이때 다리각도가 낮을수록 복부근육이 더 활성화된다. 바닥에서 몇인치 떨어진 높이에서 팔을 조절해서 박자에 맞춰서 위아래로 손을 흔들어 준다.

Lession ❷ 소도구

➕ 변형 동작

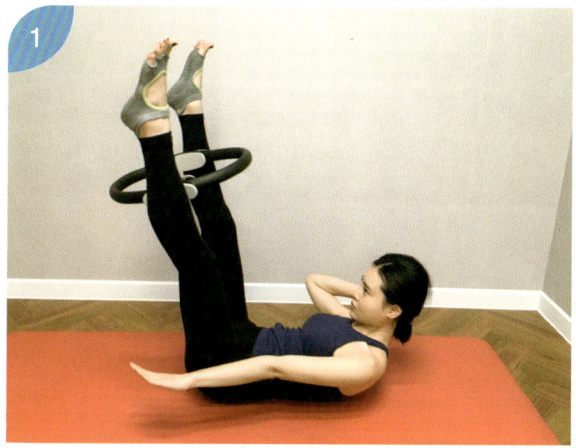

❶ **초급 동작1** 한손을 머리 뒤에 놓고 목을 지탱하면서 진행한다.

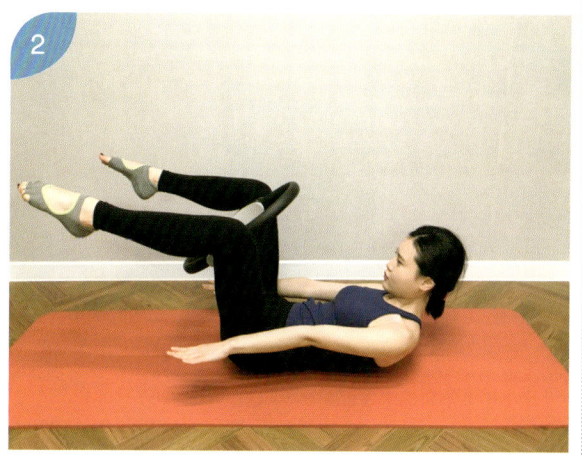

❷ **초급 동작2** 무릎을 굽혀서 발끝을 세워주고 무릎 사이에 써클을 끼우고 진행한다.

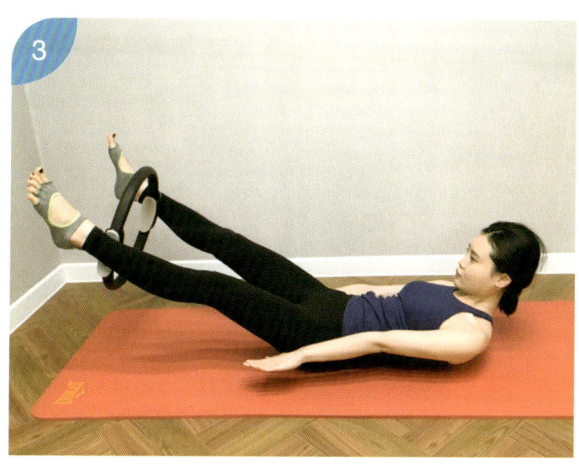

❸ **고급 동작** 매트에 허리를 평평하게 유지하고 최대한 다리를 낮춘다.

✓ Check

주의사항
- 어깨와 귀는 항상 멀리 유지한다.
- 복부의 수축 상태를 유지한다.
- 등과 바닥사이에 공간이 생기지 않게 한다.
- 호흡 시 날숨 때 어깨뼈가 바닥에서 살짝 떨어질 정도의 반동을 준다.
- 어깨에 힘이 들어가지 않게 등 근육으로 버티며 자극을 느껴야 한다.

main muscle
- spinal flexors(rectus abdominis, external/internal oblique), anterior spinal stabilizer(transverse abdominis), hip abductors(gluteus medius, gluteus minimus), hip adductors

2 롤 업(roll-up)

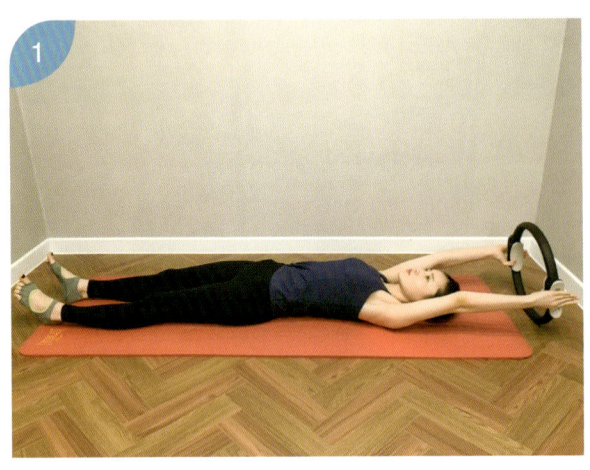

1 시작자세

누워서 써클을 손으로 잡고 팔을 귀 옆으로 뻗는다. 발끝은 세운 상태로 벌려주고 발뒷꿈치는 붙여준다. 다리를 곧게 펴고 허벅지 안쪽을 함께 조인다.

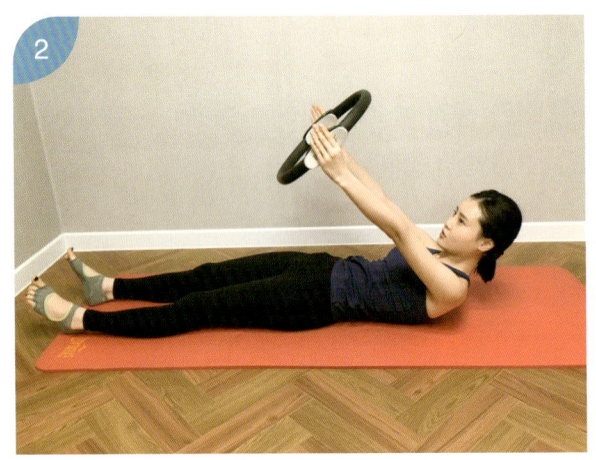

2 몸을 말아올려 써클을 위쪽 앞으로 들어올린다. 이때 척추가 바닥으로부터 떨어질 때 턱 밑으로 감귤 조이기한다. 이때 허벅지 안쪽과 엉덩이를 함께 조이면 도움이 된다.

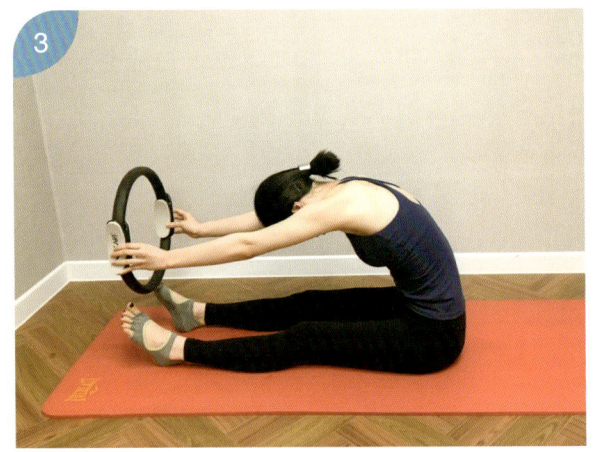

3 써클을 앞으로 뻗으면서 척추 전체를 C곡선 모양으로 마친다. 숨을 들이쉬면서 자세를 유지한다. 역방향으로 누우면서 동작을 반대로 한다. 귀 옆으로 팔을 뻗으면서 자연스럽게 1번 자세로 향한다.

Lesssion ❷ 소도구

➕ 변형 동작

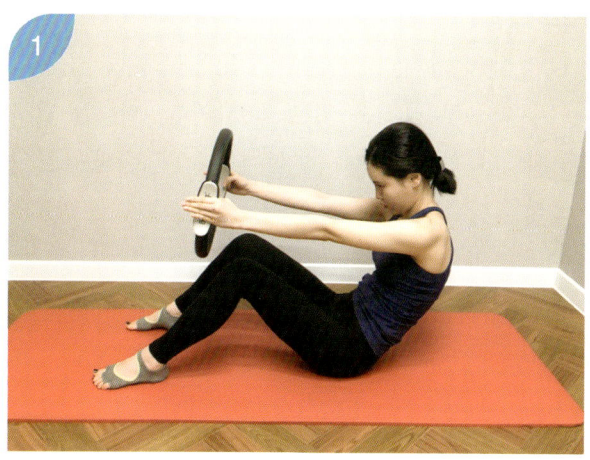

❶ **초급 동작** 무릎을 굽히고 발을 바닥을 밀면서 진행한다.

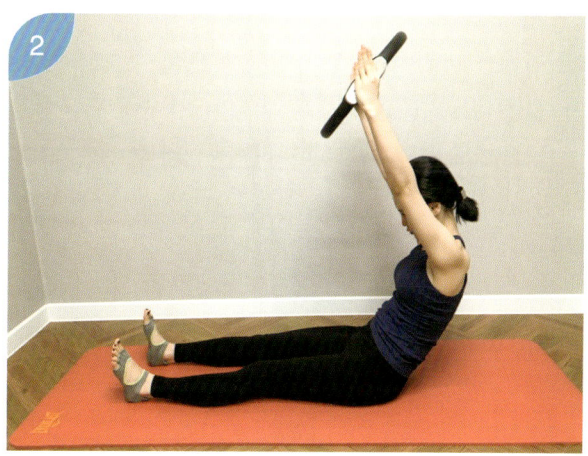

❷ **초고급 동작** 전체 동작을 써클을 귀 옆에 대고 한다.

주의사항
- 필요할 경우 무릎을 굽힐 수는 있지만 발이 바닥에서 떨어지면 안 된다.
- 복부와 엉덩이관절 굽힘근이 약한 경우에는 허리에 부상이 생길 수 있다. 동작을 맨손으로 할 수 있는지 먼저 확인 후 시행한다.

main muscle
- spinal flexors(rectus abdominis, external/internal oblique)

assist muscle
- anterior spinal stabilizer(transverse abdominis, spinal extensors), knee extensors(quadriceps femoris), hip flexors(iliopsoas, rectus femoris, sartorius, TFL, pectineus), hip extensors(gluteus maximus, hamstring)

3 롤 오버(rollover)

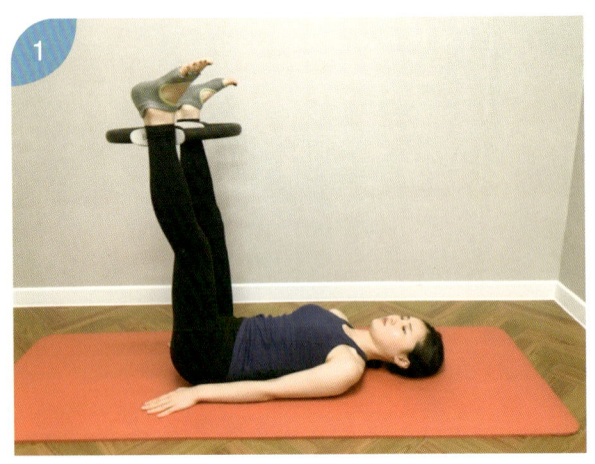

1 시작자세

누워서 두 다리를 위로 곧게 편다. 써클을 발목 사이에 끼우고 팔은 몸 옆에 놓는다. 손바닥은 아래를 향한다. 숨을 들이쉰다.

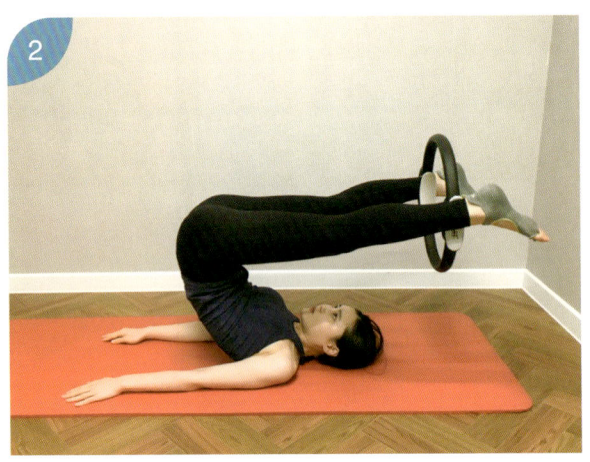

2 써클을 머리 뒤로 넘기면서 복부를 수축한다. 써클을 뒤로 뻗고 체중은 어깨뼈 사이에서 균형을 이루도록 한다. 팔로 바닥을 눌러준다.

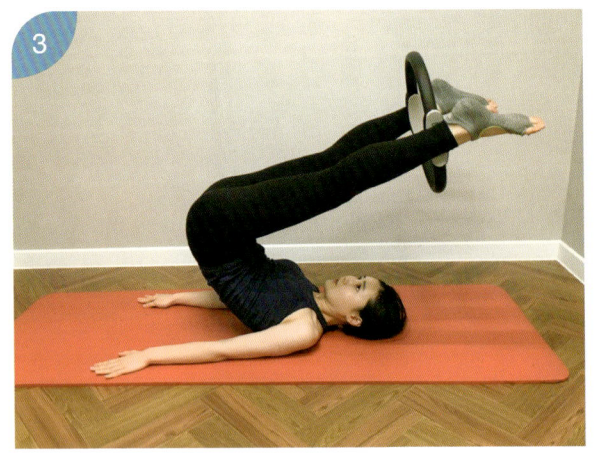

3 발등을 굽히고 숨을 내쉬면서 척추뼈를 한 마디씩 말아내리고 다리는 뒤꿈치를 통해서 길게 뻗는다. 엉덩이가 바닥에 닿을 때까지 복부를 수축해서 동작을 조절한다.

Lesson ❷ 소도구

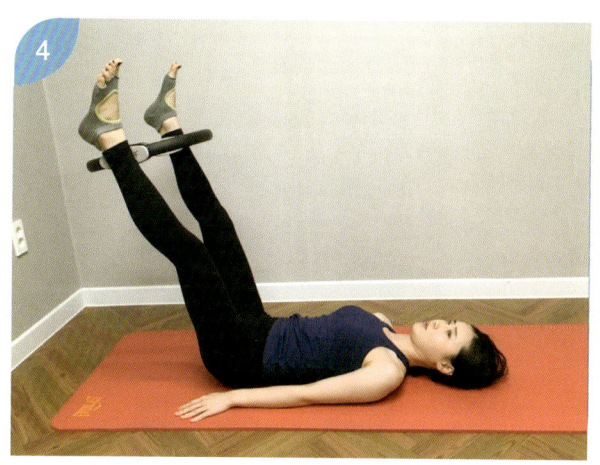

4 다리를 사선으로 내릴 때 복부를 수축하고 허리를 평평하게 한다.

주의사항

- 팔을 바닥으로 눌러서 동작을 조절하지만, 어깨가 귀 쪽으로 올라오지 않도록 조절한다.
- 목에 힘을 주고 구르지 않는다.
- 뒤로 구를 때 복부를 척추 쪽으로 당기고 허리를 바닥으로 눌러서 척추가 굴절되도록 한다.

main muscle

- spinal flexors(rectus abdominis, external/internal oblique), hip flexors(iliopsoas, rectus femoris, sartorius, TFL, pectineus), hip adductors

assist muscle

- anterior spinal stabilizer(transverse abdominis), hip extensors(gluteus maximus, hamstring) & abductors(gluteus maximus, hamstring)

4 티저(teaser)

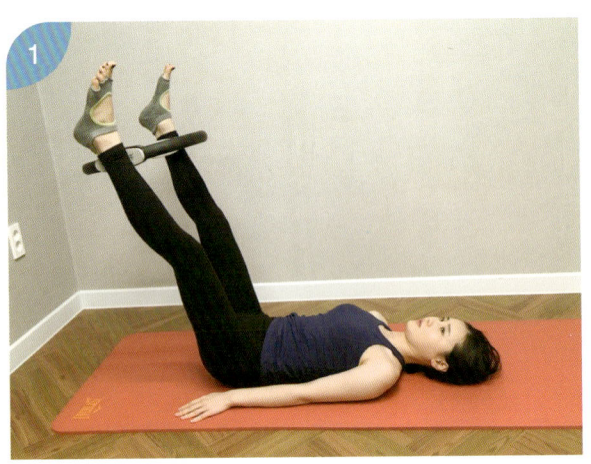

1 시작자세

누워서 써클을 발목에 끼우고 다리를 사선으로 뻗어올린다. 팔을 옆에 내려놓고 손바닥을 위로 향한다. 복부를 수축하고 허리를 바닥과 평평하게 한다. 숨을 들이쉰다.

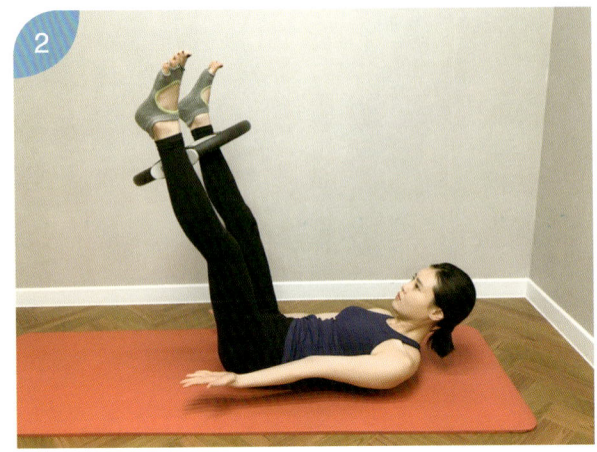

2 머리를 들어올릴 때 턱과 가슴을 가깝게 붙여 감귤 조이기를 하고 팔을 앞으로 뻗을 때 어깨뼈를 내린다. 균형점으로 몸을 말아올릴 때 복부를 수축하고 써클을 조여주면서 엉덩이 근육을 수축한다. 몸은 꼬리뼈에 도달하기 바로 전까지 말아올린다.

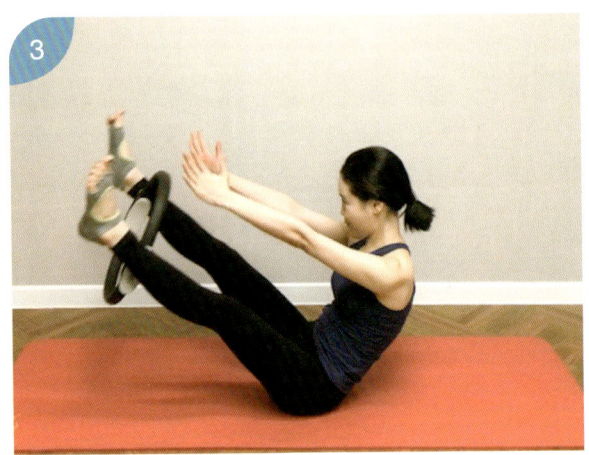

2 티저 정점에서 아랫배를 수축하면서 가슴을 들어올리려 할 때 팔은 위쪽의 앞으로 뻗는다. 정점에서 숨을 들이쉰다.

척추뼈를 한 마디씩 말아내릴 때 복부와 써클을 조이고 팔은 시작자세로 돌아간다.

주의사항

- 햄스트링 근육이 경직되거나 짧아진 경우 동작이 잘 수행되지 않으며, 이 경우에는 다이아몬드 모양을 만들거나 무릎을 약간 굽혀서 진행한다.
- 어깨와 귀를 최대한 멀리하여 진행한다.

main muscle

- spinal flexors(rectus abdominis, external/internal oblique), hip flexors (iliopsoas, rectus femoris, sartorius, TFL, pectineus), hip adductors

assist muscle

- serratus anterior, anterior spinal stabilizer(transverse abdominis), knee extensors(quadriceps femoris)

5 싱글 레그 스트레치(single-leg stretch)

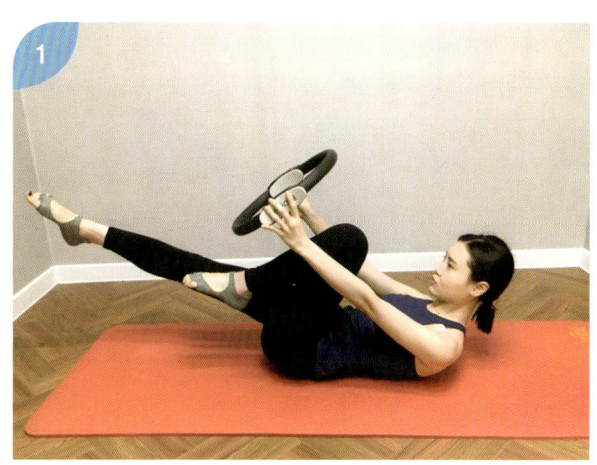

1 **시작자세**

   누워서 좌측 무릎은 가슴을 향해 굽히고 우측 다리는 사선으로 길게 뻗는다. 써클을 손 사이에 끼워 위로 뻗고 써클을 무릎 앞에 놓는다. 어깨뼈를 바닥에서 떨어뜨린다. 숨을 내쉰다.

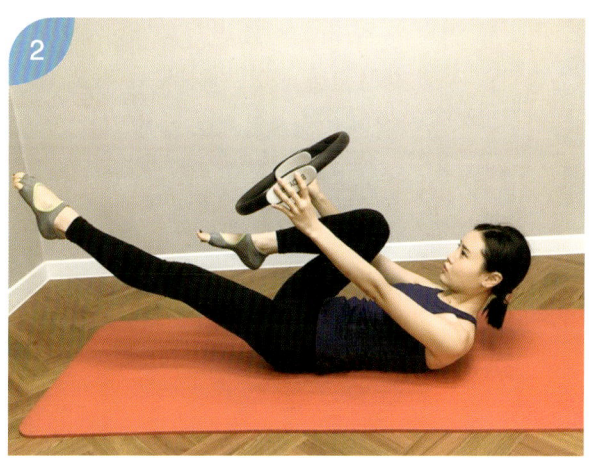

2 다리를 바꿔서 좌측 다리를 길게 뻗고 우측 무릎을 가슴으로 당긴다. 숨을 내쉬고 들이쉴 때 각각 두 다리의 동작을 교대로 반복한다.

주의사항
- 숨을 들이쉴 때는 써클을 이완시켜 허벅지 안쪽을 쉬게 한다.
- 무릎을 가슴으로 당길 때는 척추를 중립으로 유지한다.

main muscle
- spinal flexors(rectus abdominis, external/internal oblique)

assist muscle
- anterior spinal stabilizer(transverse abdominis), hip flexors(iliopsoas, rectus femoris, sartorius, TFL, pectineus), knee extensors(quadriceps femoris), serratus anterior

6 더블 레그 스트레치(double-leg stretch)

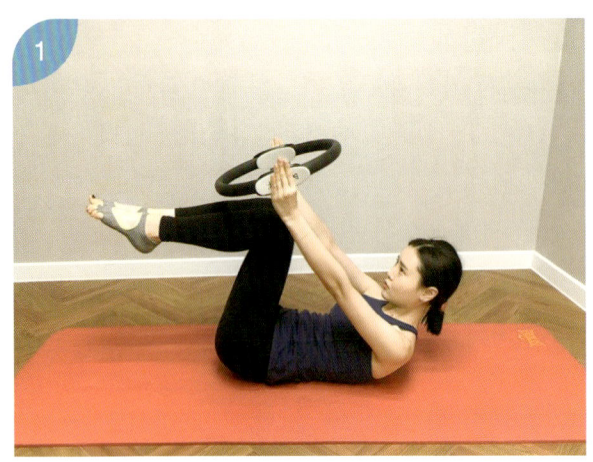

1 **시작자세**
   누워서 무릎은 가슴을 향해 굽히고 써클을 손 사이에 끼워 무릎 앞으로 뻗는다. 숨을 들이쉰다.

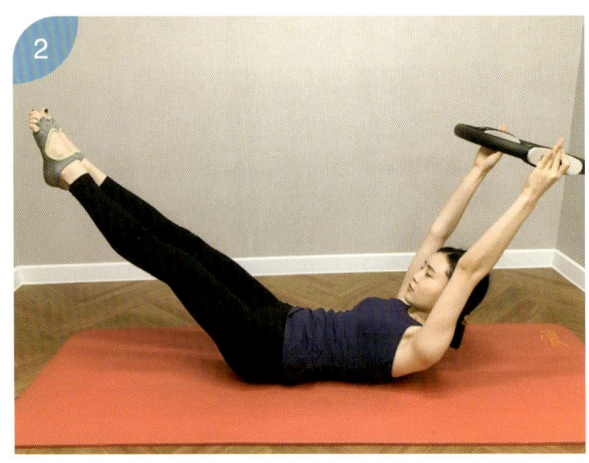

2 허리를 바닥에 평평하게 하고 복부를 수축해 두 다리를 사선으로 길게 뻗고 써클은 귀 뒤로 뻗는다. 숨을 들이쉬면서 시작자세로 돌아간다.

➕ 변형 동작

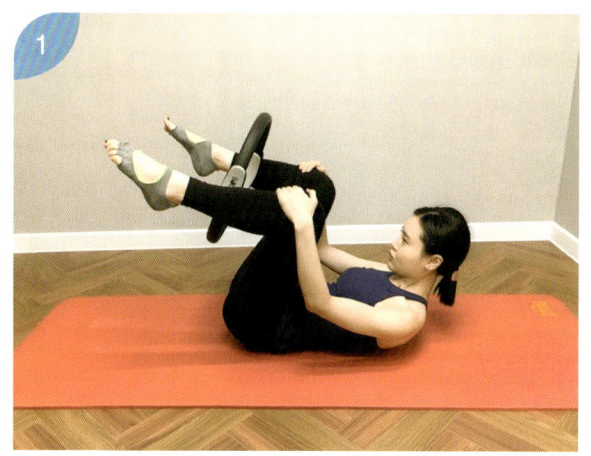 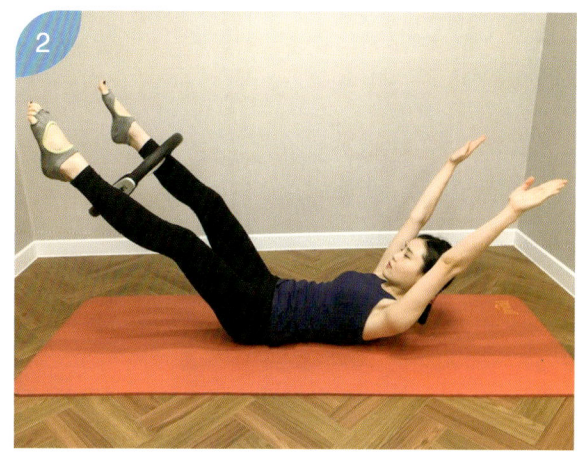

❶❷ 발목 사이에 써클을 낄 수 있다. 써클을 손 사이에 끼고 있다고 생각하고 위 동작을 취한다. 손에서 3번, 발목에서 3번 반복한다.

✅ Check 주의사항

- 팔을 뒤쪽 옆으로 뻗을 때 머리가 뒤로 가지 않도록 유의한다.
- 팔과 다리만 움직임을 주고 몸통은 흔들리지 않도록 계속 복부 근육을 수축하며 조절한다.
- 다리를 뻗는 모든 동작에서는 허리 보호에 주의해야 한다(허리가 바닥에서 떨어지지 않도록 복부를 수축한다).
- 근골격계 환자, 목 질환 환자들은 하지 않는다.

main muscle
- spinal flexors(rectus abdominis, external/internal oblique), hip flexors(iliopsoas, rectus femoris, sartorius, TFL, pectineus), knee extensors(quadriceps femoris)

assist muscle
- hip adductors

7 더블 레그 로어스(double-leg lowers)

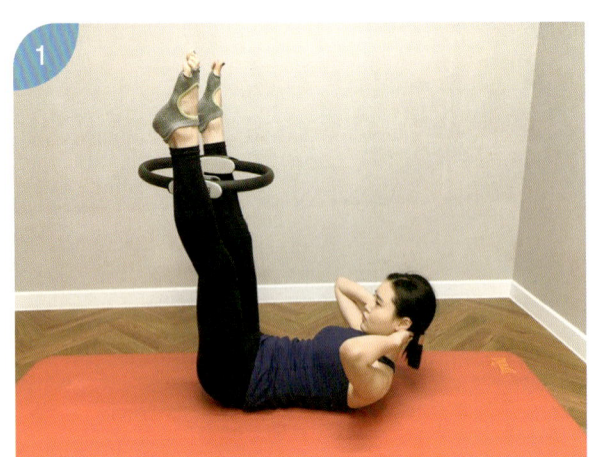

1 시작자세

누워서 손은 깍지를 끼워 머리 뒤에 대고 팔꿈치를 벌린다. 써클을 발목사이에 끼우고 다리를 위로 뻗는다. 복부 근육을 수축하고 허리와 바닥 사이가 뜨지 않게 주의하면서 어깨뼈 하각까지 닿게끔 한다. 숨을 들이쉰다.

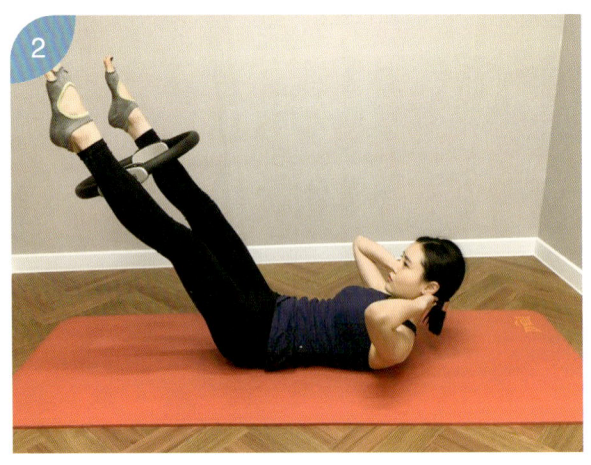

2 허리를 바닥과 평평하게 하고 복부를 수축한다. 다리를 바닥으로 내려준다.

복부를 수축하고 올리는 동작을 강조하여 힘 있게 시작자세로 돌아간다.

Lession ❷ 소도구

➕ 변형 동작

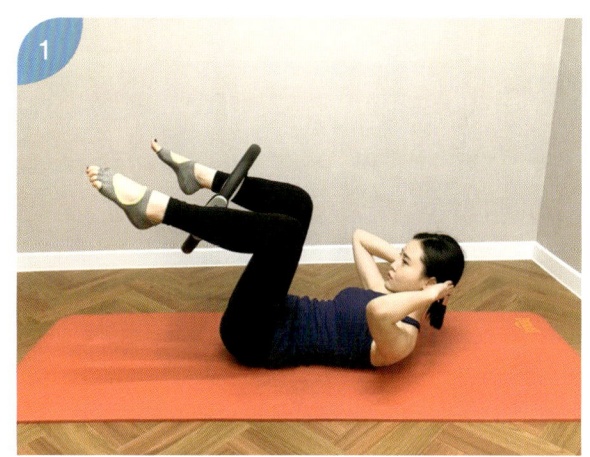 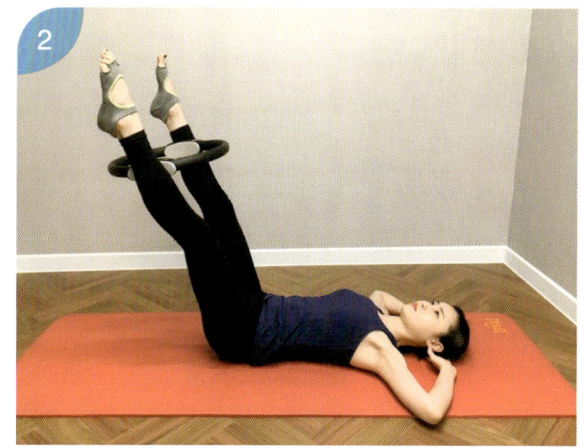

❶❷ **중급 동작**(흉곽조절 ribcage control) 말아올리는 동작에서 가슴 쪽으로 무릎을 올리는 것 외에는 위 동작과 같다. 숨을 들이쉬고 시작하여 내쉬면서 허리가 바닥에 뜨지 않게 복부 근육을 수축하며, 머리를 내려놓으면서 사선으로 뻗는다. 이때 다리가 완전히 펴질 때 머리가 바닥에 닿아야 한다. 숨을 들이쉬면서 시작자세로 돌아간다. 이때 복부는 계속 수축하면서 엉덩이를 천천히 들어올리려 노력한다.

주의사항
- 근골격계와 목에 손상있는 사람은 하지 않는다.
- 다리를 올리는 동작을 강조한다.
- 허리를 보호하기 위해서 복부를 최대한 수축하고 허리가 바닥에서 떨어지지 않게 수행한다.

main muscle
- spinal flexors(rectus abdominis, external/internal oblique)

assist muscle
- knee extensors(quadriceps femoris), hip adductors

8 크리스 크로스(criss cross)

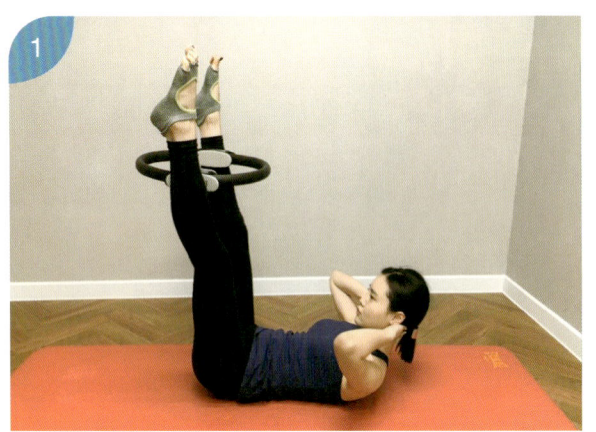

1 시작자세
누워서 써클을 발목에 끼우고 다리를 위로 뻗는다. 손은 깍지를 끼워 머리 뒤에 댄다. 목부터 척추뼈를 한 마디씩 말아올려 상복부를 수축한다.

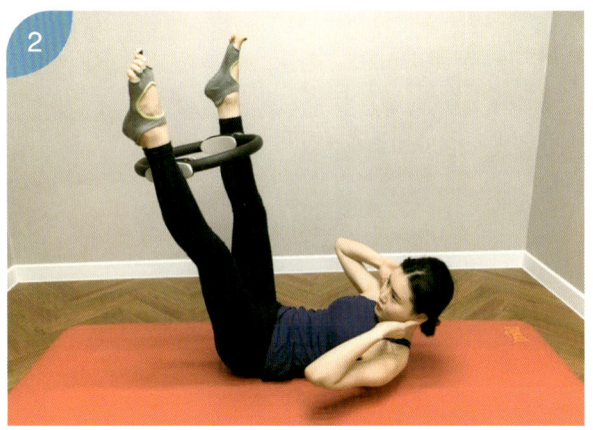

2 써클을 다리 사이에서 회전시키면서 한쪽 팔꿈치를 반대편 무릎 방향으로 뻗는다. 이때 팔꿈치를 넓게 벌려서 팔이 아닌 몸통을 비틀도록 한다.

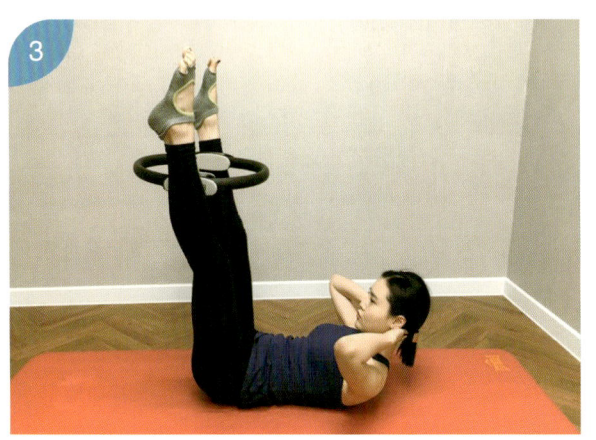

3 시작자세로 돌아간다.

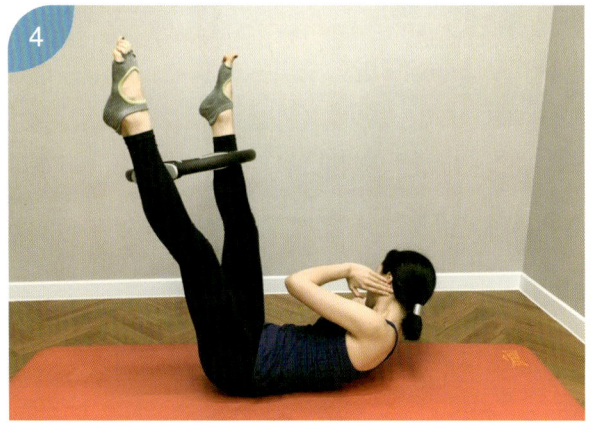

4 다른 팔꿈치를 반대편 무릎 방향으로 뻗는다.

주의사항	—	어깨뼈가 바닥에 붙지 않도록 상복부 수축을 유지하도록 한다.
	—	팔꿈치를 넓게 벌려서 팔이 아닌 몸통을 비틀어야 한다.
main muscle	—	spinal flexors(rectus abdominis, external/internal oblique)
assist muscle	—	anterior spinal stabilizer(transverse abdominis), knee extensors(quadriceps femoris), hip adductors

9 가위 동작(scissors)

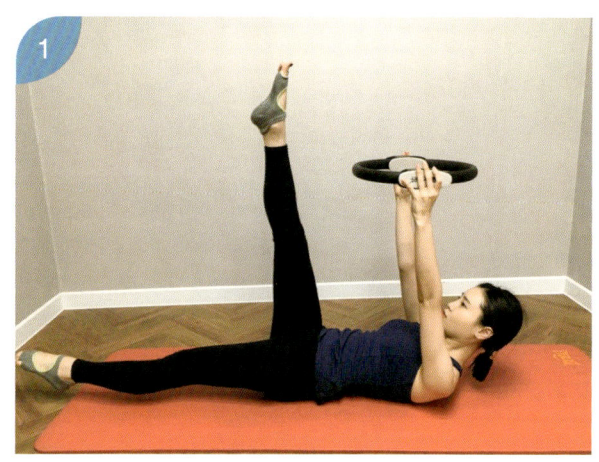

1 시작자세

누워서 써클을 손 사이에 끼우고 팔을 위로 곧게 뻗는다. 한쪽 다리는 매트와 닿지 않을 정도로 아래로 뻗고 다른 다리는 위로 뻗는다. 다리가 부드럽게 코를 향해 가면서 숨을 들이쉰다.

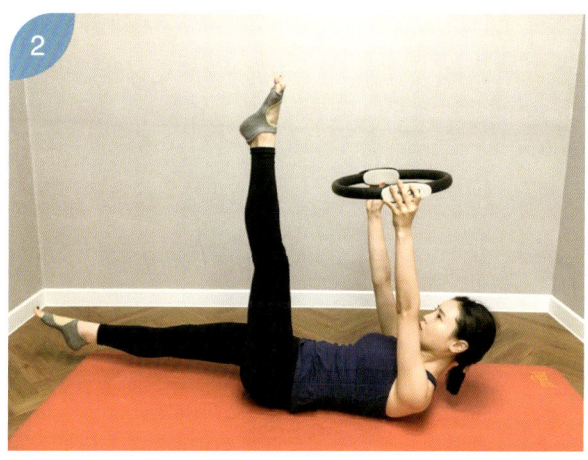

2 다리를 바꾸고 다리가 부드럽게 코를 향해 가도록 한다.

주의사항
- 다리를 완전히 편 상태로 유지한다.
- 햄스트링이 경직된 상태이면 반드시 네갈래근을 이용해야 한다.

main muscle
- spinal flexors(rectus abdominis, external/internal oblique), serratus anterior, hip flexors(iliopsoas, rectus femoris, sartorius, TFL, pectineus),

assist muscle
- knee extensors(quadriceps femoris)

10 힌지 컬 롤-다운(hinge curl roll-down)

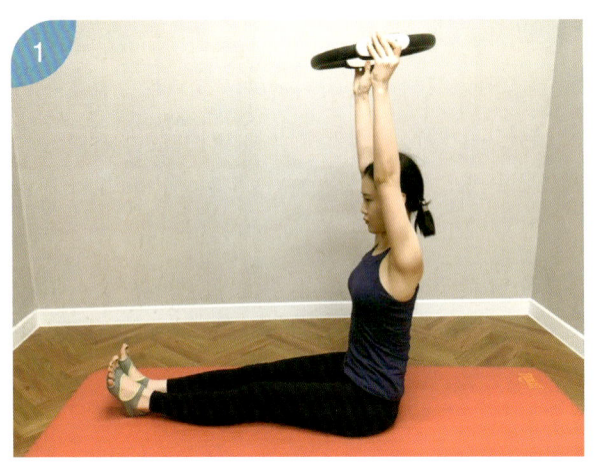

1 **시작자세**
다리를 엉덩이 넓이만큼 벌리고 정면으로 펴고 앉아 발은 발등으로 굽힌다. 써클을 손 사이에 끼고 위로 뻗는다.

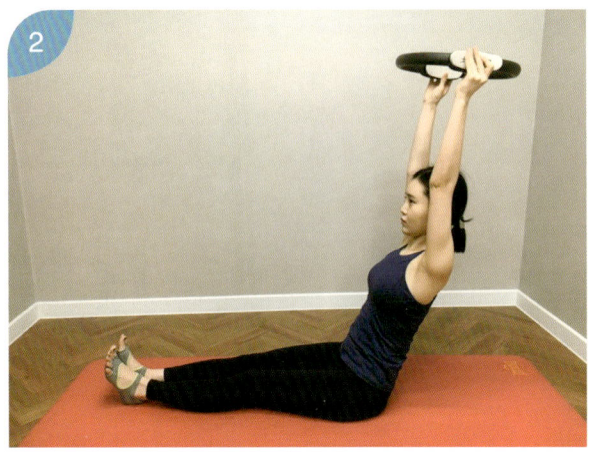

2 척추를 위로 스트레칭시켜준 상태에서 복부를 수축하고 최대한 상체를 뒤로 젖힌다.

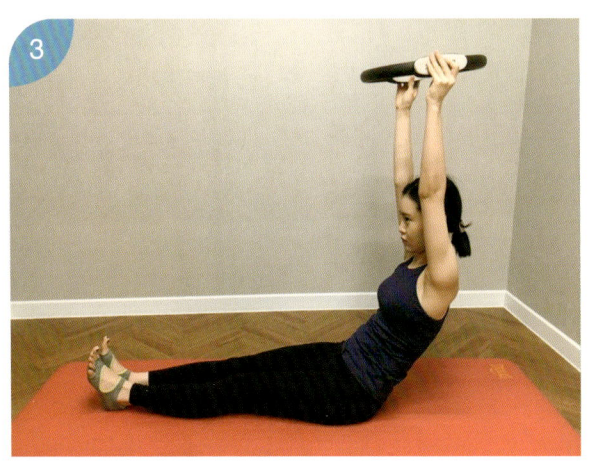

3 복부를 수축한다. 허리에 C곡선을 만들고 척추를 하나씩 내린다. 이때 써클은 앞쪽 위 사선 방향으로 편다.

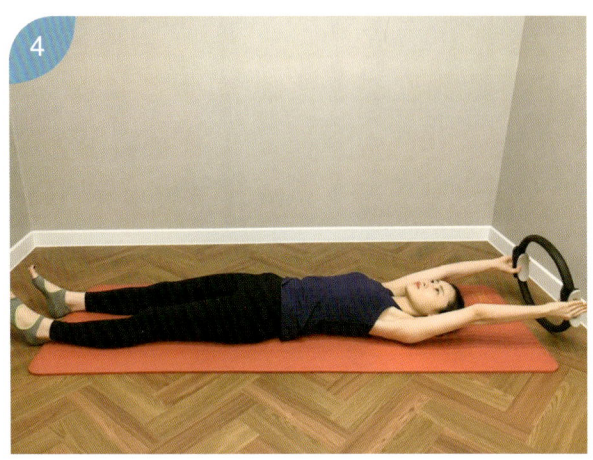

4 팔과 써클을 머리 위로 뻗으면서 등을 평평하게 하며 끝낸다.

Lesson ❷ 소도구

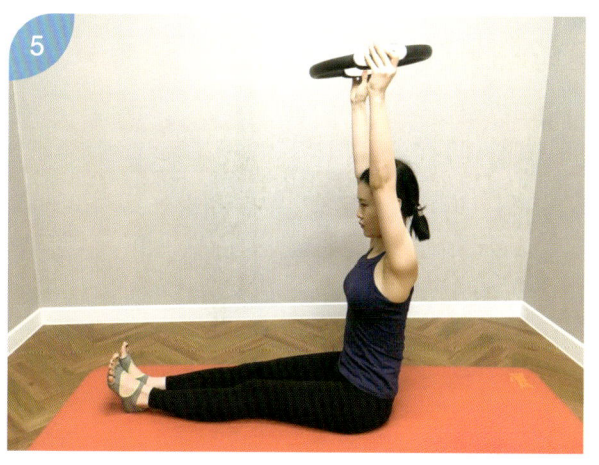
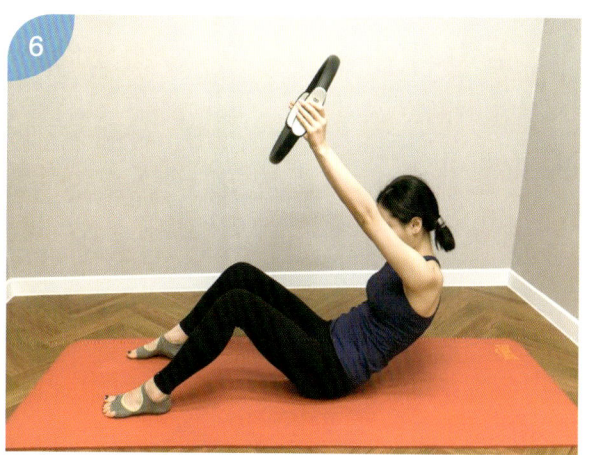

5 써클을 위로 올린다. 머리를 들어올리고 말아올리기 시작하여 써클을 앞쪽 위로 뻗는다.

6 척추를 쌓아올리면서 써클을 위로 뻗는다.

➕ 변형 동작

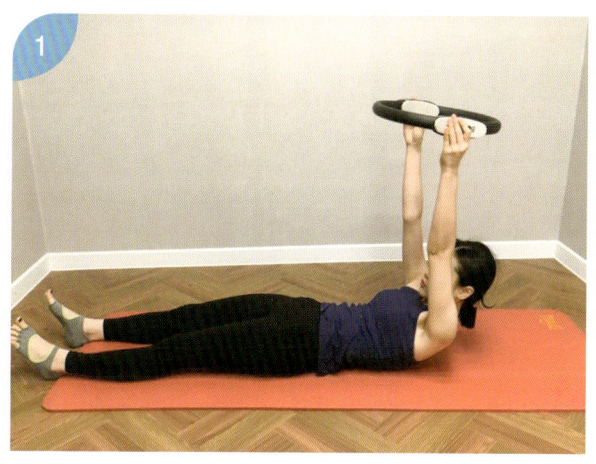

❶ 2번 동작이 힘들면 무릎을 굽히고 발을 바닥에 붙인 상태로 한다.

주의사항

– 눕고 일어설 때 다리는 발꿈치를 향해 길게 뻗는다.

main muscle

– spinal flexors(rectus abdominis, external/internal oblique), anterior spinal stabilizer(transverse abdominis)

assist muscle

– knee extensors(quadriceps femoris)

11 브릿지(bridge)

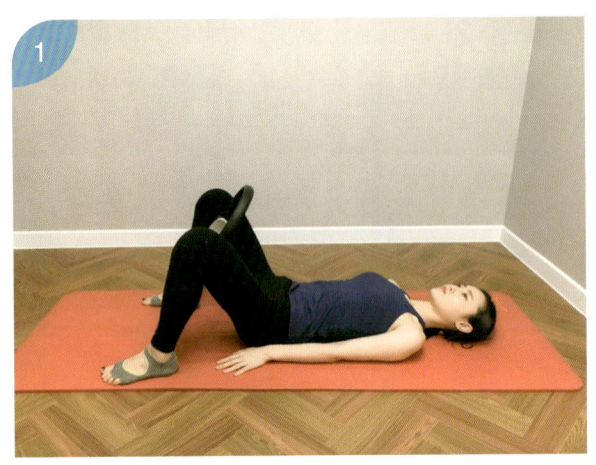

1 시작자세

누워서 무릎을 굽히고 발을 엉덩이 넓이로 벌려서 바닥에 평평하게 붙인다. 무릎 사이에 써클을 끼우고 팔은 옆에 놓는다. 손바닥은 바닥을 향하게 한다. 숨을 들이쉰다.

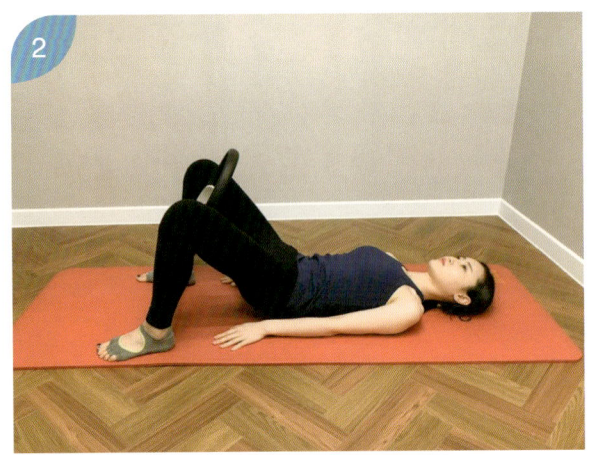

2 배꼽을 척추 쪽으로 당기고 꼬리뼈가 바닥에서 떨어지도록 척추뼈를 한 마디씩 천천히 말아올린다. 어깨에서 무릎까지 일직선이 되도록 해야 한다.

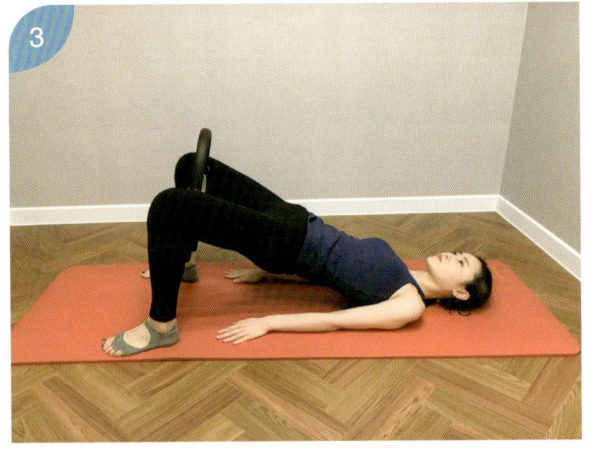

3 숨을 내쉬고 들이쉬며 자세 유지한다. 목부위부터 척추뼈를 한 마디씩 내리고 시작자세로 돌아간다.

변형 동작

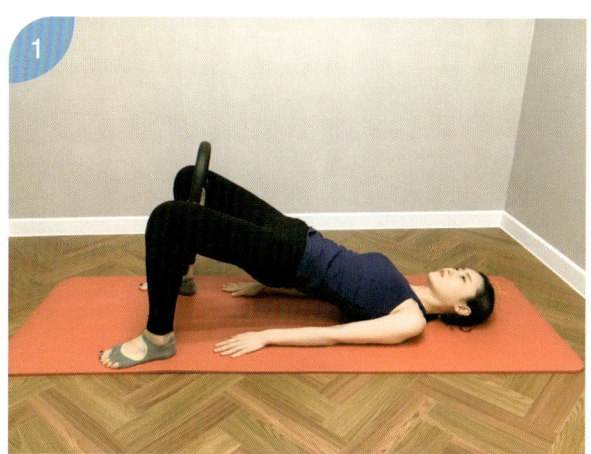

❶ 브릿지 자세에서 써클을 조이면서 엉덩이를 위 아래로 왔다 갔다 이동하면서 엉덩이 근육과 골반모음근(내전근)에 자극을 준다.

주의사항
- 동작이 진행되는 동안 복부의 수축 상태를 계속 유지한다.
- 높게 엉덩이를 들어올려서 등을 과하게 펴지 않도록 주의한다.

main muscle
- anterior spinal stabilizer(transverse abdominis), shoulder extensors(latissimus dorsi, teres major, posterior deltoid), external/internal oblique

assist muscle
- hip extensors(gluteus maximus, hamstring), hip adductors

12 어라운드 더 월드(around the world)

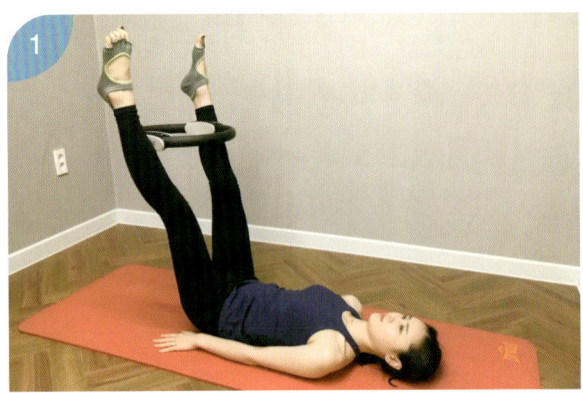

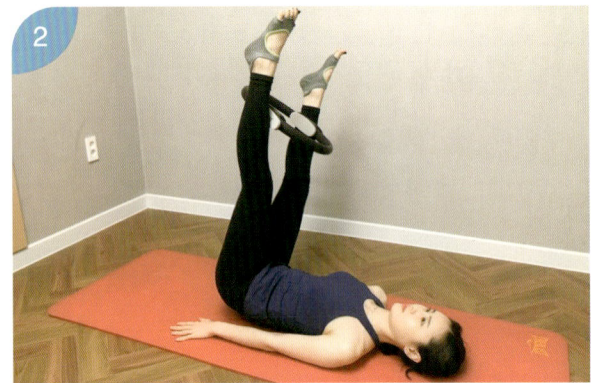

1 시작자세

누워서 다리를 사선으로 들어올린다. 다리 사이에 써클을 끼우고 팔은 문틀 모양을 만들어 옆에 놓는다. 손바닥은 아래를 향한다. 복부 근육을 수축하면서 허리와 바닥을 평평하게 한다. 숨을 들이쉰다.

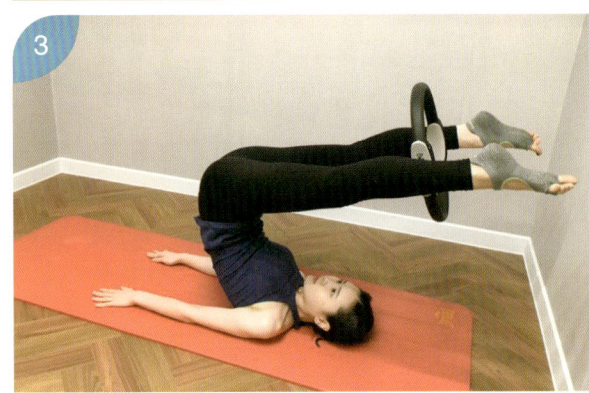

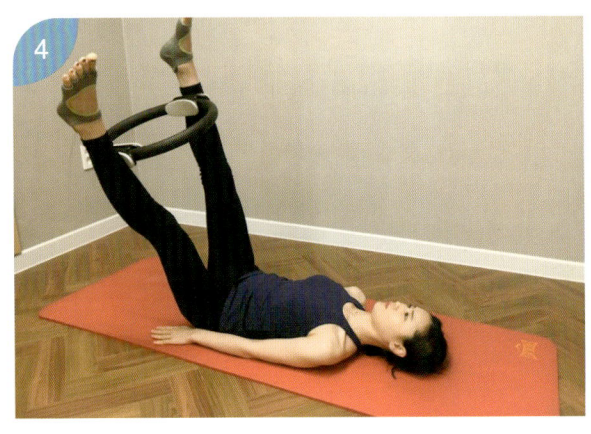

2~3 다리로 큰 원을 그리기 시작하여 엉덩이를 우측 위로 올리고 계속해서 머리 위로 들어 올린다.

4 좌측 아래로 계속 원을 그려서 시작자세로 돌아간다. 숨을 들이쉬면서 반대 방향으로 원을 그린다.

주의사항
- 목이 바닥에서 떨어지지 않도록 하며 팔로 바닥을 눌러주어 몸을 안정시켜준다.

main muscle
- spinal flexors(rectus abdominis, external/internal oblique), hip flexors (iliopsoas, rectus femoris, sartorius, TFL, pectineus)

assist muscle
- shoulder extensors(latissimus dorsi, teres major, posterior deltoid), hip adductor(latissimus dorsi, teres major, posterior deltoid), hip adductor

2 척추 분절

1 볼처럼 구르기(rolling like a ball)

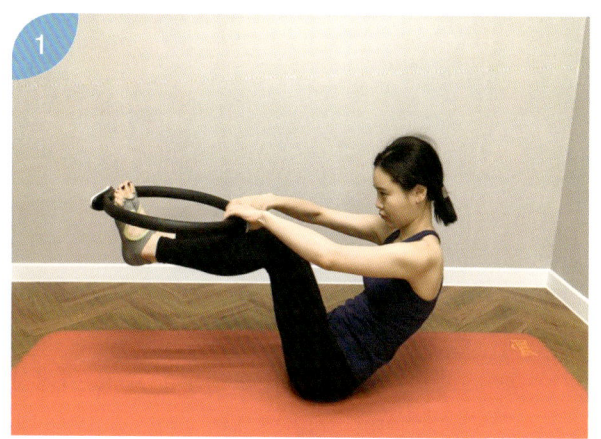

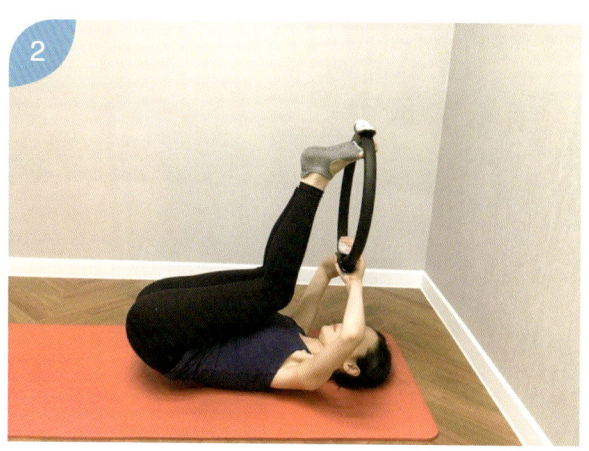

1 시작자세

앉아서 발을 써클 안에 넣고 손은 그 반대편을 잡는다. 무릎을 가슴 방향으로 굽히고 무릎과 허벅지 안쪽을 함께 조여서 팔꿈치를 굽혀 옆으로 젖힌다. 목을 이완시키고 어깨를 내린다. 꼬리뼈 바로 뒤에 균형점을 잡고 허리를 약간 둥글게 유지한다. 숨을 들이쉰다.

2 어깨뼈를 향해서 뒤로 굴러서 동작이 척추를 통해서 분절되도록 한다. 다리 뒤에 영향을 주기 위해서 발을 통해서 민다. 시작자세로 돌아가 균형점을 잡는다.

주의사항
- 목 위로 구르지 않고 어깨뼈 사이로 균형을 잡는다.
- 천천히 내려서 복부를 수축하면 허리가 바닥을 누르게 된다.

main muscle
- spinal flexors(rectus abdominis, external/internal oblique)

assist muscle
- anterior spinal stabilizer(transverse abdominis), hip adductors

변형 동작

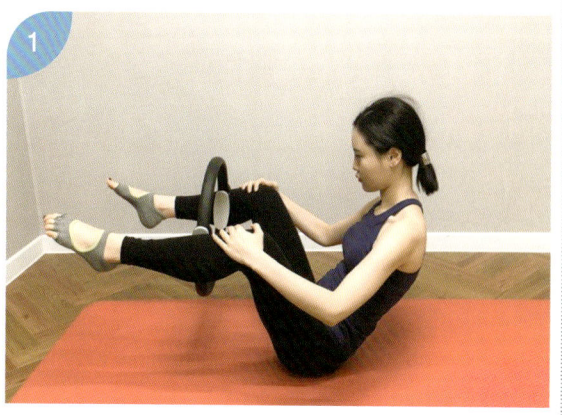

❶ **중급 동작** 손은 무릎 앞을 잡고 써클을 발목사이에 끼우고 한다.

2 오픈 레그 락커(open-leg rocker)

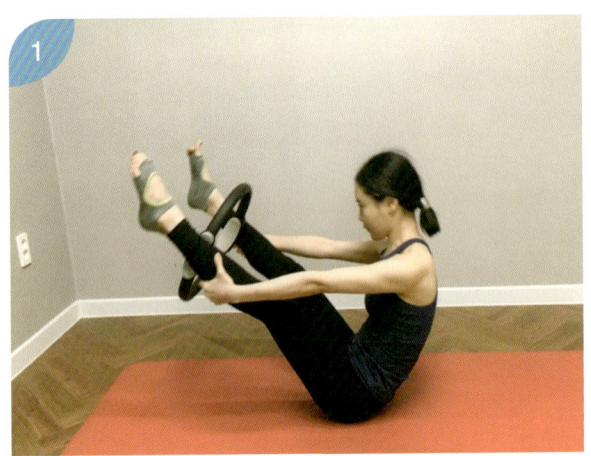

1 시작자세

윗몸을 일으킨 상태에서 써클을 발목 사이에 끼운다. 종아리를 잡고 다리를 뻗는다. 목을 이완시키고 어깨를 내린다. 몸은 균형점을 유지한다. 숨을 들이쉰다.

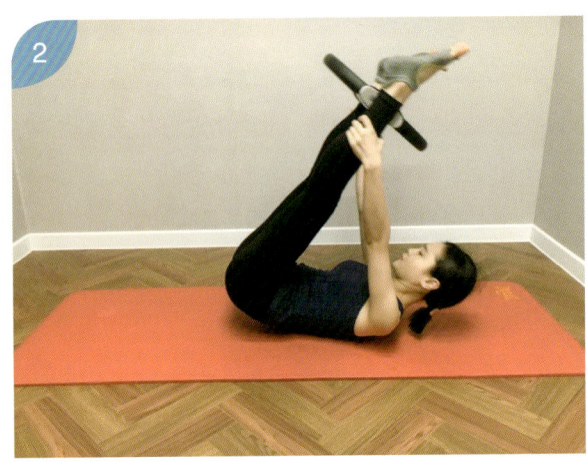

2 어깨뼈를 향해 뒤로 굴러서 동작이 척추를 통해 분절되도록 한다. 다리 뒤에 영향을 주기 위해서 발을 통해서 민다. 시작자세로 돌아가 균형점을 잡는다.

main muscle
- spinal flexors(rectus abdominis, external/internal oblique), serratus anterio

assist muscle
- knee extensors(quadriceps femoris), anterior spinal stabilizer(transverse abdominis)

3 스파인 스트레치 포워드(spine stretch forward)

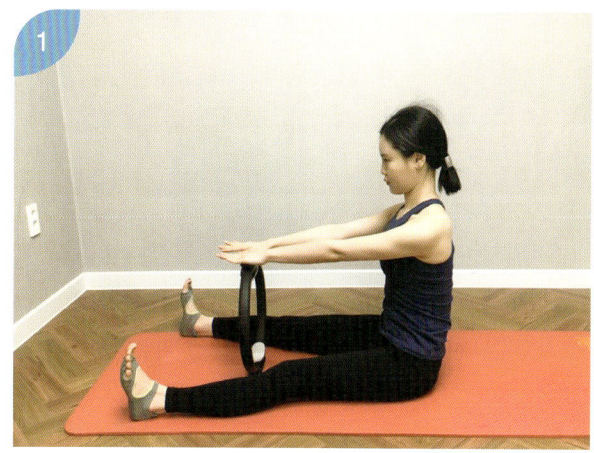

1 시작자세

다리를 엉덩이만큼 벌려서 펴고 발은 굽힌다. 팔을 앞으로 뻗어서 다리 사이의 써클 위에 놓는다. 복부가 엉덩이에서 떨어지도록 들어올리고 궁둥근이 작용하도록 하여 숨을 들이쉰다.

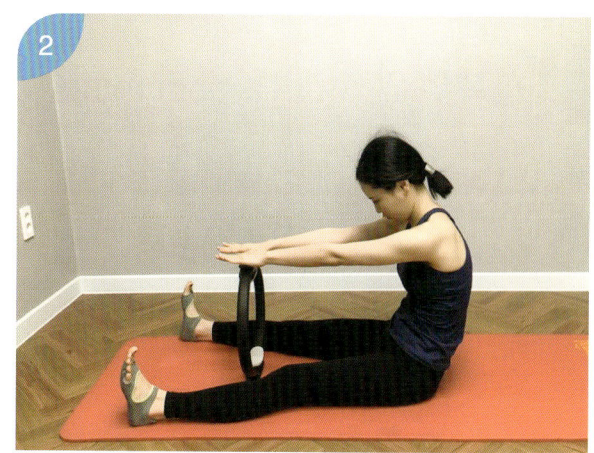

2 허리를 계속 편 상태로 배꼽을 척추 쪽으로 당기면서 척추 아래에서 머리까지 등을 앞쪽 위 방향으로 숙여 C곡선을 만든다. 이때 등은 C자 모양까지만 굽히고 어깨가 귀에서 멀어진 상태로 써클을 아래로 민다.

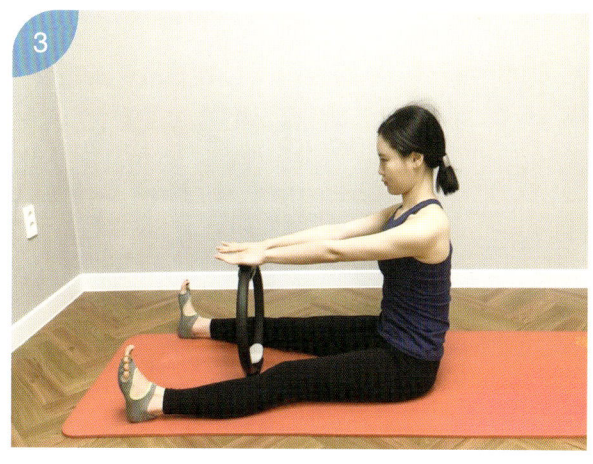

3 척추 아래부터 머리가 맨 마지막에 올라오도록 한다. 똑바로 앉아 시작자세로 돌아간다. 시작자세로 돌아갈 때 어깨를 내리도록 한다.

- **주의사항** — 햄스트링이 긴장된 경우 무릎을 굽혀서 한다.
- **main muscle** — spinal flexors(rectus abdominis, external/internal oblique)
- **assist muscle** — knee extensors(quadriceps femoris)

3 하지

1 심복부 인지(deep abdominal cue)

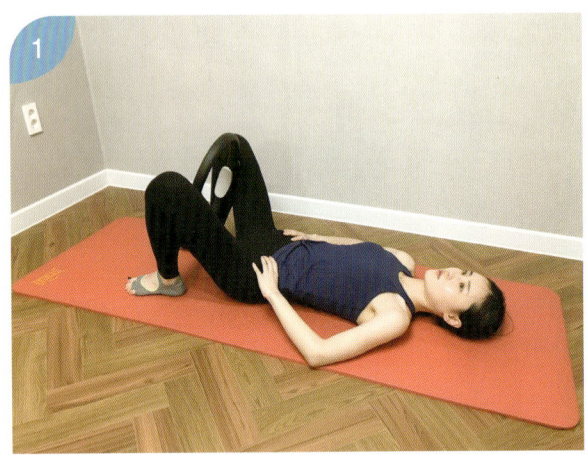

1 시작자세

누워서 써클(또는 작은 볼)을 무릎 사이에 끼우고 무릎을 엉덩이만큼 벌려 굽힌다. 발은 바닥과 평평하게 한다. 손을 엉덩이뼈(또는 위앞엉덩뼈가시) 안쪽인 아랫배에 놓는다. 숨을 들이쉰다.

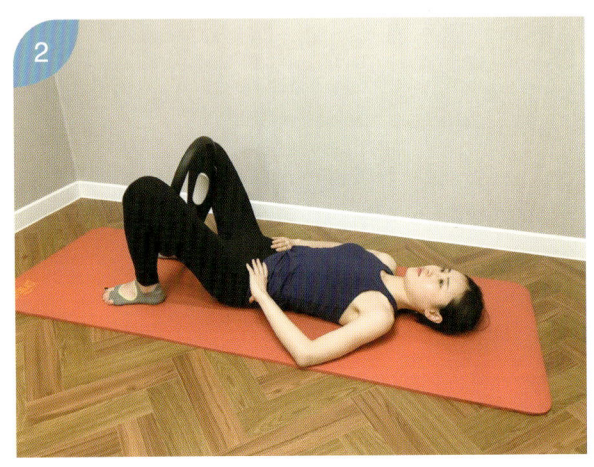

2 숨을 내쉬는 처음 절반 동안은 단순하게 복부가 척추로 내려가도록 한다. 그 후 써클을 조이면서 손가락 밑의 복근을 조인다. 써클을 조일 때 손가락을 대고 있는 근육이 딱딱해지는 것을 느껴야 하며 이때 복근과 함께 엉덩이뼈를 서로 당긴다. 시작자세로 돌아가고 써클이 천천히 이완되도록 한다.

주의사항
- 숨을 들이쉬는 동안 써클을 이완하고 허벅지 안쪽을 쉬게 한다.
- 써클을 조일 때 척추를 중립으로 유지한다(이 동작을 할 때 엉덩이를 아래로 내리는 것이 쉽다).

main muscle
- anterior spinal stabilizer(transverse abdominis)

assist muscle
- hip adductors

2 상복부 컬스(upper abdominal curls)

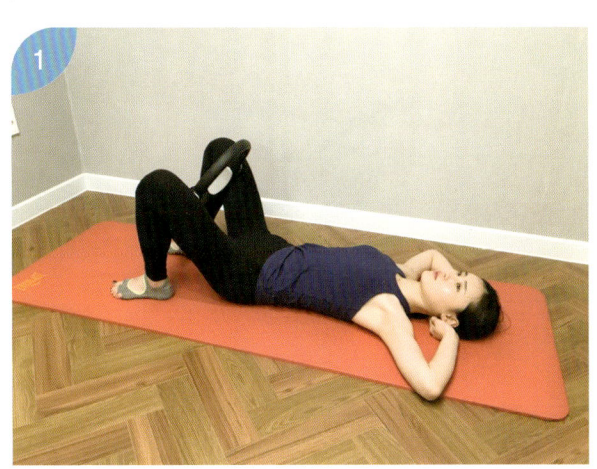

1 시작자세

누워서 써클(또는 작은 공)을 무릎 사이에 끼우고 무릎을 엉덩이만큼 벌려 굽힌다. 발은 바닥과 평평하게 한다. 머리 뒤에서 손을 깍지 끼우고 팔꿈치는 넓게 벌린다. 숨을 들이쉰다.

심복부에 신호를 주면서 시작하며 숨을 내쉬는 처음 절반 동안 써클과 복부를 조인다.

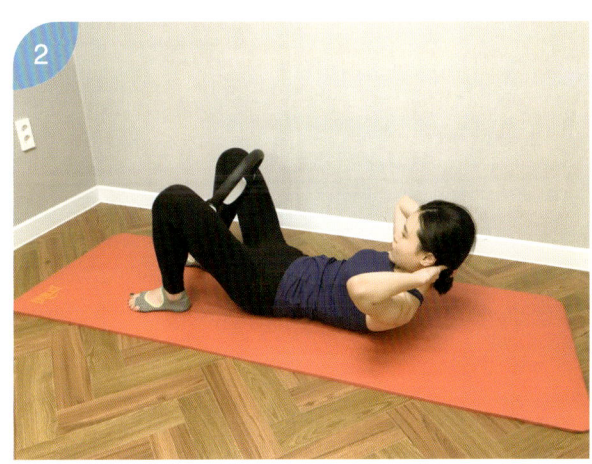

2 숨을 내쉬는 나머지 절반 동안 머리를 매트에서 들어올리고 복부에 힘이 들어가는 자세로 몸을 굽혀 올릴 때 턱밑으로 감귤을 조이기를 한다. 몸을 올릴 때 흉추를 매트에 붙이고 척추를 늘인다. 그 상태를 유지한다. 시작자세로 돌아간다.

주의사항
- 몸을 말아올릴 때 척추를 중립으로 유지한다.

main muscle
- spinal flexors(rectus abdominis, external/internal oblique)

assist muscle
- hip adductors

3 싱글 레그 롤업(single leg roll up)

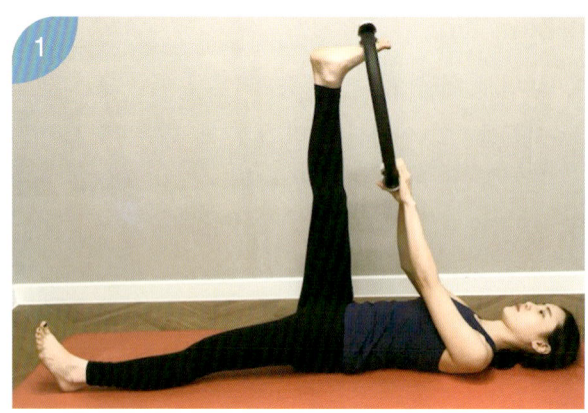
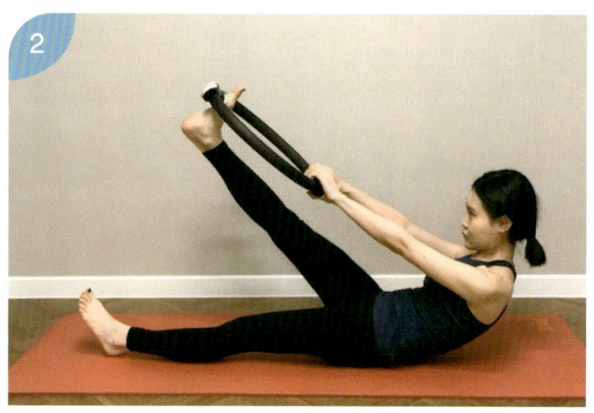

1 **시작자세**
  누워서 써클을 양손으로 잡고 발을 그 안에 넣는다. 두 다리 모두 펴야 하며 한 다리는 바닥에 놓고 다른 하나는 써클에 넣어 위로 뻗는다. 팔꿈치를 약간 굽혀 옆으로 젖히고 목을 이완시키고 어깨를 내린다. 숨을 들이쉰다.

2 발로 써클을 당기면서 몸을 일으킬 때 복부를 척추방향으로 끌어당기고 턱밑으로 감귤 조이기를 하며 척추를 분절시킨다.

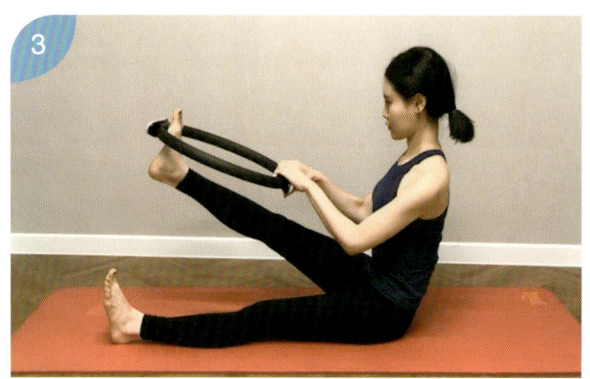

3 척추 아래부터 올라오며 이때 써클 안의 다리는 최대한 올린다.
  누울 때는 척추뼈를 한 마디씩 내리며 배꼽을 척추 쪽으로 당기고 발꿈치를 잡지 않고 민다. 시작자세로 돌아간다.

주의사항
- 뻗는 다리를 통한 힘을 이용하면 도움이 된다. - 목을 이완시키고 팔꿈치를 넓게 한다.

main muscle
- spinal flexors(rectus abdominis, external/internal oblique), hip flexors (iliopsoas, rectus femoris, sartorius, TFL, pectineus)

assist muscle
- anterior spinal stabilizer(transverse abdominis), biceps, knee extensors (quadriceps femoris)

4 더블 레그 킥스(double leg kicks)

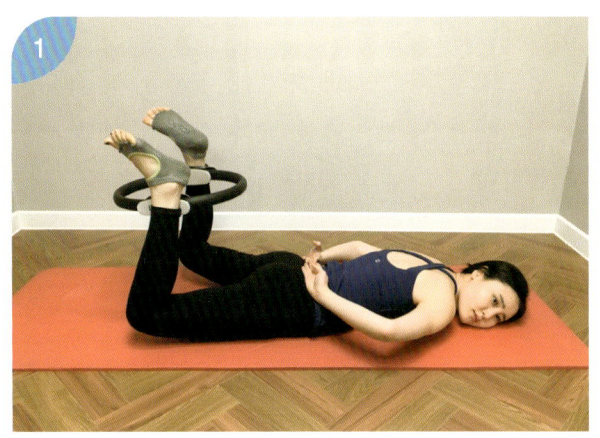

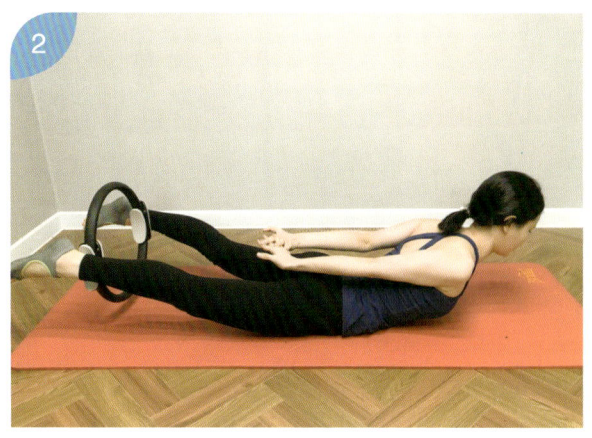

1 **시작자세**

 엎드려서 머리를 한 방향으로 놓고 무릎을 90도로 굽혀 써클(또는 작은 볼)을 발목 사이에 끼운다. 손은 등 뒤에서 깍지 끼우고 팔꿈치는 최대한 굽혀 옆에 내려놓는다. 숨을 들이쉰다. 써클을 위로 3회 자극을 줄 때 발목을 함께 조인다.

2 다리를 뒤로 뻗을 때 허벅지가 바닥에서 떨어지도록 들어올리고 팔을 뒤로 펴서 머리와 상체가 바닥에서 떨어지도록 들어올린다. 가슴도 편다.

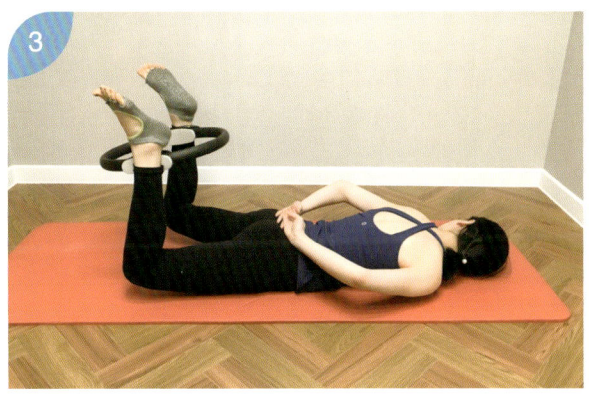

3 바닥에 몸을 붙이며 고개를 반대편으로 둔다. 이때 무릎과 팔을 시작자세처럼 굽힘한다.

 주의사항

− 허리 압박을 피하고 엉덩이가 최대한 작동되도록 하기 위해서 자극을 주는 동안에는 등을 활처럼 휘지 않는다. 그 대신 엉치뼈를 아래로 누르고 복부를 바닥에서 들어올리면서 골반을 아래로 유지한다.

main muscle − gluteus maximus, latissimus dorsi

assist muscle − iliopsoas

5 찰리 채플린(charlie chaplin)

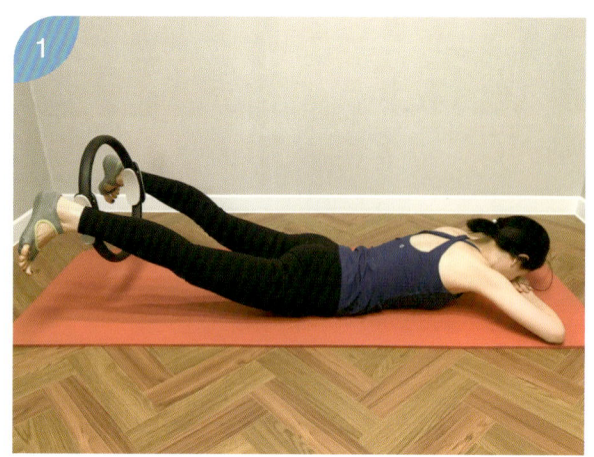

1. **시작자세**

   엎드려서 손을 이마 아래에 두고 다리를 펴서 외회전시킨다. 써클을 발목 사이에 끼고 발은 굽힌다.

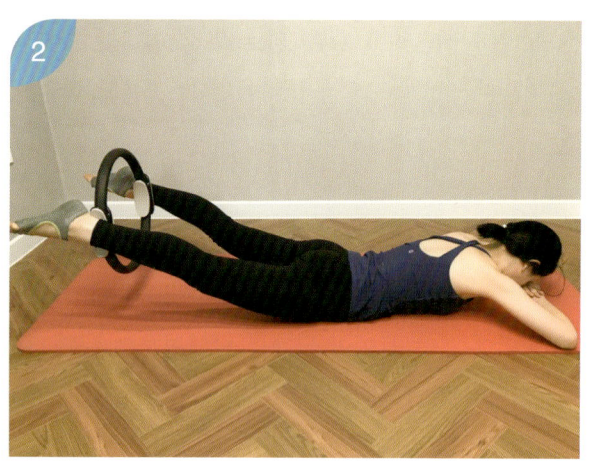

2. 복부를 수축해 올려서 매트에서 떼고 써클을 일정한 리듬으로 조여 써클의 내외 동작을 조절하면서 주기적인 동작을 만든다. 발을 펴서 10회, 구부려서 10회씩 교대로 한다.

➕ 변형 동작

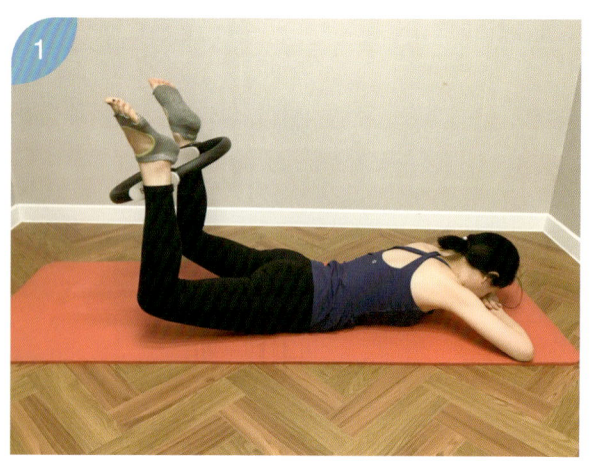

❶ **위아래로 움직이는 동작**(up and down) 4회 자극하면서 다리를 올리고 4회 자극하면서 내린다. 발을 펴고 8회, 굽히고 8회씩 4세트를 한다. 이때 자극 주기를 일정하게 유지한다.

Lession ❷ 소도구

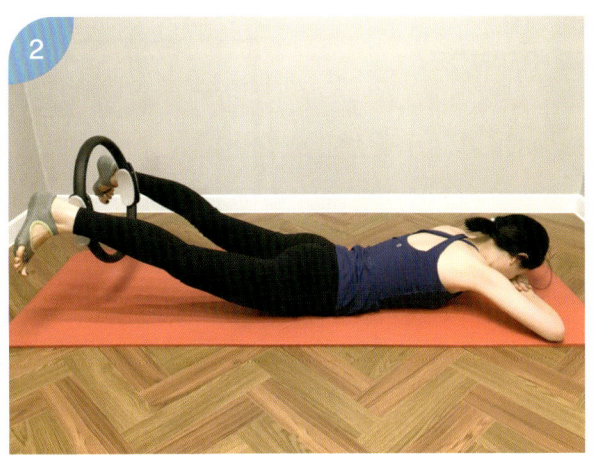

❷ **무릎을 굽히는 동작**(bent knee) 발목 사이에 써클을 끼우고 무릎을 굽힘해서 발바닥이 위로 향하게 한다. 써클을 조일 때 배꼽을 매트에서 떼어 당기고 엉치뼈를 매트 위로 내린다. 이때 발꿈치를 뒤로 약간 올린다. 천천히 10회 반복한다.

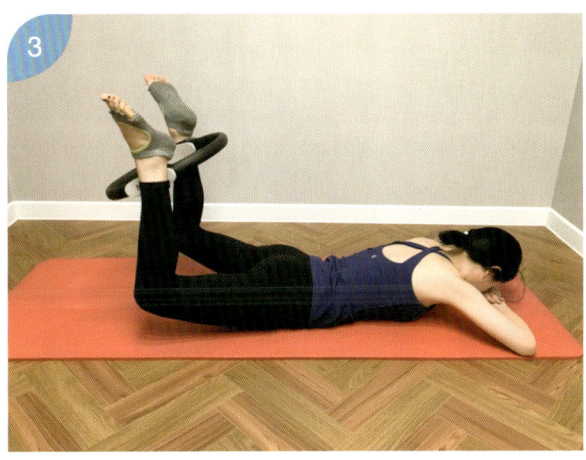

❸ **무릎을 굽혀서 폄**(bent knee to straight) 무릎을 굽히는 동작 후에 각 다리를 조이고 펴고 다시 굽히도록 한다. 10회 이상 반복한다.

주의사항	– 허리를 지나치게 펴지 않고 그 대신 복부를 수축해서 매트에서 떼고 골반을 밑에 둔다.
main muscle	– hip adductors, gluteus maximus
assist muscle	– iliopsoas

4.써클

6 모음근(내전근) 운동1(top leg pulse downs)

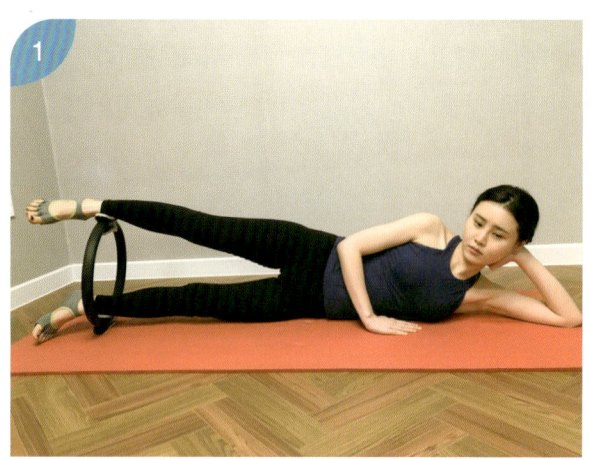

1 시작자세

옆으로 누워 팔꿈치로 지탱하면서 다리를 편다. 써클을 발목사이에 놓고 아래 다리를 써클의 안쪽 패드에 놓아 써클이 매트를 누르도록 한다. 위의 팔을 몸 앞에 놓고 힘을 주어 자세를 안정적으로 한다. 숨을 들이쉰다.

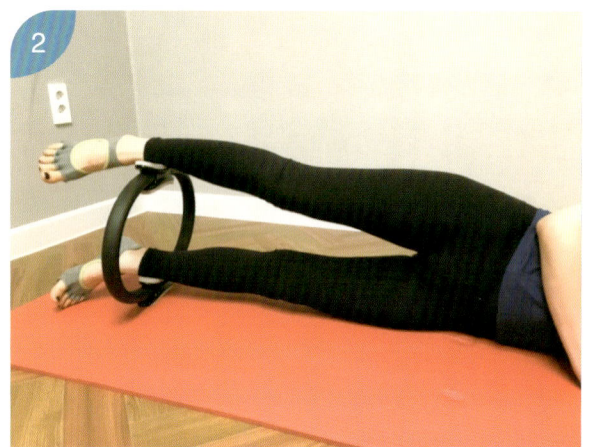 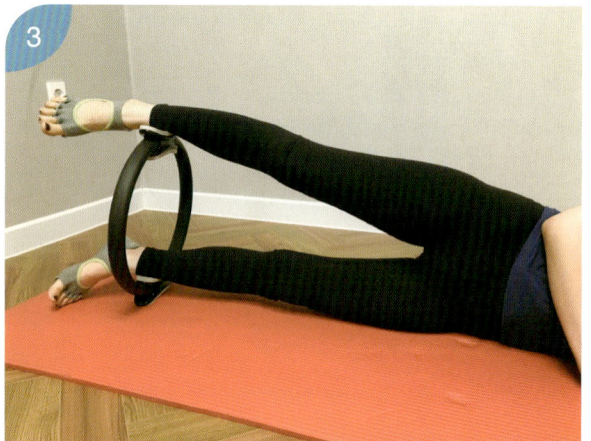

2~3 써클을 아래로 누를 때 배꼽을 척추 쪽으로 당긴다. 써클이 넘어가지 않도록 조절한다.

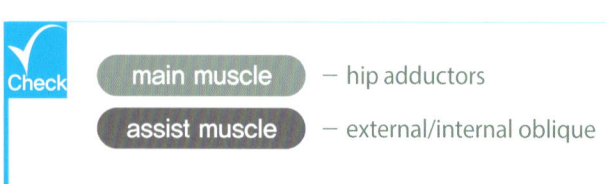

Lession ❷ 소도구

7 모음근(내전근) 운동2(bottom leg pulse ups)

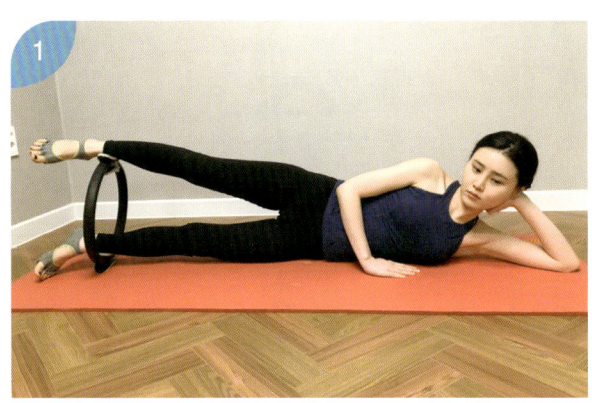

1 시작자세

옆으로 누워 팔꿈치로 지탱하면서 다리를 편다. 써클을 발목 사이에 놓고 아래 다리를 써클의 안쪽 패드에 놓아 써클이 매트를 누르도록 한다. 위의 팔을 몸 앞에 놓고 힘을 주어 자세를 안정적으로 한다. 숨을 들이쉰다.

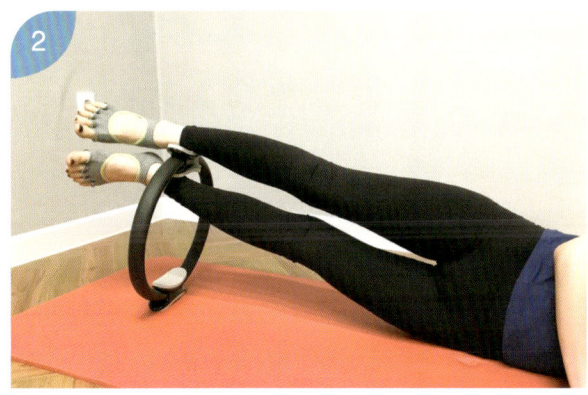
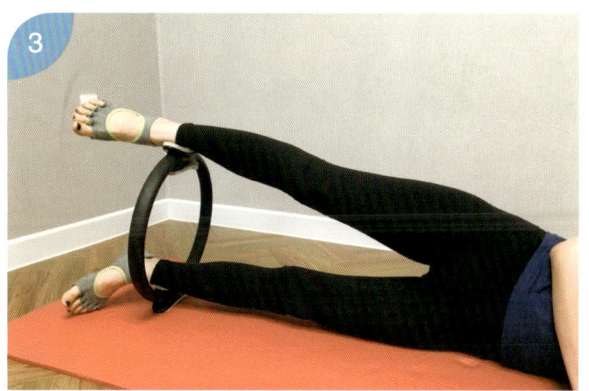

2~3 복부를 수축하면서 아래 다리를 써클 정점으로 천천히 10회 들어올린다. 그 후 올라가는 동작을 강조해서 빠르게 위아래로 왕복시킨다.

 Check

main muscle
— hip adductors

assist muscle
— external/internal oblique

➕ 변형 동작

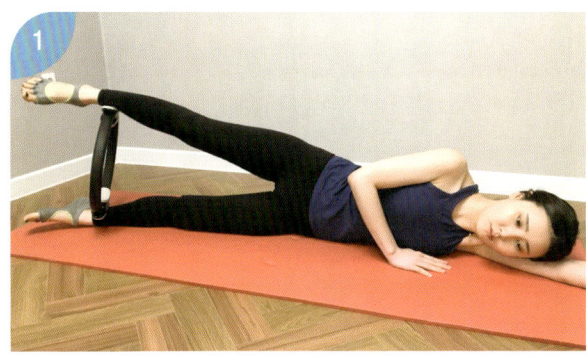

❶ 팔꿈치로 머리를 세울 때 목이 경직되면 팔을 그대로 바닥에 뻗어주고 머리를 낮춘다.
써클을 발목 사이에 끼우고 바닥에서 약간 떨어지도록 들어올려서 조이고 안팎으로 10회 자극한다. 써클을 최대한 높이 들어올리고 내린다. 10회 반복한다.

8. 1번 자세 플리에 (first position plie)

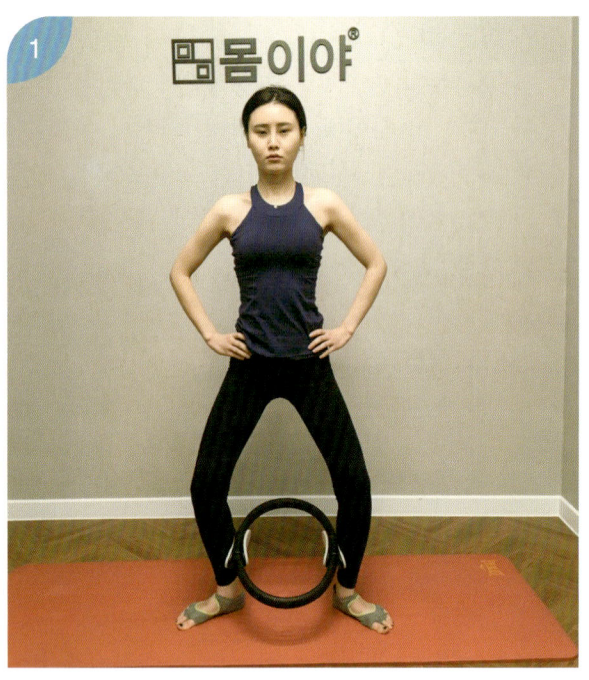

1 **시작자세**
써클을 발목 사이에 끼고 선다. 이때 엉덩이 꼭대기로부터 다리를 굽힌다. 숨을 들이쉰다.

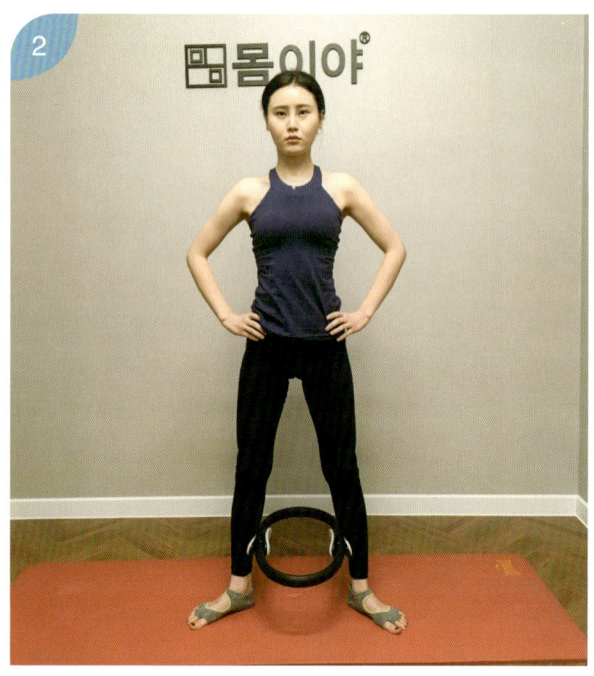

2 무릎을 굽혀서 무릎이 둘째, 셋째 발가락 위에 오도록 한다.

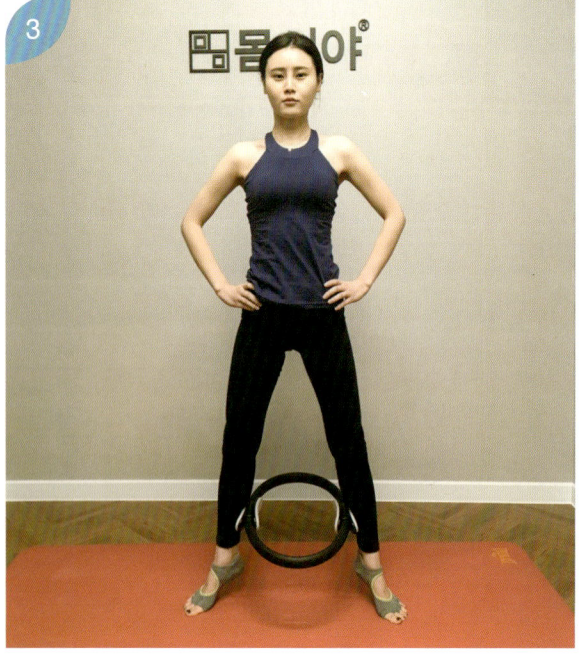

3 다리를 편다.

Lession ❷ 소도구

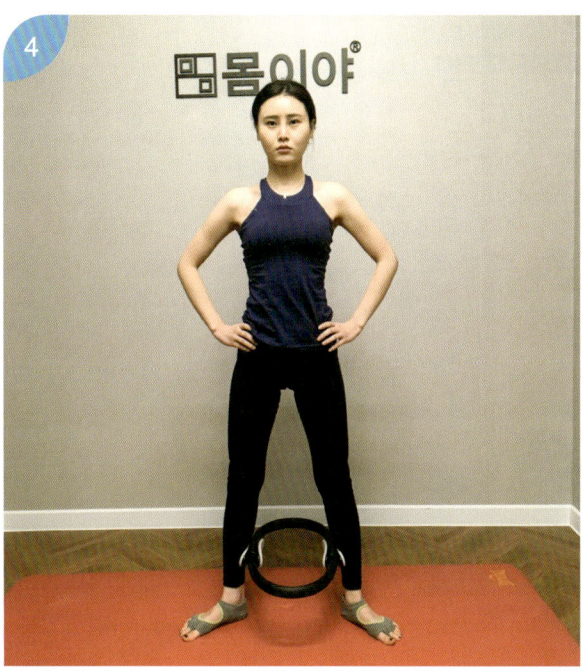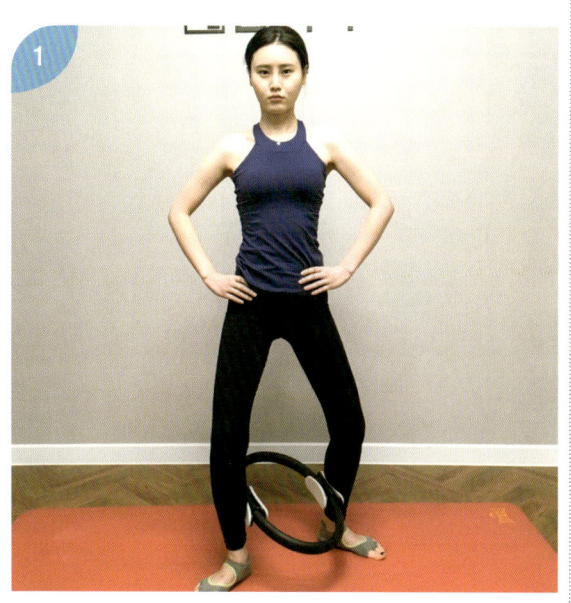

➕ 변형 동작 •

4 발가락으로 서고 무릎을 둘째, 셋째 발가락 위에 오도록 한다.

❶ **4번 자세 플리에** 4번 자세로, 발을 앞뒤로 서서 발목 사이에 써클을 끼운다. 발의 위치를 바꿔서도 한다.

주의사항
- 복부를 수축하고 어깨를 이완된 상태로 내려서 자세를 유지한다.

main muscle
- hip adductors, hip extensors(gluteus maximus, hamstring)

assist muscle
- anterior spinal stabilizer(transverse abdominis)

4.써클 271

9 싱글 레그 스탠딩 펄스(single leg standing pulses)

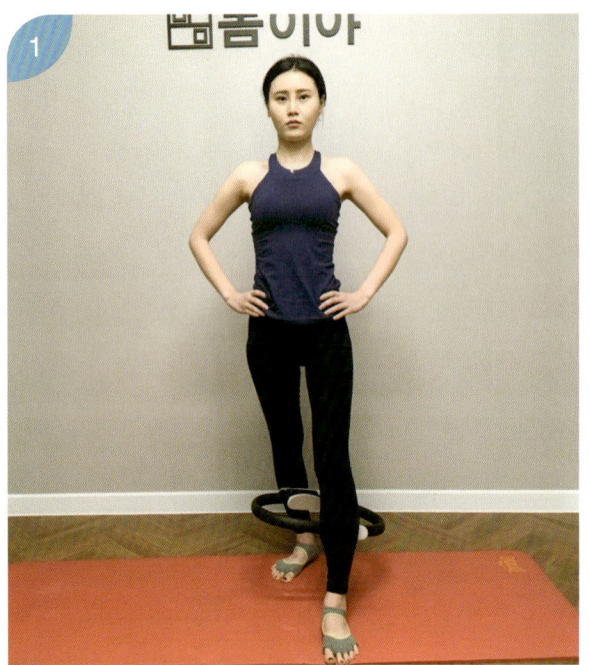

1 시작자세

써클을 양 발목 사이에 끼운다.

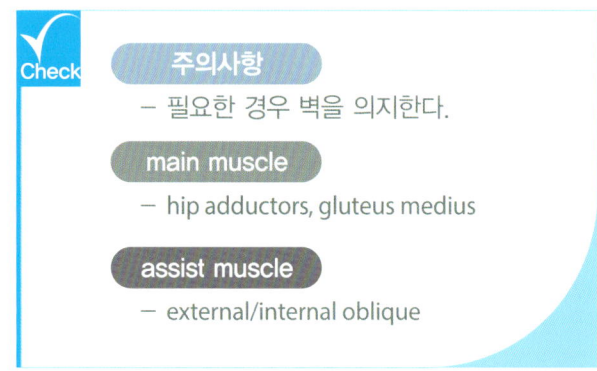

주의사항
- 필요한 경우 벽을 의지한다.

main muscle
- hip adductors, gluteus medius

assist muscle
- external/internal oblique

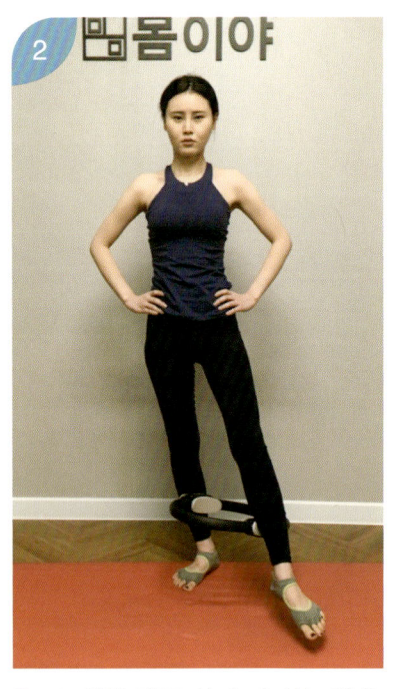 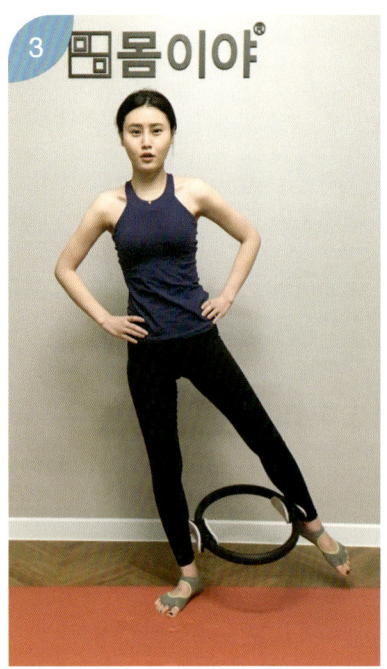 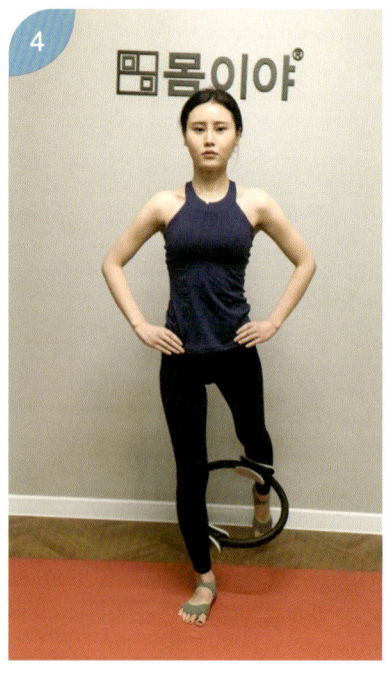

2~4 한쪽 발로 서며 떠 있는 발은 지탱하는 발 앞에 있어야 한다. 써클을 조일 때 떠 있는 발을 통해서 늘인다. 8회의 조절된 리듬으로 안팎으로 자극을 준다. 써클을 회전시켜 지속적으로 자극을 준다.

10 싱글 레그 스탠딩 로어스(single leg standing lowers)

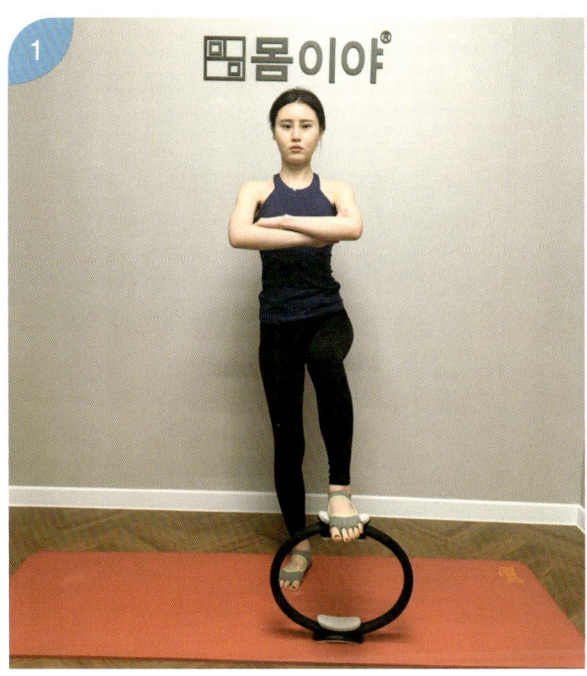

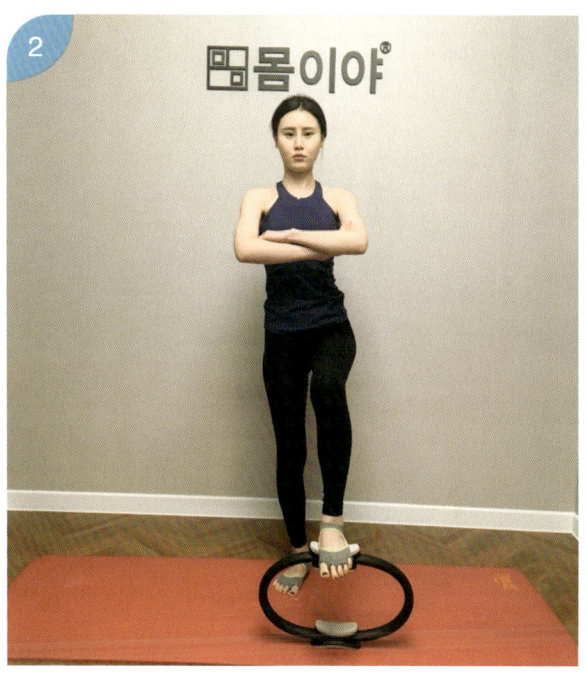

1 시작자세
한쪽 발로 서서 다른 발은 써클 위에 올려놓는다. 팔을 겹쳐서 올리고 중심을 잡는다. 숨을 들이쉰다.

2 써클을 천천히 아래로 누른다. 시작자세로 돌아간다.

main muscle
– gluteus medius, quadriceps femoris

assist muscle
– external/internal oblique

11 쓰리-웨이 힙 스트레치(3-way hip stretch)

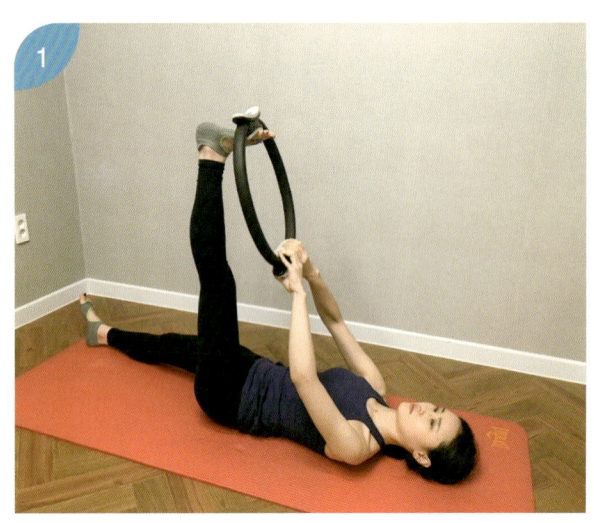

1 **시작자세**
   누워서 써클을 잡고 한쪽 발을 써클 안으로 넣어 위로 뻗는다. 숨을 계속해서 들이쉬고 내쉰다.
   써클을 위로 뻗고 바닥 위의 발도 곧게 뻗는다. 이 때 햄스트링이 경직되어 있다면 무릎이 굽혀진다. 어깨가 귀에서 멀어지도록 하고 두갈래근(이두박근)을 이용해서 써클을 몸쪽으로 당긴다. 네갈래근(사두근)을 이용해서 다리를 편다. 스트레칭을 강화하기 위해서 매트를 향해서 꼬리뼈를 민다.

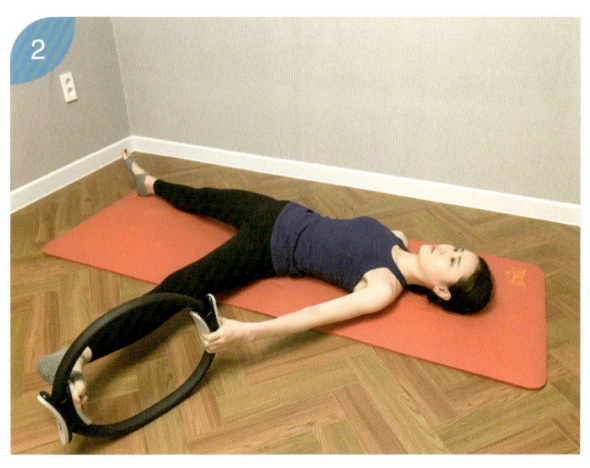

2 햄스트링을 편 상태에서 써클 안의 발과 같은 쪽 손으로 써클을 잡고 옆으로 당겨서 외회전한다. 스트레칭을 강화하기 위해서 꼬리뼈를 매트를 향해서 민다.

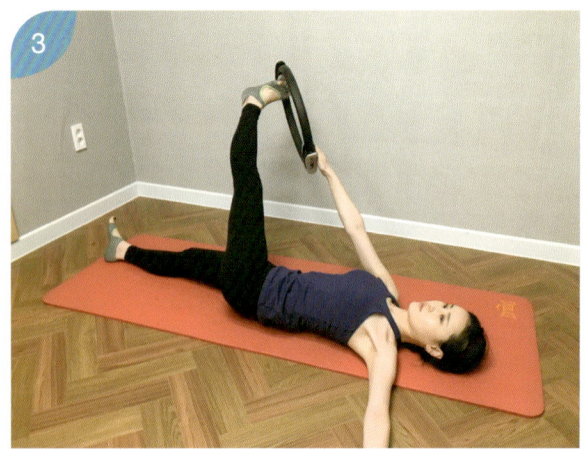

3 모음근(내전근)을 편 상태에서 써클을 위로 당겨서 반대 손으로 잡는다. 공중의 발을 내회전시켜 다리가 몸 위에서 천천히 교차되도록 한다. 이때 다리와 엉덩이 바깥쪽의 스트레칭을 느끼기 위해서 너무 많이 교차시킬 필요는 없다. 스트레칭을 강화하기 위해서 꼬리뼈를 매트를 향해서 민다.

Lession ❷ 소도구

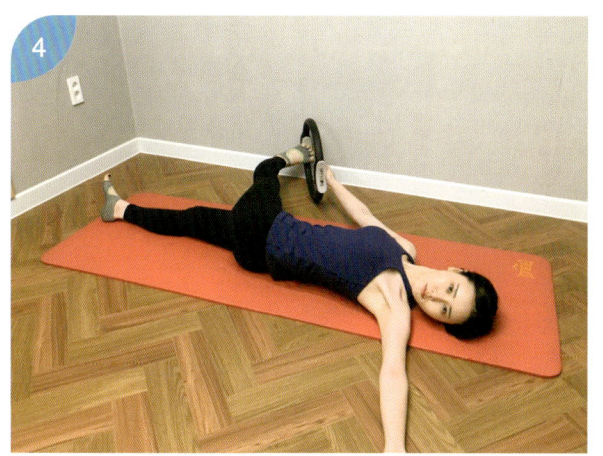

4 복부가 수축되고 척추가 펴지는 것을 느끼면서 다리를 최대한 반대편으로 뻗어 꼬리뼈가 바닥에서 떨어지도록 한다(어깨뼈를 바닥쪽으로 당기면서 써클 밖에 있는 팔을 바닥에 붙인다).

주의사항

– 목과 어깨를 긴장하지 않는다. 어깨를 귀에서 멀리 유지하고 두갈래근을 이용해서 써클을 당겨 스트레칭의 강도를 높인다.

main muscle

– hip flexors(iliopsoas, pectineus, TFL,) hip abductors(gluteus medius, gluteus minimus) hip adductors.

assist muscle

– hip extensors(gluteus maximus, hamstring)

4 상지

1 스완(swan)

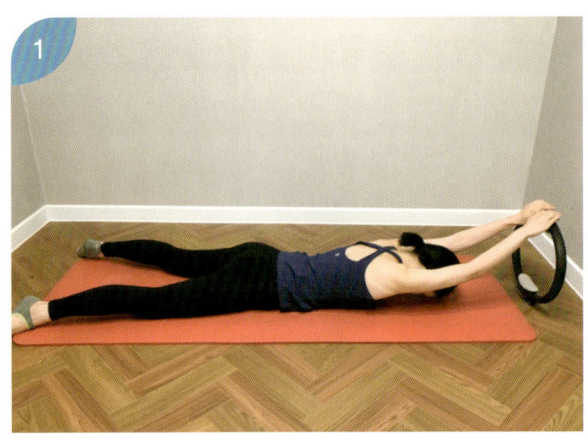

1. **시작자세**
   엎드려서 이마를 바닥에 대고 팔은 써클 위에 놓는다. 발바닥을 위로 향해 펴고 엉덩이 넓이로 벌린다. 숨을 들이쉰다.

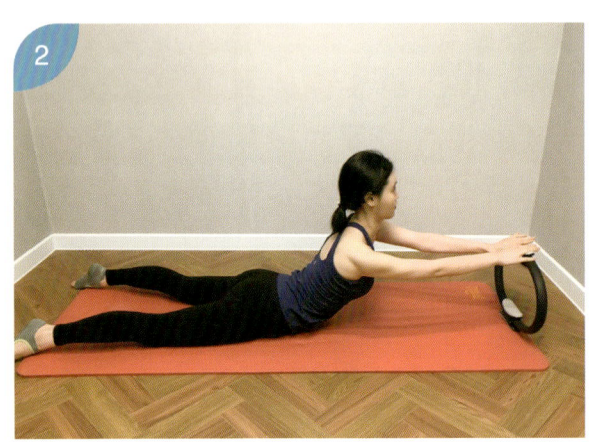

2. 어깨를 귀밑으로 당겨내리고 써클을 누른다. 머리와 상체를 들어올려서 바닥에서 떨어뜨린다. 상체를 충분하게 편다. 이때 복부를 바닥에서 떨어뜨려 수축하고 엉치뼈를 아래로 압박하고 엉덩이를 조임으로서 허리를 보호한다. 시작자세로 돌아간다.

주의사항
- 어깨를 내리고 목을 길게 유지한다.
- 허리의 압박을 느끼면 최대한 복부를 조인다. 그래도 좋아지지 않으면 자세를 낮춘다.
- 머리는 힘없이 늘어지지 않고 척추를 따라 활 모양을 이루어야 한다.

main muscle — latissimus dorsi, hip extensors(gluteus maximus, hamstring), triceps
assist muscle — iliopsoas

2 팩 스퀴즈(peck squeeze)

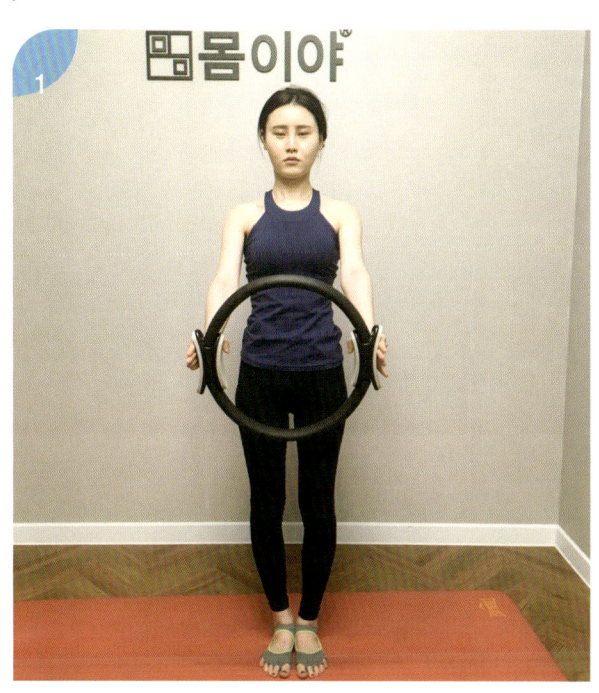

1 **시작자세**

선 자세에서 써클의 패드를 잡고 팔을 허벅지 앞으로 낮게 뻗는다. 허벅지 안쪽을 함께 조이면서 발을 모으고 선다.

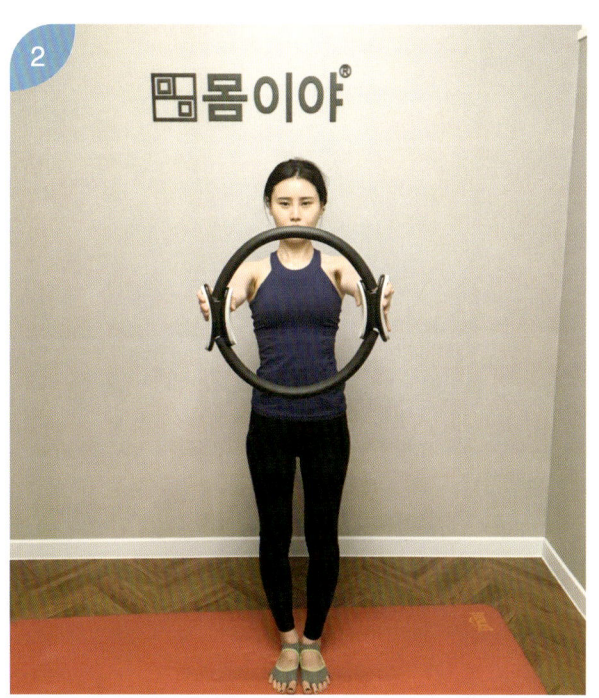

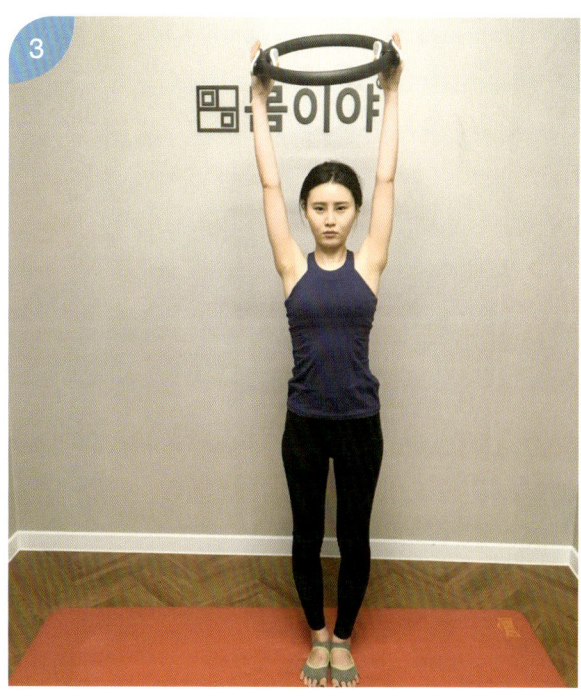

2~3 써클을 일정한 리듬으로 조여 써클의 내외 동작을 조절한다. 네 번 조일 때마다 써클을 올린다(처음에는 정면으로, 다음에는 머리 위로).

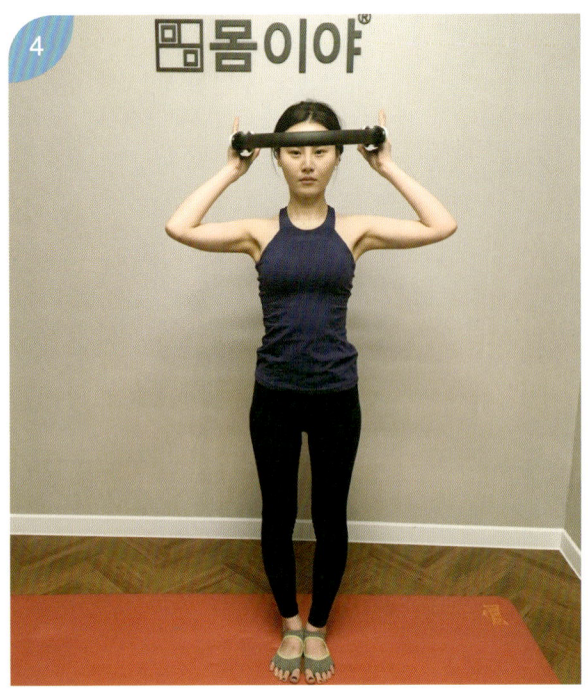

4 팔꿈치를 벌리고 어깨를 내리면서 써클을 귀 옆으로 당겨 내린다. 동작을 반대로 취하면서 시작 자세로 돌아간다.

주의사항
- 복부를 수축한 상태로 유지한다.
- (특히 써클이 바깥 방향으로 향할 때) 써클 움직임을 조절한다.

main muscle
- pestoalis, biceps

assist muscle
- latissimus dorsi, external/internal oblique

3 넓은등근 운동(latissimus dorsi press)

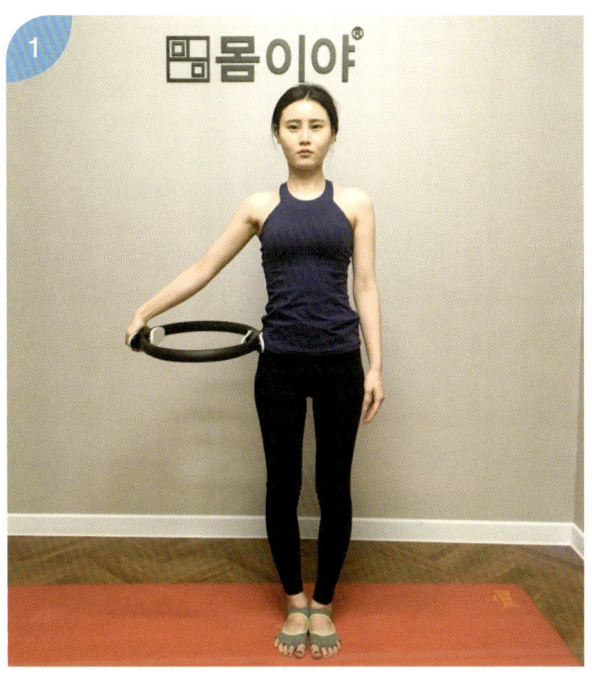

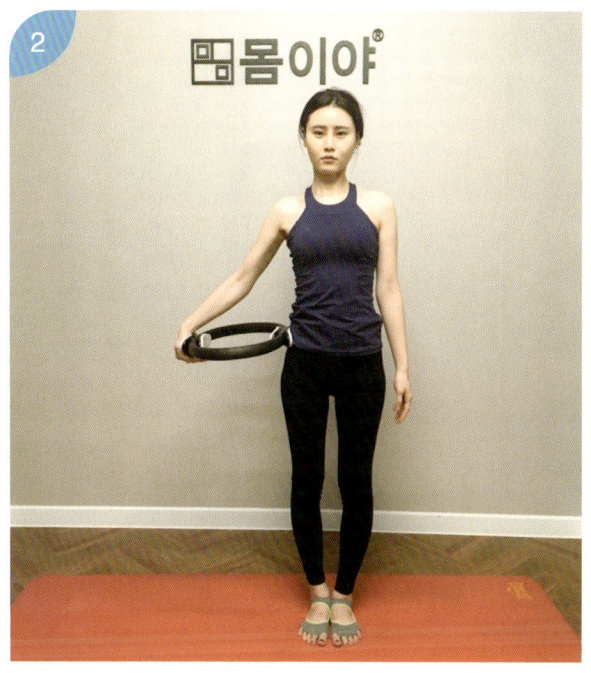

1 시작자세
   발을 모으고 서서 허벅지 안쪽을 함께 조인다. 써클을 한 손으로 엉덩이에 댄다.

2 써클을 일정한 리듬으로 조여 써클의 내외 동작을 조절한다.

주의사항
- 복부를 조인상태로 유지한다.
- (특히 써클이 바깥 방향으로 향할 때) 써클 움직임을 조절한다.

main muscle
- latisstimus dorsi

assist muscle
- external/internal oblique, biceps

4 턱 누르기(chin squeeze)

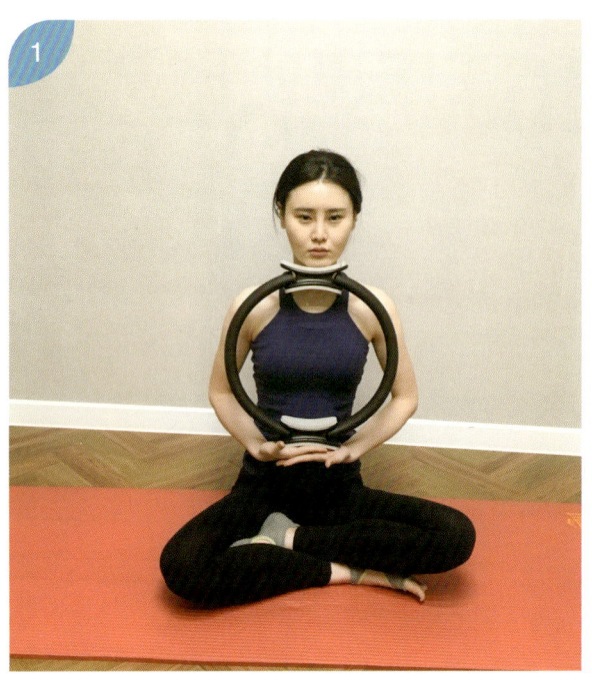

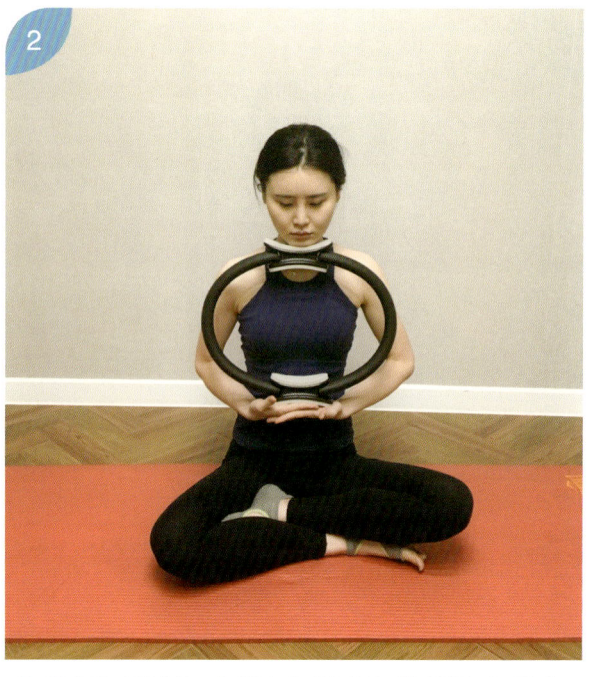

1 **시작자세**
   책상다리를 하거나 의자에 앉아 써클을 턱 밑에 대고 패드가 턱에 닿도록 한다. 숨을 들이쉰다.

2 턱으로 써클을 아래로 누르면서 목 뒤를 늘인다고 생각한다. 시작자세로 돌아간다.

주의사항
- 누를 때 턱이 앞으로 튀어 나오지 않도록 한다.
- 천천히 동작을 조절한다(특히 시작자세로 돌아가는 동작에서 주의한다).

main muscle
- longus colli, longus capitis, platysma, digastric muscle, suprahyoids muscle

assist muscle
- external/internal oblique

저자 약력

윤세원 이학박사 (몸이야 교육 이사)

윤민이 물리치료학 석사 (몸이야 대표)

MEDICAL PILATES

메디컬 필라테스 II

2021년 11월 22일 인쇄
2021년 11월 30일 발행

저　　자	윤세원 · 윤민이
발 행 인	김지연
발 행 처	도서출판 의학서원
등록번호	제 406-00047 호 / 2006.3.2
주　　소	인천광역시 연수구 송도미래로 30 송도스마트밸리 지식산업센터 D동 504호
	Tel 032)816-8070(代) Fax 032)837-5808
홈페이지	www.dhsw.co.kr
e-mail	bookkorea1@hanmail.net
정　　가	28,000 원
I S B N	979-11-6308-037-4

불법복사는 지적재산을 훔치는 범죄행위입니다.

저작권법에 의하여 무단전재와 무단복제를 금합니다.
이를 위반할 시에는 처벌을 받게 됩니다.